AF336697

LA

MÉDECINE

ET LA

CHIRURGIE POPULAIRES..

Lyon. — Imp. Dumoulin, Ronet et Sibuet.

LA MÉDECINE

ET LA

CHIRURGIE POPULAIRES,

OU

RECUEIL DE REMÈDES, SIMPLES ET FACILES

A METTRE EN USAGE POUR TOUTES LES MALADIES,

avec

L'indication des soins que réclament les Empoisonnements,
les différentes espèces d'Asphyxie, la Grossesse,
l'Accouchement, l'Allaitement et l'Hygiène
des enfants nouveau-nés,

par

UN MÉDECIN DE LA FACULTÉ DE PARIS.

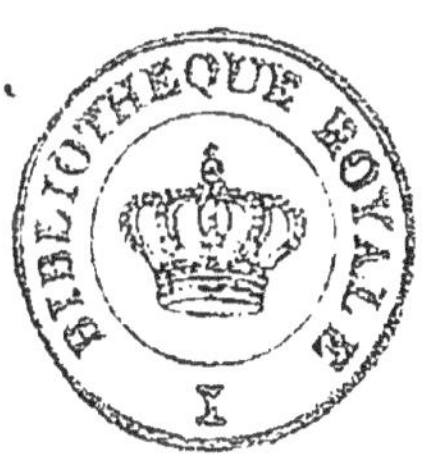

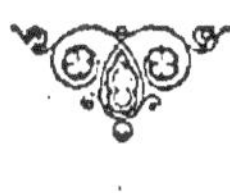

PARIS.

PAUL MELLIER, LIBRAIRE,

Place St-André-des-Arts, 11.

—

LYON.

CHARLES SAVY, LIBRAIRE-ÉDITEUR,

Place Louis-le-Grand, 14.

—

1845.

PRÉFACE.

Notre but en publiant ce livre a été de mettre à la portée des gens du monde et principalement des curés et des personnes retirées à la campagne, des dames de charité, des sage-femmes, des sœurs-hospitalières, etc., des ressources pour se livrer avec intelligence au soulagement des souffrances des pauvres.

Il est incontestable que dans un grand nombre de cas les maladies s'aggravent uniquement parce que dans les premiers moments on n'a pas employé des remèdes assez prompts pour en arrêter les progrès, et plus souvent encore parce qu'on a eu recours à quelque moyen violent conseillé par des charlatans ou par des personnes bien intentionnées peut-être, mais ignorantes, qui vantent à tort et à travers une recette qu'elles considèrent comme une véritable panacée. Il est donc utile de faire connaître, en les simplifiant autant que possible, les remèdes qu'il convient d'employer dans les cas d'accidents ou d'affections graves, en attendant l'arrivée du médecin qui quelquefois est très-éloigné et peut se faire longtemps attendre, quel que soit son zèle; c'est mettre les gens du peuple à l'abri du charlatanisme ou des conseils dangereux d'un aveugle empirisme.

La librairie possède déjà, il est vrai, plusieurs ouvrages de cette espèce; mais les uns, comme l'*Avis au peuple sur sa santé*, de Tissot, la *Médecine domestique*, de Buchan, sont beaucoup trop étendus et cependant incomplets; les autres sont des livres de recettes bonnes ou mauvaises, entassées sans jugement.

Le livre que nous offrons au public ne renferme que des renseignements utiles très-faciles à mettre en pratique et qui sont sanctionnés par une saine expérience. Pour le composer, nous avons puisé partout, dans les meilleurs ouvrages tant anciens que modernes. Celui auquel nous avons le plus emprunté est *la Médecine des pauvres*, dont il existe plusieurs éditions, parmi lesquelles une a été publiée par mon père en 1822 et qui a joui d'une vogue méritée. *La Médecine des pauvres* contient un grand nombre de remèdes utiles, que nous avons dû conserver; mais ces remèdes sont perdus au milieu d'une quantité si considérable de recettes ridicules, qu'il est impossible aux gens du monde de faire un choix éclairé. Aussi avons-nous souvent entendu exprimer par des personnes qui se livrent par dévouement au soulagement des malheureux, le désir de voir publier un livre de médecine populaire, qui ne renfermât que des indications raisonnables et qui fût au courant des progrès immenses qu'a faits dans ces dernières années l'art de guérir. C'est là précisément ce que nous avons voulu faire en publiant ce traité de *Médecine populaire*. Nous espérons que nos efforts seront couronnés de succès.

Pour mettre sous tous les rapports ce petit livre au niveau des connaissances actuelles, nous avons substitué aux anciennes mesures les mesures nouvelles, ou du moins à côté les mots *livre, once, gros,* etc, nous avons presque toujours placé leur équivalent en *grammes, décigrammes, centigrammes,* etc.

LA MÉDECINE

ET LA

CHIRURGIE POPULAIRES,

CHAPITRE PREMIER.

MALADIES DE LA TÊTE, DU CERVEAU ET DE LA FACE.

§ 1. *Migraine.*

Il faut, avant tout, se placer dans un endroit sombre et garder un repos absolu.

Si l'on éprouve des envies de vomir et un goût amer dans la bouche, il faut boire plusieurs tasses d'une légère infusion de thé, de manière à provoquer le vomissement. Ce moyen produit souvent un grand calme.

Si la migraine a son point de départ dans l'œil, frottez les paupières et le front avec de l'huile de belladone.

Quand la migraine dépend des règles qui ne coulent pas assez abondamment, on se trouve bien des infusions de mélisse et d'armoise.

Le café est un bon moyen dans le cas où la migraine survient après un repas trop copieux.

La migraine est-elle simplement nerveuse et sans aucune complication du côté de l'estomac, appliquez sur le front des compresses trempées dans de l'eau de laurier-cerise.

La migraine existe-t-elle chez un individu très-sanguin et s'accompagne-t-elle d'une vive coloration du visage, il faut pratiquer une saignée au bras ou bien appliquer une dizaine de sangsues à l'anus.

Enfin il est des cas où la migraine revient à des époques régulières et prévues à l'avance; dans ces circonstances, on peut empêcher l'accès en prenant dans la journée qui précède son invasion habituelle, 20 ou 30 centigrammes (4 ou 6 grains) de sulfate de quinine dans quelques cuillerées de potage.

§ 2. *Douleur de tête avec sentiment de froid.*

Faites des frictions sur le cuir chevelu et principalement sur les parties douloureuses avec de l'eau de-vie froide.

Faites un peu amortir sur une pelle de fer chaude une poignée d'herbe appelée *pied de pigeon*, et appliquez-la sur la tête et sur le front.

La marjolaine infusée dans l'huile et appliquée

sur le front a guéri plusieurs maux de tête de ce genre.

On peut encore se soulager en portant sur la tête une calotte piquée, garnie de fleurs sèches de bétoine.

§ 3. *Douleur de tête avec sentiment de chaleur.*

Tenez, avant tout, le ventre libre;
Buvez beaucoup d'eau fraîche ;
Ne prenez point de café ;
Suivez un régime très-doux.

Prenez des bains de pieds dans de l'eau chaude à laquelle on ajoutera de la moutarde, de la cendre ou du sel.

Les feuilles de morelle pilées et mêlées avec des cendre de sarment, réduites en consistance de bouillie et appliquées entre deux linges sur le front apaisent la douleur.

Quelques gouttes d'ether sulfurique versées sur le front produisent encore un bon effet.

§ 4. *Étourdissements, vertiges.*

Prendre le soir en se couchant, trois heures au moins après avoir mangé, quatre ou cinq *Grains de Santé.*

Prendre des lavements avec de l'eau pure froide.

Usez, pendant la journée, de vin dans lequel vous aurez fait infuser pendant la nuit des feuilles de petite sauge.

Rivière propose la conserve de fleurs de Souci, comme expérimentée.

Ceux qui sont sujets au vertige ne doivent point regarder en bas dans une profondeur excessive, ni un mouvement circulaire comme celui d'une roue tournant avec rapidité sans changer de place. Ils doivent faire beaucoup d'exercice au grand air, éviter les liqueurs fortes, et ne pas lire longtemps.

§ 5. *Léthargie.*

La léthargie est un état d'assoupissement, ou plutôt un sommeil profond et continuel, dans lequel le malade parle quand on le réveille, mais ne sait ce qu'il dit, oublie ce qu'il a dit et retombe promptement dans son premier état.

Pour combattre la léthargie, il faut faire respirer des odeurs fortes, comme celles de l'ammoniaque, du vinaigre des quatre voleurs.

Faire des aspersions d'eau froide sur le visage.

Donner des lavements irritants préparés avec le vin émétique trouble, le tabac, le sel de cuisine.

Frotter la plante des pieds avec une brosse, ou bien avec un morceau de laine trempé dans du vinaigre.

Faire brûler autour du malade de la poudre ou des feuilles sèches de tabac.

§ 6. *Coup de sang.*

On donne ce nom aux congestions momentanées du sang vers la tête, aux fausses attaques d'apoplexie , qui s'annoncent par des étourdissements , une légère perte de connaissance , une lésion plus ou moins profonde des sens, mais qui ne produisent point de paralysie durable.

Faire pratiquer une saignée du bras, proportionnée à la force du sujet.

Appliquer 12 sangsues au fondement.

Prenez tous les matins à jeun une cuillerée à café de graines de moutarde blanche seule , ou dans un véhicule approprié.

§ 7. *Apoplexie.*

Recourir avant tout aux émissions sanguines, générales et locales.

Appliquer des ventouses entre les épaules ou à la nuque.

Couvrir les membres inférieurs de synapismes.

Donner des lavements irritants avec de l'eau salée ou mieux encore avec de l'eau à laquelle on ajoutera deux ou trois cuillerées à bouche de vin émétique trouble.

En général les vomitifs sont nuisibles dans l'apoplexie , parce qu'ils augmentent la congestion cérébrale. Cependant , quand l'apoplexie survient à la suite d'un repas trop copieux, il faut débarrasser l'estomac et provoquer les vomissements en titillant la luette, et même en administrant 1 ou 2 grains d'émétique.

N'oubliez pas aussi d'appliquer sur le front des compresses trempées dans de l'eau froide, qui seront renouvelées, toutes les dix minutes, au moins.

Les personnes disposées aux coups de sang et à l'apoplexie doivent éviter la vie sédentaire, faire beaucoup d'exercice, prendre fréquemment des lavements, de manière à tenir le ventre libre, se purger quelquefois, surtout aux changements de saison ; s'abstenir de café, liqueurs alcooliques, vin pur ; manger peu, se nourrir surtout de viandes blanches et de légumes ; prendre souvent des bains de pied à la moutarde.

§ 8. *Apoplexie des nouveau-nés.*

Elle dépend toujours de la compression du cerveau par du sang accumulé dans ses vaisseaux.

La première chose à faire, c'est de laisser écouler une ou deux cuillerées de sang par le cordon ombilical avant de le lier. Pour faciliter cet écoulement de sang, on comprime légèrement le ventre et la poitrine.

Si le sang ne coule pas par le cordon, il faut appliquer une sangsue de chaque côté du cou, près de l'épaule.

En même temps on fait des frictions énergiques sur les membres et sur le dos avec un linge rude trempé dans du vin chaud, on débarrasse la bouche des mucosités qu'elle contient, et l'on insuffle de l'air dans les poumons. (Voyez *Asphyxie des nouveau-nés*).

§ 9. *Paralysie.*

L'usage des purgatifs et des sudorifiques est très-utile dans la paralysie.

J'ai vu des paralytiques, dit M. du Bé, qui ont récupéré le mouvement et le sentiment par la vapeur de l'esprit de vin qu'ils ont reçue, étant bien couverts dans un baquet, ou dans un tonneau.

Prenez une pinte d'esprit de vin ou de bonne eau-de-vie; faites-y infuser pendant vingt-quatre heures deux poignées de feuilles de petite sauge coupées grossièrement; faites passer cette liqueur au travers d'un linge, et dans la colature faites fondre une livre de beurre; remuez et battez le tout jusqu'à ce q u'il devienne comme de la crème, puis vous ferez une friction sur la partie malade avec un linge chaud et imbibé du mélange ci-dessus. Ce remède a été employé avec succès sur des gens perclus depuis longtemps.

Broyez l'agripaume ou cardiaque; frottez-en les membres paralytiques; et vous guérirez quelquefois.

Quelques-uns ont heureusement rappelé le sentiment à la partie paralysée, dit M. du Bé, en la touchant souvent et doucement avec les feuilles d'orties vertes; en la piquant de la sorte, ils ont réveillé la faculté assoupie : vous pourriez aussi avec succès appliquer sur la même partie le vieux levain mêlé avec de la poudre de graine de moutarde et un peu de vinaigre, que vous laisserez jusqu'à ce que la partie ait de la rougeur : un quart d'heure suffit.

La paralysie n'étant pas toujours d'une seule et même espèce, la médication rationnelle de cette maladie doit varier.

Quand la paralysie est universelle, qu'elle existe chez des jeunes gens forts et vigoureux, on doit la traiter comme l'apoplexie sanguine ; c'est-à-dire qu'il faut saigner, appliquer des vésicatoires, donner des lavements purgatifs, des potions avec le séné, la manne et les sels neutres, comme le sulfate de potasse, de soude, de magnésie, etc.

Quand la paralysie est également universelle, qu'elle atteint, non plus des jeunes gens forts et vigoureux, mais des vieillards ou des personnes faibles et délicates, alors elle se rapproche de l'apoplexie séreuse, et elle réclame, comme cette dernière maladie, des aliments chauds et atténuants, comme le sont les végétaux aromatiques et épicés, tels que la moutarde, le raifort, le bon vin, le petit-lait aromatisé, l'eau-de-vie étendue d'eau, etc.

On pratique des frictions sèches sur toute la partie affectée avec des brosses dures ou avec la main préalablement chauffée. Les vésicatoires sur les dernières vertèbres lombaires, quand ce sont les jambes qui sont prises, et sur les dernières vertèbres cervicales et les premières dorsales, quand ce sont les bras , sont encore indiqués.

On pourra remplacer les vésicatoires , sinon toujours, du moins quelquefois, par des frictions faites avec le liniment volatil, le baume opodeldoch, ou le baume nerval. L'électricité est également convenable, mais elle ne peut être conseillée qu'aux personnes riches, et d'ailleurs ce moyen de traitement n'est pas plus infaillible que beaucoup d'autres.

L'émétique en lavage, ou pour exciter le vomissement, est bon contre la paralysie des vieillards; nous en dirons autant des sternutatoires, du tabac , de la poudre de muguet, de la flagellation avec des orties sur les parties lésées , des bains, des douches avec les eaux minérales chaudes, etc.

Quand la paralysie est universelle, qu'elle simule une affection spasmodique, qu'elle provient d'une métastase ou d'une surabondance d'humeurs, qu'elle fait suite, en un mot, à l'asthme, à l'hémoptysie , à des éruptions cutanées rentrées, à des évacuations sanguines ou autres supprimées, etc. etc., on a recours aux purgatifs doux , à quelques évacuations sanguines légères, à des boissons sudorifiques, antispasmodiques, relâchantes, etc.; à des potions avec le laudanum, quelques gouttes de liqueur d'Hoffmann, d'eau de fleurs d'oranger, etc.

Quand la paralysie a son siége dans les muscles, qu'elle n'est autre chose, ou du moins qu'elle
se rapproche beaucoup des affections locales ou
générales appelées rhumatismes, les eaux thermales (eaux minérales chaudes) sont ici d'un
grand secours, soit à l'intérieur, soit à l'extérieur, mais surtout à l'extérieur. On les administre dans ce cas sous forme de bains, de douches, de lotions, etc.

Les bains de marc de raisin remplacent avantageusement les bains d'eaux minérales chaudes.
La facilité de s'en procurer, surtout dans les pays
vignobles, les rend très-utiles à la classe indigente.

Quand la paralysie n'est pas universelle, qu'elle
n'occupe qu'une moitié du corps, qu'elle constitue enfin ce que l'on appelle en pathologie générale une *hémiplégie*, le traitement repose
presque tout entier sur l'emploi des eaux de
Bourbonne ou de Balaruc : on donne ces eaux
en boissons, en bains et en douches.

La langue est-elle affectée, on gargarise le
malade avec de l'eau-de-vie dans laquelle on a
mis macérer de la moutarde, ou bien on lui fait
fondre de temps en temps dans la bouche un morceau de sucre imbibé d'esprit de lavande. L'infusion de sauge, de valériane, convient également.
Cette infusion se fait dans de l'eau ou dans du
vin, à la dose de demi-gros de substance par verre
de vin, et on renouvelle la même quantité trois
ou quatre fois par jour.

Le malade se trouvera bien de mâcher des substances âcres chaudes, comme la moutarde, la cannelle, le gingembre, etc.

La paralysie du sphincter de l'anus, de la vessie, se traite comme la paralysie générale. On peut encore avoir recours aux fomentations avec les feuilles de mélisse, d'origan, de serpolet, de pouliot, de thym, de romarin, etc.

Pour la paralysie des jambes ou des bras, on frottera les parties avec des brosses douces, ou bien avec la main enveloppée de flanelle sèche ou imbibée de liniments rendus irritants soit avec l'ammoniaque liquide, soit avec la teinture de cantharides, ou tout autre liquide alcoolique ou acide. Des vésicatoires volants promenés le long des membres paralysés sont, assez souvent, d'un très-bon effet.

Si la paralysie, soit générale, soit partielle, dépend d'un vice scorbutique, d'un vice syphilitique, dartreux ou autre, on commence par traiter la cause première.

La guérison ou l'amélioration apportée dans le traitement de toutes espèces de paralysie, se maintiennent par l'usage plus ou moins prolongé des eaux thermales, par les bains chauds, les boissons chaudes, les aliments peu abondants, l'exercice, les frictions sèches, les purgations répétées au moins une fois par semaine, etc.

Il arrive souvent qu'on a certains membres du corps engourdis, et qu'on y perd tantôt le sentiment et non le mouvement, et tantôt le mouvement et le sentiment tout à la fois, sans qu'il y ait pour cela de la douleur.

Pour traiter cette maladie, prenez des limaces rouges en bonne quantité, mettez-les dans une serviette, couvrez-les avec une assez bonne quantité de sel médiocrement pulvérisé, remuez pendant une heure les limaces et le sel; accrochez la serviette quelque part; mettez au-dessous un vase convenable, pour recevoir la liqueur qui en découlera; et, avec cette liqueur, frottez chaudement les parties engourdies.

Un autre moyen qui réussit encore très-bien, consiste à frotter deux fois par jour les membres engourdis avec un morceau de flanelle trempé dans de la teinture de noix vomique.

§ 10. *Membres tremblants.*

Si le tremblement des membres n'est qu'une complication de la paralysie, il faut employer les remèdes cités dans le paragraphe précédent.

S'il existe sans paralysie, il faut prendre tous les matins en se levant une pilule de Meglin.

Forestus dit qu'il a connu un artisan qui se délivra d'un tremblement en faisant usage de bière préparée avec la sauge, en mangeant de la sauge crue avec du pain et du beurre, enfin en mettant de la sauge dans tous ses aliments.

Prenez : fleurs de romarin et de sauge, de chacune 15 grammes (1/2 once), noix muscades, clous de girofles et racine d'iris, de chacun huit grammes (2 gros), broyez le tout et mettez-le dans une bouteille de verre avec une pinte d'eau-de-vie ; laissez en infusion pendant quarante jours, puis frottez-en les membres tremblants.

§ 11. *Somnambulisme.*

Il faut soustraire le malade aux causes qui ont déterminé son affection, le faire respirer librement, le faire coucher la tête élevée ; interdire le repas du soir, les aliments et les boissons de haut goût ; changer la manière de vivre, et surtout donner peu de remèdes. Si l'individu est pléthorique, la saignée générale ou locale peut être indiquée. Les bains tièdes, l'eau froide sur la tête peuvent être utiles chez les personnes nerveuses.

On prétend que la surprise en a guéri un grand nombre ; que l'eau froide jetée à la figure pendant l'accès, l'a non-seulement arrêté, mais en a empêché le retour. Ce moyen n'est pas sans danger ; des convulsions, l'épilepsie peuvent en résulter. Il vaut mieux toucher le somnambule, lui chatouiller les lèvres avec une plume, l'appeler, enfin l'éveiller par des moyens doux, toutefois lorsqu'il n'y a aucun inconvénient de le faire.

§ 12. *Cauchemar.*

On recommandera la distraction, on diminuera la quantité des aliments du soir, on avancera le repas ou même on le supprimera complètement. Le malade ne se mettra au lit qu'après avoir fait un exercice poussé jusqu'à la fatigue; il ne prendra qu'un verre d'émulsion, de limonade, une cuillerée d'eau distillée aromatique en se couchant, et il aura le soin de se tenir la tête haute et sur un oreiller de crin. Si le cauchemar persiste, alors il faut passer à l'usage des bains tièdes le soir, et mieux des affusions fraîches.

Enfin, s'il existe des signes de congestion cérébrale, ou de maladie du cœur et des gros vaisseaux, et que le sujet soit pléthorique, on pourra tirer du sang par la veine, appliquer quelques sangsues derrière les oreilles, à l'anus ou à la région précordiale.

§ 13. *Insomnie.*

Appliquer à chaque tempe un petit emplâtre d'extrait de jusquiame, ou bien une mouche d'opium.

Prendre le soir en se couchant une infusion de fleurs de coquelicot, ou d'un quart de tête de pavot.

Chez les individus vieux ou affaiblis et qui ne sont pas sanguins, on donne avec grand succès un petit verre de vin vieux de Malaga.

§ 14. *Inflammation du cerveau.*

On débute par une ou deux saignées, ou par des sangsues au cou, aux tempes, derrière les oreilles, dont on fera suivre l'application de petites ventouses.

Concurremment avec les saignées, on appliquera sur la tête une vessie remplie d'eau glacée, les bains de pied chauds et rendus irritants avec du sel ou de la moutarde, les lavements purgatifs avec du sulfate de soude ou du miel mercuriale, les boissons émollientes et laxatives, telles que l'eau de veau, le jus de pruneaux, la tisane d'orge miellée, etc.

Il faut d'ailleurs placer le malade dans un repos absolu, le mettre à la diète, ne pas l'exposer à une vive lumière, ne pas le contredire, et lui parler le moins qu'on peut.

Borel dit qu'un paysan en a guéri un autre qui était frénétique, en lui appliquant des tranches de courge froides sur toute la tête, et qu'il renouvelait souvent.

La joubarbe pilée et mise aux plantes des pieds du malade, en forme de cataplasme, avec du vinaigre, est excellente.

Une des substances qui réussissent le mieux dans les inflammations du cerveau, chez les enfants, consiste à leur donner tous les matins, pendant trois ou quatre jours, 25 centigrammes (5 grains) de calomélas dans un peu de confiture.

§ 15. *Hypochondrie.*

Les hypochondriaques doivent éviter les remèdes, qui très-souvent ne font qu'augmenter leurs maux.

Il faut leur conseiller avant tout de s'astreindre à certaines précautions hygiéniques, dont voici les plus importantes :

1° Ils doivent éviter la vie sédentaire; faire beaucoup d'exercice, à pied, en voiture et surtout à cheval; rechercher la distraction, se livrer aux divers exercices du corps, tels que la culture des champs, la nage, la paume, la gymnastique. — 2° Suivre un régime plutôt fortifiant qu'affaiblissant; ne faire qu'un usage très-modéré des gommeux et des délayants ; se nourrir principalement de viandes de mouton et de bœuf, grillées ou rôties, de bouillons gras, d'œufs frais, de pain de seigle; s'abstenir complètement de vin pur, café, thé, liqueurs alcooliques, ragoûts épicés; boire beaucoup d'eau froide.

Quand les digestions se font mal chez les hypochondriaques, donnez le matin à jeun une infusion de camomille et de feuilles d'oranger, et une heure et demie avant le dîner une demicuillerée à café de rhubarbe en poudre délayée dans un peu d'eau sucrée.

Les éructations qui tourmentent si fréquemment les personnes atteintes d'hypochondrie, se dissipent assez facilement par l'administration d'une petite dose de magnésie (un demi-gramme chaque fois) prise le matin à jeun dans une tasse d'infusion de tilleul. Les pastilles de Vichy produisent le même effet.

 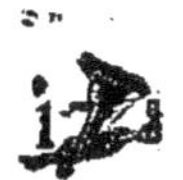

Si l'hypochondrie est accompagnée d'une irritabilité du système nerveux, il faut alors recommander l'usage des bains froids, les affusions d'eau froide, de légères infusions de valériane et quelques grains de camphre le soir en se couchant.

§ 16. *De la Mélancolie, de la Folie, de la Manie, de la Nostalgie.*

Régime. Aliments doux, des végétaux préférablement; point ou peu de viandes, surtout de celles qui sont salées, épicées ou fumées; pas de liqueurs ou boissons spiritueuses, pas de café. Le petit-lait de temps à autre, souvent de l'eau de tilleul et d'oranger. De l'exercice en plein air, la culture et l'entretien d'un jardin.

Traitement. Distractions de tout genre; ne voir que des personnes qui plaisent; tenir l'estomac et le ventre libres par quelques vomitifs et quelques purgatifs; faciliter la transpiration cutanée, donner une ou deux pilules par jour, faites avec le camphre, la valériane et le sel de nitre; faire usage de la saignée, si l'état du sujet le commande ou le permet; isoler les malades, si leur état est grave ou dangereux pour les personnes qui les entourent; bains généraux et douches sur la tête; changer les malades de lieu et de place, surtout s'ils sont nostalgiques; les ramener dans leur famille, dans leur pays, ou bien près des personnes qui leur sont chères. On a vu des nostalgiques se guérir en route.

Tels sont le régime et le traitement à suivre dans les affections ci-dessus. Ces moyens sont bien au-dessus de ceux que nous allons énumérer.

Prenez une pomme de reinette ; lardez-la avec sept ou huit petits brins de racine d'ellébore blanc, longs comme le ferret d'une aiguillette ; faites cuire la pomme doucement à petit feu, et quand elle sera bien cuite, retirez les racines ; jetez-les, et faites manger la pomme au malade le soir en se couchant ; on provoquera ainsi le sommeil ; on apaisera les fougues, les chimères et les fantaisies du malade, et on le purgera doucement.

Harman recommande la décoction de mouron à fleur rouge contre la manie.

Le vin de buglosse, fait en mettant tremper des racines de cette plante bien nettoyées et coupées en morceaux dans du vin, jusqu'à ce qu'il en ait attiré le goût et la vertu, étant donné en boisson ordinaire, est bon contre la mélancolie. Il purifie le sang, fortifie les esprits, réjouit le cœur, délivre le cerveau de toutes idées tristes.

Faites bouillir du suc de lierre-de-terre avec autant d'huile d'olive, jusqu'à la consomption du jus ; frottez les tempes des maniaques avec ce baume.

Faites bouillir du lierre-de-terre dans du vin blanc jusqu'à ce que l'herbe soit en bouillie ; retirez l'herbe, pressez-la bien, gardez le marc en pelotes, mettez avec la colature autant d'huile d'olive, faites-les bouillir un demi-quart d'heure ou un peu plus, oignez-en les tempes et le front du malade.

§ 17. *Alopécie ou chute des cheveux.*

Faites des frictions sur le cuir chevelu à la base des cheveux avec de la moelle de bœuf, qu'on aura fait bouillir avec partie égale de rhum ou de vin aromatique.

La pommade de Dupuytren a souvent produit de très-bons effets.

Chez les jeunes personnes, ce qu'il y a de mieux à faire c'est de raser une ou deux fois la tête, de laver ensuite tous les matins le cuir chevelu avec du vin vieux tiède, et de faire porter pendant quelque temps une perruque.

Il faut recommander aux jeunes personnes de ne pas tordre leurs cheveux quand elles se coiffent et surtout de ne pas les tirer, comme elles le font si souvent, dans le sens inverse à leur direction naturelle.

§ 18. *Névralgie Frontale.*

Appliquez sur le front une compresse trempée dans de l'eau de laurier-cerise et renouvelée tout les quarts d'heure.

Prenez : huile de morphine, de jusquiame et de datura stramonium, de chaque 8 grammes (2 gros). Mélangez bien exactement et faites les frictions sur le front trois fois par jour avec un morceau de flanelle trempé dans ce mélange.

Appliquez sur le point douloureux un emplâtre d'extrait de jusquiame.

Les pilules de Meglin, à la dose de deux par jour, une le matin et l'autre le soir, ont souvent suffi pour guérir des névralgies très-douloureuses.

Si la névralgie revient à des époques régulières, on peut très-bien en prévenir les accès en administrant pendant quelques jours à l'avance, quelques grains de sulfate de quinine.

§ 19. *Tic douloureux de la face.*

Tous les moyens recommandés dans l'article précédent peuvent être employés avec avantage contre le tic douloureux.

Dans les cas où ces premiers remèdes sont inefficaces, donnez au malade, s'il est d'une bonne constitution, tous les deux jours, pendant une semaine, le matin à jeun, 30 grammes (une once d'eau-de-vie allemande) dans une tasse de thé.

On connaît un grand nombre de cas de guérison par l'électricité et l'acuponcture.

Enfin, dans les cas où le tic douloureux est très-rebelle, on est obligé de pratiquer la section du nerf malade, mais il n'y a qu'un chirurgien habile qui puisse faire cette opération.

§ 20. *Rhume de cerveau.* (Voyez *Coryza*, *Catarrhe nasal.*)

§ 21. *Erysipèle de la face.*

Dans cet érysipèle, il ne faut appliquer sur le visage aucun liquide émollient, ni aucun corps gras.

Comme cet érysipèle est presque toujours sous la dépendance d'un état morbide de l'estomac, c'est contre cet organe qu'il faut diriger les remèdes.

Si le creux de l'estomac est douloureux à la pression, que la bouche soit sèche et la langue rouge à sa pointe, faites appliquer dix sangsues sur le siége de la douleur; donnez des boissons adoucissantes, comme l'eau d'orge gommée, l'eau de poulet, infusion de mauve.

Si le malade a des envies de vomir, la bouche amère et pâteuse, du dégoût pour les aliments, n'ayez pas recours aux sangsues et employez les évacuants. Donnez, par exemple, 1 gramme (18 grains) d'ipécacuanha en poudre, le matin à jeun, dans de l'eau tiède, et les jours suivants donnez de l'eau de veau, de la pulpe de casse et de tamarin, 15 grammes (demi-once) de chaque, en suspension dans une infusion de fleurs de mauve.

§ 22. *Rhumatisme de la tête.*

Comme le plus souvent les rhumatismes sont

longs et obstinés, il faut nécessairement réitérer plusieurs fois les purgations que j'ai expérimentées , et que j'expérimente tous les jours , dit M. du Bé.

Prenez une racine de Brione, fraîche et coupée en rouelles minces ; faites-la bouillir dans de l'huile d'olives jusqu'à ce qu'elle soit toute sèche; retirez les morceaux de racine avec une écumoire , ou passez le tout à travers un linge. Frottez chaudement la partie avec cette huile , après l'avoir frottée devant le feu avec un linge chaud pour ouvrir les pores , et enveloppez-la d'une serviette bien chaude ; réitérez jusqu'à guérison.

Prenez environ trois poignées de raiforts, coupez-les en rouelles épaisses ; mettez-les dans une poêle sans eau, faites-les cuire doucement ; ensuite, ayant étendu de la filasse de la grandeur de la partie douloureuse, mettez dessus les raves ou raiforts que vous saupoudrerez de poudre grossière d'encens; réitérez ce remède sept ou huit fois. Pilez une bonne quantité de feuilles de raves , dites raiforts à Paris; étant en pâte, appliquez-en sous la plante des pieds du malade , depuis le talon jusqu'au bout des doigts ; enveloppez-les bien , et couvrez le malade qui doit s'être couché chaudement auparavant. Cela provoque une sueur copieuse qui produit d'ordinaire la guérison.

Fomentez chaudement la partie avec la décoction de petite sauge, faite à petit feu pendant un quart d'heure dans du vin rouge.

Appliquez sur la partie douloureuse des limaçons pilés avec leurs coquilles et par dessus un linge plié en quatre doubles et trempé dans de l'eau-de-vie.

Se couvrir la tête d'une calotte de flanelle, et mettre par dessus celle-ci une autre calotte de taffetas gommé; éviter les courants d'air froid; ne pas travailler la tête découverte; se tenir les pieds chauds, etc.

On cite quelques personnes qui se sont guéries de douleurs rhumatismales siégeant sur la tête, en se lavant tous les matins, pendant une minute, le visage et le cuir chevelu avec une éponge trempée dans de l'eau froide. Il est certain que ces lotions rendent beaucoup moins sensible aux transitions de température et aux refroidissements. Pour les pratiquer avec chances de réussite, il faut jouir d'ailleurs d'une bonne constitution.

§ 23. *Contusions et Bosses à la tête.*

Le public a l'habitude de comprimer ces bosses à l'aide d'une pièce de monnaie: cette compression est douloureuse et peu efficace, à moins qu'elle ne soit mise en usage de bonne heure et pendant assez longtemps. Dans ces conditions, elle empêche le sang de s'épancher au-dessous de la peau.

Il vaut mieux appliquer sur le siége de la contusion une compresse trempée dans de l'eau salée, ou bien encore dans de l'eau fraîche, à laquelle on aura ajouté de l'extrait de saturne. Il faut continuer ces compresses jusqu'à la disparition complète de la bosse sanguine.

On se trouve encore très-bien dans ces cas d'appliquer sur la tumeur un petit cataplasme préparé avec des roses de provins et des fleurs d'arnica.

§ 24. *Plaies de tête.*

Le premier soin doit être de raser le cuir chevelu sur le point blessé et au-delà des limites de la blessure. Cette précaution permet de reconnaître promptement le siége, la nature et l'étendue de la lésion, et de faciliter les pansements qui, sans cela, seraient presque inutiles.

Les cheveux une fois rasés, on appliquera sur le siége de la plaie une compresse trempée dans de l'eau pure froide, ou dans de l'eau blanche; et pour peu que cette plaie semble profonde et que les symptômes généraux paraissent un peu graves, on s'empressera d'aller chercher un homme de l'art, afin de prévenir les accidents cérébraux qu'il faut toujours redouter dans ces cas.

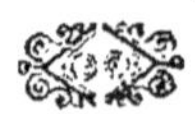

CHAPITRE II.

MALADIES DES YEUX ET DES PAUPIÉRES.

§ 1. *Inflammation aiguë de l'œil.* — *Ophthalmie.*

Cette inflammation, caractérisée par des douleurs violentes dans l'intérieur de l'œil, par une rougeur vive de cet organe, par une intolérance de la lumière, exige un traitement anti-inflammatoire prompt et énergique. Mais avant d'appliquer ce traitement, il faudra rechercher la nature de la cause; car il importe souvent de la détruire avant tout, par exemple dans les cas de corps étrangers et de renversement des cils.

Si l'on ne trouve ni corps étrangers, ni cils renversés qui puissent expliquer la maladie, on applique huit ou dix sangsues à la tempe; on place le malade dans une chambre obscure, et l'on recouvre l'œil enflammé avec une compresse trempée dans de l'eau fraîche, de l'eau de roses ou de plantains; on donne des bains de pied à la moutarde, une boisson délayante comme de la limonade ou de l'eau d'orge, et l'on condamne l'individu à la diète.

Si les douleurs persistent malgré l'emploi de ces premiers moyens, il faut revenir à l'application des sangsues aux tempes ou derrière les oreilles, donner deux jours de suite une bouteille d'eau de Sedlitz afin de provoquer une purgation assez abondante , et bassiner l'œil avec un collyre composé de la manière suivante : Eau de roses , cent grammes ; laudanum, dix gouttes ; sulfate de zinc, vingt centigrammes.

Tel est le traitement le plus rationnel qu'il convienne de mettre en usage contre les ophthalmies simples et franches ; mais il est encore beaucoup d'autres moyens que l'expérience a également démontrés très-utiles dans cette maladie. Voici les principaux :

Prenez huit onces d'eau de fontaine , de pluie ou de rivière fort claire, versez-les dans un pot à l'eau , dans lequel vous mettrez aussitôt après deux pincées d'Iris de Florence en poudre; versez ces deux ingrédients dans un autre pot; de ce second renversez-les dans le premier, continuant ainsi pendant quelque temps; puis vous placerez, sur une pelle de fer rougie au feu, gros comme une noisette de vitriol blanc ; lorsqu'il commencera à se fondre , faites-le tomber dans le pot, et continuez de les changer d'un pot dans un autre , comme auparavant ; laissez reposer ensuite ce mélange dans l'un des deux pots , pendant cinq ou six heures. Au bout de ce temps, versez doucement ce qu'il y aura de plus clair dans une bouteille de verre que vous tiendrez bien bouchée. Au besoin, versez-en un peu dans le creux de la main , et, du bout du doigt , étant couché

sur le dos, mouillez-en tout le tour de l'œil malade, en sorte qu'une ou deux gouttes entrent
dedans; réitérez la même chose de trois en trois
heures, jusqu'à parfaite guérison.

Un mal d'yeux opiniâtre a été guéri en se lavant les yeux avec de l'oxicrat.

Prenez : vitriol de Chypre, nitre ou salpêtre
purifié, et alun de roche, de chacun quatre onces. Il faut mettre ces trois drogues en poudre,
les faire fondre dans un petit pot neuf de terre
vernissée, d'abord à un petit feu, et puis l'augmenter jusqu'à ce que tout soit fondu ; ensuite
jetez dans cette matière, qui est très-chaude, un
gros de camphre en poudre; remuez bien tout
cela avec une spatule de bois, et lorsque le camphre sera bien fondu et bien incorporé avec les
autres drogues, couvrez le pot de son couvercle,
et lutez ce couvercle avec de la pâte de farine.
Laissez refroidir tout cela pendant vingt-quatre
heures, au bout duquel temps vous casserez le
pot, et vous trouverez une pierre qu'il faut séparer proprement des morceaux du pot, et la
conserver dans une fiole de verre bien bouchée,
pour empêcher l'évaporation de ce qu'il y a de
plus volatil.

Pour vous en servir, mettez dans une bouteille
huit onces d'eau de rivière ou de fontaine, avec
vingt-quatre grains de la pierre : fermez la bouteille d'un bon bouchon de liége. Cette eau servira pour les grands maux d'yeux. Le soir en se

couchant, et le matin en se levant, on mettra sur
une assiette de terre environ une cuillerée de
ladite eau, qu'on fera chauffer tant soit peu; il
faut avoir soin de bien reboucher la bouteille,
et avec une compresse de linge fin, trempée dans
ladite eau, s'en frotter le front, les tempes et tout
l'extérieur des yeux; ensuite, ayant la tête penchée en arrière, en faire entrer dans la capacité
de l'œil malade quatre ou cinq gouttes, remuer
les paupières, et le soir laisser sur l'œil la compresse mouillée; le matin et à midi on en fera
de même. Pour les petits maux des yeux, comme
sont ceux des enfants et des personnes d'une
complexion faible, il suffira de se servir deux
fois par jour d'une dose de dix-huit grains seulement de la pierre dissoute dans huit onces
d'eau.

Mettez un blanc d'œuf dans un vase, avec une
pierre d'alun : faites une pommade que vous appliquerez sur l'œil malade.

Les cataplasmes, laudanisés ou non, avec la
mie de pain, la farine de lin, l'eau ou le lait, sont
également convenables dans les ophthalmies simples.

Cinq à six gouttes d'eau-de-vie dans un demi-
verre d'eau font un bon collyre pour les ophthalmies anciennes; de l'eau de rose, de plaintain,
employées seules ou mélangées, conviennent
également.

L'eau de guimauve, de mélilot, de pavot, est

utile dans les ophthalmies aiguës ou douloureuses.

L'ophthalmie est-elle symptomatique, dépend-
elle du vice vénérien, dartreux ou scrophuleux,
on s'occupe tout à la fois du traitement général, du vice morbifique et de celui de l'ophthalmie qui alors prend les noms d'ophthalmie vénérienne, dartreuse, scrophuleuse, etc.

§ 2. *Ophthalmie ancienne ou chronique.*

Quand l'inflammation des yeux dure déjà depuis longtemps et que les douleurs aiguës se
sont dissipées, il faut alors avoir recours à des
moyens différents de ceux qui ont été conseillés
dans le § précédent.

Dans ces cas, il faut le plus souvent laisser de
côté les remèdes adoucissants pour employer des
préparations un peu irritantes, qui changent la
nature de l'inflammation, telles que les pommades ophthalmiques de Régent, de Janin, de Des-
sault, pommades dans lesquelles entre tantôt de
la tutie préparée, tantôt du précipité rouge,
du sucre candi, etc.

Une très-bonne pommade pour les inflammations chroniques des yeux est celle qui est connue sous le nom de pommade de Schérer, et
dont les sœurs de l'Hôtel-Dieu de Lyon ont seules le secret. On en glisse tous les soirs en se
couchant gros comme la tête d'une épingle entre
les paupières.

Les collyres au sulfate de cuivre et au nitrate d'argent réussissent également très-bien contre l'ophthalmie chronique.

Il ne faut pas négliger non plus les vésicatoires à la nuque et les purgatifs.

§ 3. *Ophthalmie scrophuleuse.*

Les saignées ne doivent presque jamais être employées dans cette ophthalmie. Il faut les remplacer par des purgations souvent répétées. Celles-ci affaiblissent moins que les saignées, et agissent d'une part en dépouillant le sang de ses principes nuisibles , et d'une autre part en portant sur les intestins une irritation qui déplace celle de l'œil.

Comme purgatifs, on emploiera surtout dans ces cas, le calomel à la dose d'un demi-gramme (dix grains); l'eau de Sedlitz, la rhubarbe, le jalap.

On fera, en outre, des frictions sur le front et sur les tempes, avec la pommade d'hydriodate de potasse iodurée.

On donnera pour boisson, des tisanes dépuratives et toniques, l'infusion de douce-amère, une cuillerée à houche tous les matins, d'huile de poisson, de l'eau ferrée.

Enfin, comme dans la maladie précédente , il faudra instiller entre les paupières quelques gouttes d'un collyre au nitrate d'argent.

§ 4. *Ophthalmie blennorrhagique.*

Cette ophthalmie est celle qui survient dans le cours d'une gonorrhée, quand on a l'imprudence de toucher les yeux avec les doigts souillés de mucus gonorrhéique. Elle est extrêmement grave et peut faire perdre l'œil en très-peu de temps.

Si le sujet est jeune et robuste, il faut appliquer des sangsues en grand nombre aux tempes ou derrière les oreilles, donner des boissons délayantes, mettre le malade dans une chambre sombre.

Si le sujet est peu vigoureux, les émissions sanguines doivent être plus modérées, et alors on aide leur action par l'administration de trente grammes (une once) de poivre cubèbe, par jour, incorporés dans de la conserve de rose.

Ces moyens peuvent être mis en usage sans l'assistance d'un médecin ; mais comme ils sont le plus souvent inefficaces et que les progrès de la maladie sont on ne peut plus redoutables, il vaut mieux s'adresser dès le début à un homme de l'art, qui pratiquera la cautérisation directe avec le crayon de nitrate d'argent, ou l'excision des vaisseaux injectés, seuls moyens véritablement efficaces.

§ 5. *Taches de la cornée.*

Quand ces taches sont récentes, on peut les

faire disparaître complètement par un traitement convenable; quand elles sont anciennes , il est quelquefois très-difficile de les guérir.

Voici les moyens que l'expérience a prouvé être le plus souvent utiles dans ces cas :

Touchez une fois par jour la tache avec un petit pinceau trempé dans du laudanum de Sydenham ou bien avec un morceau de pierre divine.

Mettez dans une tasse ou bouteille de verre une once et demie d'eau de grande éclaire , autant de celle d'euphraise , avec un scrupule de vitriol blanc en poudre, ou plus ou moins, selon que le malade le pourra supporter : filtrez, et conservez pour l'usage.

Le suc de mouron à fleur bleue est fort recommandé sous forme de collyre ou appliqué avec un linge, surtout si on mêle un dragme de miel rosat par once.

Il faut bien frotter du sucre en poudre sur de l'étain, jusqu'à ce qu'il soit bien coloré , et en mettre dans l'œil comme on y mettrait de la tutie. Une dame a guéri parfaitement en peu de temps avec cette poudre.

Prenez une once d'eau de rose , demi-once d'eau de fenouil , un dragme de sel de Saturne, mêlez le tout ensemble dans une petite bouteille, agitez un peu pour faire fondre le sel. Pour s'en servir, il faut tremper un linge dans cette eau, et s'en mouiller les coins et les paupières des yeux; s'il y a une grande chaleur dans les yeux, on laisse dessus pendant la nuit deux morceaux de linge trempés dans cette eau; le lendemain matin, il faut laver les yeux avec de l'eau de rivière ou de fontaine, ou enfin avec du lait tiède.

Quand les taches ou taies sont légères, superficielles, on les fait assez souvent disparaître à l'aide du calomel préparé à la vapeur, du sucre candi réduit en poudre fine, du sulfate de zinc (vitriol blanc) également rendu très-fin, etc., que l'on insuffle entre le bord libre des paupières.

Les bains, les lavements, les bains de pieds, les boissons laxatives, acidules, etc., conviennent généralement, quand les taies sont peu prononcées et qu'elles ne datent pas de longtemps.

§ 6. *Ulcéres de la cornée.*

Dans ce genre d'affection, il y a deux indications à remplir: 1° empêcher les progrès de l'ulcère; 2° combattre la douleur et la crainte de la lumière.

On remplit la première indication en touchant trois ou quatre fois l'ulcère, à deux jours d'intervalle, avec un pinceau trempé dans une solution saturée de nitrate d'argent.

On remplit la seconde, en appliquant quelques sangsues aux tempes; en recouvrant les paupières de cataplasmes adoucissants, préparés avec la laitue et le lait ; en faisant des frictions autour de l'œil malade , avec de la pommade de belladone ; en instillant entre les paupières quelques gouttes de laudanum pur.

§ 7. *Contusion de l'œil et des paupières.*

Quand la contusion n'a pas été forte, il suffit d'appliquer sur les paupières des compresses trempées dans de l'eau fraîche , saturée de sel marin , ou bien dans une légère infusion de fleurs d'arnica.

Les boxeurs anglais emploient, dans ces cas , l'alun dissous dans du vinaigre pour arrêter l'épanchement du sang.

Quand la contusion est profonde, ne vous bornez pas à ces moyens; car il importe de prévenir l'inflammation des parties constituantes de l'œil.

Dans ces cas, faites appliquer deux jours de suite des sangsues à la tempe , en nombre plus ou moins considérable , suivant l'âge et la force du malade.

Tenez *constamment* l'œil recouvert avec une compresse trempée dans de l'eau très-froide et renouvelée dès qu'elle se réchauffe.

§ 8. *Fatigue des yeux.* — *Vue faible.*

Faites des lotions matin et soir sur les yeux, avec du vin vieux, rouge.

Mettez huit grammes (deux gros) de safran

des métaux dans une grande fiole de verre, versez dessus cent cinquante grammes (cinq onces) d'eau de fenouil, mettez la fiole au soleil ou sur le sable un peu chaud, pour y laisser la matière en digestion pendant trois jours, l'agitant de temps en temps ; filtrez ensuite la liqueur, ou bien laissez-la toujours sur la poudre qui, par sa pesanteur, se tiendra précipitée au fond de la fiole.

Le suc de mouron à fleur rouge, cuit avec du miel, convient également.

Prenez une once de suc de lierre de terre, et autant de celui de fenouil, exposez-les au soleil pendant trois jours, dans un vaisseau d'airain, et au bout de ce temps mettez-en dans les yeux.

Mettez des foies ou les intestins de goujons de rivière dans une bouteille de verre exposée à la douce chaleur du soleil, ils se convertiront en une liqueur jaune, huileuse, qui est un remède excellent pour la faiblesse de la vue.

§ 9. *Goutte Sereine ou Amaurose.*

Une femme âgée de trente ans recouvra la vue, après s'être servie des remèdes généraux, de l'eau ophthalmique préparée avec six onces de vin blanc dans lequel on avait fait infuser, à une chaleur modérée, un dragme de *crocus metallorum* réduit en poudre fine.

On purgera le malade avec des bols mercuriels de Béloste ; on le saignera, s'il est fort et vigoureux ; on appliquera des ventouses sèches ou scarifiées (selon les cas) sur la partie postérieure et inférieure de la tête ; on aura recours encore aux vésicatoires, aux cautères, aux pilules de mercure, aux frictions sur le front avec l'onguent napolitain ; on donnera des boissons sudorifiques ; on engagera le malade à se tenir chaudement ; enfin on fera subir un traitement approprié si le malade a des dartres, des humeurs froides, s'il est atteint du vice syphilitique, etc.

Il convient de faire porter au malade des lunettes bleues, afin de mitiger l'impression de la lumière.

Quand les phénomènes d'irritation sont passés, il faut conseiller les frictions sur le front et sur les tempes, avec le baume de Fioraventi, le liniment volatil camphré, les potions avec l'eau ferrugineuse, l'électricité, le galvanisme, l'usage du tabac à priser.

§ 10. *Myopie. — Vue courte.*

On y remédie en faisant porter des lunettes concaves. Ce moyen palliatif peut guérir radicalement quand le mal n'est pas très-prononcé et que les sujets sont jeunes. Il suffit de changer de lunettes tous les mois, en passant à des numéros de plus en plus faibles. (Demours.)

Il faut encore conseiller aux personnes affectées de myopie, de lire sur des pupîtres que l'on éloigne peu à peu du point où le sujet lisait d'abord avec facilité.

M. Bonnet, de Lyon, a imaginé une opération très-ingénieuse et qui n'entraîne aucune espèce d'inconvénient pour guérir la myopie. C'est une ressource à laquelle on peut avoir recours dans les cas de myopie très-prononcée. Il est bien entendu qu'il n'y a qu'un chirurgien très-habile qui puisse pratiquer cette opération.

§ 11. *Presbytie.* — *Vue longue.*

On remédie à cet état par l'usage de lunettes à verres convexes.

§ 12. *Strabisme.* — *Yeux louches.*

Il n'y a que peu d'années qu'on connaît le moyen de guérir d'une manière sûre cette maladie qui dépend du spasme d'un ou plusieurs des muscles destinés à faire mouvoir l'œil : ce moyen consiste à couper la corde trop tendue. Le nombre des personnes guéries parfaitement par cette opération est aujourd'hui considérable. Passé l'âge de vingt-cinq ans, elle réussit moins bien.

A défaut de l'opération, on peut avoir recours aux moyens suivants, qui presque toujours sont sans effet:

1° Placer une plaque trouée devant l'œil louche, l'autre œil étant couvert d'un bandeau;

2° Si le loucher est en dehors, placer sur le nez une mouche de taffetas;

3° Faire porter à l'enfant une paire de lunettes n'ayant que deux petites ouvertures placées dans la direction normale des axes oculaires, et qui le force à diriger sa vue directement en face de ces ouvertures.

§ 13. *Soins des yeux pendant la journée, durant le travail.*

Il faut choisir l'appartement le mieux éclairé, ne pas se placer en face de la croisée, mais de côté, de manière que la lumière du soleil arrive de gauche à droite. Les mêmes soins seront observés quand on voudra s'éclairer de la lumière artificielle d'une chandelle, d'une bougie, d'une lampe, etc.

Les artisans qui travaillent à un feu de charbon ardent, comme les forgerons, les taillandiers, les fondeurs, etc., doivent se laver souvent les yeux avec de l'eau fraîche pendant la durée de leur travail. Nous ferons la même recommandation aux personnes exposées aux ardeurs du soleil, comme les jardiniers, les rouliers, les fermiers, les moissonneurs.

Les cardeurs, les matelassiers, les boulangers, les menuisiers, les tailleurs de pierre, les sculpteurs, etc., se conduiront comme nous venons de le dire il n'y a qu'un moment.

Les personnes qui ont une vue faible ne peuvent se dispenser, pendant leur travail de jour et de nuit, sous peine des accidents les plus graves, de se reposer souvent, et surtout de porter des visières de couleur verte ou bleue, mais surtout de couleur verte.

Les appartements trop chargés de dorures, trop brillants, ornés de beaucoup de glaces, de tableaux, sont plus dangereux à la vue que les appartements de couleur foncée ou rembrunie.

Il faut éviter une lumière trop vive, des vêtements trop serrés, surtout autour du cou ; ne pas rester trop longtemps au milieu des vapeurs irritantes, des vents secs et violents, des lieux trop obscurs ; enfin les travaux trop prolongés dans la nuit sont nuisibles à la vue.

§ 14. *Soins de la vue aux différents âges.*

Les enfants et les vieillards ne doivent pas se livrer trop longtemps à l'exercice de la vue pendant le cours de la même journée. Les uns et les autres ont besoin, au contraire, de beaucoup de repos, de beaucoup de ménagements dans des travaux où la vue est principalement mise en action. Ainsi, les moments de repos seront plus fréquents chez eux que chez les adultes, et les variations dans les travaux seront également une bonne chose.

§ 15. *Usage des lunettes.*

Pour être bonnes, c'est-à-dire appropriées à la

vue de la personne qui fait usage de ces sortes d'instruments d'optique, les lunettes ne doivent jamais, surtout dans le début de leur emploi, trop grossir les objets; ceux-ci doivent également être perçus très-clairs, très-nets, en un mot tels qu'ils sont.

On doit pouvoir lire avec des lunettes aussi facilement qu'on le faisait sans lunettes.

Les verres de lunettes doivent être sans globules, sans rayures, sans étoiles, d'une épaisseur égale dans toutes leurs parties, d'une transparence parfaite et uniforme, d'un grossissement (quand le grossissement est nécessaire) exactement pareil, d'une courbure également semblable, etc. Toutes ces qualités dans les verres de lunettes sont de la plus haute importance.

§ 16. *Traitement des yeux pendant et après la petite-vérole.*

Dès que la petite-vérole commence à sortir, qu'il y ait ou non de l'enflure aux paupières, on lavera les yeux plusieurs fois par jour avec un collyre composé de quatre onces d'eau de rose, un dragme de mucilage de gomme arabique, et trente gouttes de laudanum de Sydenham.

Survient-il de l'enflure aux paupières, et de leurs bords suinte-t-il une sérosité gluante qui les ferme en se desséchant, on bassine souvent les paupières avec le collyre ci-dessus; on fait en sorte de tenir les paupières entr'ouvertes. Tou-

tefois, il ne faut pas séparer forcément les paupières ; il suffit de les ouvrir un peu, et injecter
derrière elles un peu de collyre composé comme
nous l'avons dit il n'y a qu'un instant.

Si le milieu de l'œil (la cornée) est trouble, si
le pourtour (la sclérotique) est rouge, on appel-
lera de suite un chirurgien, car la maladie de
l'œil peut devenir sérieuse.

Quand l'humeur des paupières est très-épaisse,
très-tenace, il faut faire souvent des injections
entre les paupières, en plaçant le bout de la petite seringue dans le petit angle de l'œil, c'est-à-
dire de dehors en dedans de la figure. On essuie
ensuite l'humeur avec un linge de toile fine et
très-propre.

§ 17. *Cataracte.*

Vous rencontrerez souvent des charlatans qui
prétendent avoir un secret pour guérir la cataracte sans opération. Gardez-vous de croire à
leurs paroles mensongères. Quand elle est mûre,
c'est-à-dire complète, il n'y a qu'un moyen de
rendre la vue à celui qui en est affecté, c'est de
pratiquer l'opération.

Quand la cataracte est à son début, on peut
quelquefois en retarder les progrès par des purgatifs et quelques applications de sangsues chez
les personnes qui ont le sang porté à la tête,
mais il ne faut pas trop compter sur ces ressources. Le plus souvent, quoi qu'on fasse, la maladie

marche et la vue finit par se perdre tout-à-fait. C'est alors qu'il faut confier le malade à un chirurgien habile.

§ 18. *Corps étrangers dans l'œil ou dans les paupières.*

La première chose à faire lorsqu'un corps étranger s'est introduit dans l'œil ou seulement entre l'œil et les paupières , c'est d'en faire l'extraction.

Les procédés d'extraction sont différents, suivant la nature du corps étranger.

S'il s'agit d'une paillette de fer , comme cela arrive si souvent aux ouvriers qui travaillent sur ce métal, on approche de la paillette un bon aimant et on la fait sortir très-facilement par ce moyen.

S'il tombe dans l'œil un fragment de paille, on prendra un morceau d'ambre jaune ou de cire d'Espagne, bien frotté contre du drap, et on attirera ainsi le corps étranger.

Lorsqu'il entre dans les yeux de la chaux, du plâtre, du mortier dans lequel il y a de la chaux, il ne faut point laver les yeux avec de l'eau. Il faut préférer quelques gouttes d'huile d'olive.

Le corps étranger une fois extrait, il faut combattre l'inflammation de l'œil à l'aide des sangsues aux tempes, des compresses imbibées d'eau de rose ou d'eau blanche laudanisée.

§ 19. *Orgeolet.*

L'orgeolet est une petite tumeur inflamma-toire, de la nature du furoncle, qui se développe dans le bord libre des paupières.

On parvient quelquefois à le faire avorter dès son début, en le bassinant fréquemment avec de l'eau de lavande ou de l'eau fraîche , aiguisée d'eau de Cologne.

Un peu plus tard , il est inutile de chercher à le faire avorter ; il faut hâter sa maturité en couvrant les paupières avec des cataplasmes de mie de pain bouillie dans du lait.

Quand l'orgeolet est mûr, on le presse entre deux doigts et l'on fait sortir un bourbillon. Ce bourbillon une fois sorti, la guérison marche rapidement.

§ 20. *Renversement des cils.*

Ce renversement est très-incommode et produit des inflammations fort douloureuses et tenaces de l'œil.

Arrachez avec une petite pince les cils renversés ; cautérisez ensuite le point où siégeait le poil avec un crayon de nitrate d'argent.

Souvent ces moyens sont insuffisants , il faut alors avoir recours à un chirurgien qui détruira la base d'implantation des cils renversés.

§ 21. *Fistule lacrymale.*

On trouve dans les livres de chirurgie quelques guérisons de fistule lacrymale par l'application de quelques sangsues autour de la tumeur, et de quelques topiques résolutifs; mais ces faits sont extrêmement rares. La fistule lacrymale ne guérit, dans le plus grand nombre des cas, qu'à l'aide d'une petite opération chirurgicale.

§ 22. *Yeux chassieux.*

Arnaud de Villeneuve conseille d'appliquer sur les yeux chassieux le jus tiré des sommités de la ronce, et mêlé avec l'eau de rose et le blanc d'œuf.

Il faut laver matin et soir les yeux avec du bon vin vieux rouge.

On peut encore les bassiner avec un collyre d'eau divine, ou bien avec une légère solution de nitrate d'argent.

§ 23. *Clignotement.*

C'est une affection spasmodique qu'il est souvent très-difficile de faire cesser.

Cependant on en vient quelquefois à bout, en pratiquant avec persévérance, pendant long-temps, matin et soir, des frictions sur les paupières avec de l'eau de laurier-cerise, ou bien avec de l'huile de jusquiame; en même temps, il faut prendre à l'intérieur quelques substances antispasmodiques, comme les infusions de pivoine et de valériane, les pilules de Meglin, etc.

CHAPITRE III.

MALADIES DU NEZ.

§ Ier. *Saignement du nez. Hémorrhagie nasale.*

Il faut respecter cette hémorrhagie quand elle est peu abondante et qu'elle est salutaire.

Quand elle est très-abondante, alors il faut chercher à l'arrêter par les moyens suivants :

Jetez une demi-once de poudre de vitriol vert (sulfate de fer) dans un demi-setier de bon vinaigre ; faites bouillir le tout, et l'ayant retiré de dessus le feu, faites arriver la fumée dans les narines du malade, jusqu'à ce que l'hémorrhagie soit arrêtée.

Attirez par le nez, en manière de tabac, après vous être bien mouché pour ôter le sang grumelé, quelques-unes des poudres suivantes : poudres de feuilles de sureau, de mousse de chêne ou de charme, de pois chiches, de coquilles d'œufs, de cannelle, de charbon de chêne, d'alun, de noix de Galle, d'encens, etc.

Appliquez tout le long de l'épine du dos des linges trempés dans de l'oxicrat ; renouvelez-les souvent.

Appliquez sur les testicules, chez les hommes, et sur les mamelles chez les femmes, un linge plié en trois ou quatre doubles, et trempé de fort vinaigre. D'autres trempent le linge seulement dans de l'eau bien froide, et l'appliquent comme ci-dessus.

Quand tous ces moyens ont été inefficaces, il faut faire pratiquer le tamponnement des fosses nasales. La présence d'un médecin est alors indispensable.

Récemment un médecin très-distingué a fait connaître un moyen bien simple d'arrêter l'hémorrhagie nasale ; ce moyen consiste à tenir les deux bras levés en l'air presque perpendiculairement, et à comprimer les narines. Si le saignement n'a lieu que d'un côté, on fait lever seulement le bras correspondant.

§ 2. *Coryza.-Catarrhe nasal.-Rhume de cerveau.*

Lorsque la maladie est peu intense, il suffit, pour la guérir, de faire usage d'une boisson chaude et légèrement diaphorétique, en ayant la précaution, toutefois, de ne pas s'exposer au grand air, ni de se refroidir.

Si, au contraire, le coryza est violent, il faut avoir recours à quelques-uns des moyens suivants:

Prenez matin et soir un bain de pied chaud, à la moutarde.

Graissez, le soir en vous couchant, le nez, le front et les lèvres avec de l'huile d'amandes douces, ou mieux encore avec de l'huile de morphine.

Respirez par le nez des vapeurs émollientes d'eau de mauve, de guimauve, etc.

Mettez une poignée de marjolaine et pour un sou de racine d'ellébore blanc dans une chopine d'eau ; faites bouillir jusqu'à réduction de moitié, mettez de cette décoction dans le creux de votre main , et respirez-en par le nez; elle vous fera beaucoup éternuer. L'auteur de ce secret vendait cette eau fort cher.

Attirez le matin à jeun par le nez le jus de racine d'Iris ou de poirée nouvellement exprimé.

Remarquez que l'usage des remèdes qui sont reçus par le nez doit être défendu aux personnes qui ont des polypes dans le nez, qui sont sujettes à l'hémorrhagie, aux vertiges, à l'épilepsie et aux fluxions sur les yeux.

Prenez deux poignées de marjolaine, dix clous de girofle rompus , le poids de douze grains d'euphorbe pilée. Faites bouillir le tout dans une chopine d'eau de fontaine ; passez à travers un linge, et mettez la liqueur dans une bouteille de verre, pour s'en servir , au besoin , par aspiration par le nez. On se préservera ainsi d'une infinité d'incommodités que cause la trop grande abondance de pituite. On peut user de cette liqueur tous les mois , ou tous les quinze jours, selon le besoin de chacun , et le matin à jeun.

Les poudres de tabac, de muguet, de bétoine ou de vitriol blanc , attirées par le nez, conviennent également.

Quand le coryza est très-ancien, on peut se guérir en reniflant tous les matins une cuillerée à bouche d'eau froide ou d'eau tenant en dissolution une petite quantité d'alun.

Suivant M. Raspail, on se guérit très-bien du coryza, en aspirant de la poudre de camphre.

Quand l'écoulement de mucus est très-abondant et acrimonieux, on fait aspirer des poudres de guimauve ou de gomme arabique.

§ 3. *Puanteur du nez. — Ozène.*

Il faut rechercher avant tout la cause qui tient cette maladie sous sa dépendance et la combattre.

Lorsque l'ozène existe sans aucune maladie générale, dartreuse, scrophuleuse ou vénérienne, on peut le guérir à l'aide d'un traitement purement local.

On commence par aspirer par les narines, à la manière du tabac, pendant une quinzaine de jours, matin et soir, de la poudre d'alun, de vitriol blanc ou de camphre.

On passe ensuite aux injections avec de l'eau chlorurée ou bien avec de l'eau-de-vie camphrée.

Enfin, si la maladie, comme il arrive souvent, est très-opiniâtre, il faut faire pratiquer la cautérisation des fosses nasales avec le nitrate d'argent.

§ 4. *Polypes des fosses nasales.*

Cette maladie réclame presque toujours une petite opération chirurgicale. Cependant, quand ils sont simplement muqueux et très-petits , on peut essayer de les guérir par dessiccation. Dans ce but, on fait renifler au malade une solution de sulfate de zinc ou d'alun , et mieux encore , on lui fait aspirer de la poudre d'alun calciné.

On peut également essayer, dans les cas très-simples , de guérir le polype par compression. Pour cela , on serre fortement la tumeur entre deux bourdonnets de charpie qu'on introduit dans les narines.

Mais , je le répète, les polypes des fosses nasales ne guérissent presque jamais par ces moyens. Les seuls qui soient vraiment efficaces dans le plus grand nombre des cas , sont *l'arrachement* et la *ligature.*

CHAPITRE IV.

MALADIES DES OREILLES.

§ 1. *Inflammation aiguë de l'oreille. — Otite.*

Pour combattre cette inflammation, on applique d'abord quelques sangsues à l'anus, si le sujet est fort et sanguin ; on injecte ensuite dans le conduit de l'oreille, toutes les heures au moins, de l'eau de guimauve et de tête de pavot, ou mieux encore, on applique sur l'oreille un cataplasme de farine de graine de lin ou de mie de pain bouillie dans du lait ; on prend des bains de pied à la moutarde, des lavements, avec soixante grammes de miel mercuriale, et l'on se met à la diète.

Si l'inflammation n'est pas bornée à l'extérieur et qu'elle paraisse s'étendre dans l'intérieur de l'oreille, il faut en outre des moyens ci-dessus prescrits, se gargariser fréquemment avec de l'eau d'orge miellée, et aspirer par la bouche et par le nez des vapeurs d'eau de mauve.

§ 2. *Otalgie.-Douleurs nerveuses de l'oreille.*

Quelquefois on ressent dans l'intérieur de l'oreille une douleur extrêmement vive, non continue, et sans aucune trace visible d'inflammation. Dans ces cas, l'on a affaire à une douleur purement nerveuse qu'on guérit par les moyens suivants :

Instillez matin et soir dans le conduit de l'oreille quelques gouttes d'un mélange fait à parties égales d'huile de morphine et d'huile de camomille.

Si ce premier moyen ne réussit pas, placez dans le conduit auditif un morceau de coton imbibé de laudanum.

Prenez matin et soir une pilule anti-spasmodique de Meglin.

Dirigez sur l'oreille les vapeurs provenant d'une forte décoction de morelle, à laquelle on ajoutera cinquante gouttes de liqueur anodine d'Hoffmann.

§ 3. *Oreilles purulentes.*

Appliquez tous les cinq jours, pendant deux mois, derrière chaque oreille, gros comme un pois de pommade de Lausanne.

Instillez dans le conduit de l'oreille du jus ou de la décoction de chanvre.

Purgez fréquemment avec le sel d'Epsom ou de Glauber.

§ 4. *Surdité.*

Les mêmes moyens ne conviennent pas dans tous les cas de surdité. Cette maladie peut être produite par une infinité de causes différentes et par conséquent le traitement doit varier suivant la cause.

Il arrive souvent que la surdité survienne à la suite de maux de gorge ou de rhumes de cerveau souvent répetés; dans ces cas on obtient de très-bons effets en se gargarisant plusieurs fois par jour avec le mélange suivant : Eau, un verre ; alun, deux grammes (1/2 gros). On peut remplacer avantageusement ce gargarisme par des insufflations d'alun et de sucre en poudre (mêlés à parties égales) , dans l'arrière gorge, ou bien encore en promenant une pierre d'alun sur les amygdales, le voile du palais et les parois du pharynx.

Quand la surdité est nerveuse, la guérison est beaucoup plus difficile. Voici les remèdes qui comptent le plus de succès.

Donnez matin et soir une infusion d'arnica et de valériane.

Faites appliquer un cautère ou un séton à la nuque.

Mettez de la semence d'anis vert sur des charbons ardents, recevez la fumée dans l'oreille avec un entonnoir de papier ou de fer-blanc, et réitérez le même remède de temps en temps.

Remarquez que dans l'usage des remèdes topiques pour la surdité , il faut qu'ils soient tièdes et non froids ; qu'il n'en faut point appliquer de nouveaux que l'oreille ne soit nettoyée des précédents , et qu'ayant instillé la liqueur, il faut boucher l'oreille avec du coton musqué , si on en peut avoir. Rivière dit avoir guéri plusieurs personnes avec le musc.

Un homme sourd a été guéri par la fumée de tabac qu'on fit entrer dans son oreille, et avec du fiel d'anguille délayé dans de l'alcool.

Les Ephémérides de Leipzig rapportent qu'un chirurgien a guéri plusieurs sourds par la méthode suivante. Il faisait entrer assez avant dans l'oreille du malade une pipe à tabac par le bout le plus délié, et mettant sa bouche à l'autre bout où on place ordinairement le tabac pour fumer, il attirait sourdement en suçant.

§ 5. *Oreilles bouchées par le cérumen.*

L'accumulation du cérumen dans le conduit auditif est une cause fréquente de surdité chez les vieillards.

Pour l'éviter, il faut avoir soin de nettoyer chaque matin le tuyau des oreilles avec une petite curette.

Quand l'accumulation existe, voici comment il faut procéder pour enlever le cérumen : s'il est mou, peu ancien, et en petite quantité, on le retire facilement avec un cure-oreille ordinaire; si, comme cela se rencontre assez souvent, il est très-dur, ancien et en grande quantité, on commence par ramollir ce bouchon avec des injections d'huile tiède, et ensuite on l'extrait, comme dans le cas précédent. — Il faut avoir soin , quand on fait cette petite opération, de procéder avec douceur et ménagement, afin de ne pas déchirer le conduit auditif, et surtout afin de ne pas percer la membrane du tympan. Des vieillards complètement sourds depuis plusieurs années ont récupéré l'ouie par ce moyen.

§ 6. *Corps étrangers dans l'oreille; sangsue, grillon, punaise, fourmi, moucheron.*

La première chose à faire, quand un insecte s'est introduit dans le conduit auditif, c'est d'essayer son extraction à l'aide de pinces, de curettes ou de crochets appropriés. On se comporte de même pour les corps étrangers inertes, tels que haricots, lentilles, grains de plomb, noyaux de cerises, épingles, petits cailloux, épis de blé, etc.

S'il s'agit d'une sangsue, on frottera l'oreille en dehors avec du sang tout chaud, la sangsue sortira d'abord, et accourra au sang ainsi que Bartholin l'a vu.

Un grillon étant entré dans l'oreille d'un paysan couché proche d'un four, on mit de l'huile d'olive dans l'oreille, et le grillon y mourut. Les Ephémérides de Leipsig disent qu'il faut avoir fait mourir des grillons dans l'huile avant que de la couler dans l'oreille.

Pour tirer une puce, Rivière ordonne de faire une petite pelotte de poil de chien pour introduire dans l'oreille avec un stylet; la puce s'attachera d'abord aux poils, et on tirera le tout ensemble.

Pour les puce, punaise, fourmi, moucheron et perce-oreille, on les tuera en distillant de l'huile ou du vinaigre dans l'oreille. Pour le perce-oreille, on l'attirera en mettant la moitié d'une pomme douce proche l'oreille, ou en instillant dans l'oreille quelques gouttes d'eau-de-vie : ce dernier remède est éprouvé.

S'il est tombé de l'eau dans l'oreille, il faut avoir un petit tuyau de quelque matière que ce soit, et mettre un des bouts dans l'oreille, et par l'autre bout on sucera et on tirera l'eau, ou on mettra une petite seringue vide dans l'oreille, puis on tirera le bâton de dedans à soi, et la seringue par ce moyen attirera l'eau.

D'autres sautent sur le pied du côté de l'oreille incommodée, en penchant la tête, et l'autre pied étant en l'air.

D'autres mettent un petit tuyau de bois de canne, ou d'autre matière, dans l'oreille, et mettent des étoupes à l'autre bout qu'ils allument ; le feu attire l'eau et toutes choses étrangères.

D'autres enfin mettent un petit morceau d'éponge bien attaché à un filet dans l'oreille, et l'y ayant laissé quelque temps, le retirent et réitèrent si souvent qu'ils retirent toute l'eau.

S'il était tombé dans l'oreille un pois, une fève, ou autre légume qui s'enflât toujours, ou une petite pierre, puce, ou autre chose, on essaiera de retirer ce corps étranger avec un cure-oreille ; ou on mettra au bout d'un petit bâton un peu de laine imbibée d'un peu de térébenthine,

et on le tournera dans l'oreille, et il pourra attirer par sa glutinosité le corps étranger.

La toux et l'éternuement, en serrant le nez,
y sont aussi convenables ; mais si, pour toutes
ces choses, les corps solides ne pouvaient sortir,
de peur de plus grand inconvénient, il faudra fen-
dre l'oreille par le bas.

Si on ne peut tirer quelque corps dur entré
dans l'oreille, avec des instruments propres, on
mettra un peu d'huile d'amandes douces dans
les oreilles, ou autres semblables, puis on fera
tousser le malade, le provoquant à éternuer par
sternutatoires, comme tabac, bétoine, et autres
semblables, et on fermera la bouche, serrant les
narines avec les doigts quand on éternuera.

§ 7. *Bruits et tintements d'oreilles.*

Si le sujet est fort, sanguin, et s'il a en
même temps des douleurs de tête ou des étourdissements, il faut lui faire pratiquer une saignée
ou bien lui appliquer dix sangsues au fondement.

Si au contraire il est d'un tempérament lym-
phatique et sujet à l'humeur, il faut le purger
plusieurs fois avec une bouteille d'eau de Sedlitz.

Le suc de rue cuit dans une écorce de grenade,
la fumée de la décoction de sariette, ou de
lierre-de-terre bouillis en eau commune, reçue
dans l'oreille avec un entonnoir sont bons dans
cette maladie.

Coulez une goutte ou deux d'eau-de-vie dans l'oreille, dans laquelle on aura infusé du romarin. Ou bien faites recevoir par un entonnoir la vapeur du vinaigre mis dans une écuelle sur un réchaud.

Il faut se remplir la bouche de fumée de tabac, puis bien fermer les lèvres, et faire le plus d'effort qu'il est possible pour chasser cette fumée dans la cavité de l'oreille, car il y a au palais un conduit de communication qui va jusque dans cette cavité. Ce remède est très-bon.

Tous les remèdes recommandés dans la surdité.

CHAPITRE V.

MALADIES DES JOUES.

§ 1. *Fluxions.*

Recouvrez la joue malade de coton cardé, afin de la mettre à l'abri de l'air extérieur, surtout pendant l'hiver.

Combattez en même temps la cause qui a produit la fluxion. — Si c'est une dent cariée, comme cela arrive fréquemment, il faut la faire arracher. — Si c'est une inflammation des gencives ou autre partie de la bouche, gargarisez-vous avec une décoction de feuille de ronces, à laquelle on ajoutera deux cuillerées à bouche de sirop de pavot blanc, ou bien avec un mélange d'eau d'orge et de miel rosat.

N'appliquez jamais aucun liquide sur la joue fluxionnée, à moins qu'elle ne soit rouge, dure, tendue et douloureuse ; dans ce cas, il vaudrait mieux encore appliquer un cataplasme de farine de graine de lin, arrosé d'huile de morphine, ou enduit avec de la graisse blanche, ce qui est très-adoucissant.

Si la fluxion s'accompagne de violents maux de tête, il faut saigner et donner des lavements d'eau de mauve, auxquels on ajoutera une ou deux cuillerées à bouche de miel mercuriale.

§ 2. *Boutons au visage.*

Les personnes qui ont habituellement des boutons au visage, doivent éviter avec soin tous les écarts de régime, s'abstenir entièrement de vin pur, de café, de toute espèce de liqueurs alcooliques, de mets épicés; en un mot, suivre un régime très-doux; se nourrir principalement de viandes légères bouillies et rôties, de végétaux, de fruits cuits, de compotes, etc. — Elles doivent éviter aussi les travaux fatigants.

Il faut en outre :

Prendre souvent des lavements, afin d'entretenir la liberté du ventre.

Faire des onctions sur le visage tous les soirs en se couchant avec de la pommade de concombre.

Se laver tous les matins avec de l'eau de lavande.

Boire au printemps des sucs d'herbes, de cresson, de chicorée sauvage, de pissenlit, de carotte jaune.

CHAPITRE VI.

MALADIES DE LA BOUCHE ET DES LÈVRES.

§ 1. *Bec de lièvre. — Lèvres fendues.*

On voit quelquefois des enfants venir au monde avec une division simple ou double des lèvres, c'est ce qu'on appelle le *bec de lièvre*.

Les enfants qui sont affectés de cette difformité, ne peuvent téter qu'avec beaucoup de difficulté, en sorte que leur santé est gravement compromise. Il importe donc beaucoup d'y porter remède, d'autant plus que ce vice de conformation se guérit très-bien, mais pour cela il faut confier le petit malade à un chirurgien habile qui seul, pourra pratiquer l'opération nécessaire.

§ 2. *Gercures des lèvres.*

Prenez : beurre de cacao et cire blanche, de chaque trente grammes (1 once); faites liquéfier à une douce chaleur dans huile d'amandes douces, soixante grammes (2 onces); agitez le mélange et incorporez huile essentielle de roses trois gouttes ; graissez matin et soir les lèvres gercées de cette pommade.

L'onguent rosat bien préparé est également un très-bon remède contre les gercures des lèvres.

§ 3. *Inflammation de la bouche.*

Dans les cas simples, c'est-à-dire quand l'inflammation n'est pas très-vive et qu'elle ne s'accompagne pas de fièvre, on se gargarisera avec de l'eau d'orge miellée tiède, avec une décoction de figues grasses et de racines de guimauve, et l'on aspirera par la bouche, à l'aide d'un entonnoir, des vapeurs émollientes comme celles qui se dégagent d'une forte décoction de mauve et de têtes de pavot. — En même temps on prendra matin et soir un bain de pieds à la moutarde, et l'on entretiendra la liberté du ventre par des lavements.

Si l'inflammation de la bouche est vive, ces moyens ne suffisent plus, il faut alors appliquer des sangsues de chaque côté derrière l'angle de la mâchoire inférieure, et envelopper le cou de cataplasmes émollients préparés avec la farine de graine de lin.

Quelquefois l'inflammation de la bouche se complique de la formation de petites peaux blanches qui tapissent la face interne des joues et les gencives. Dans ce cas, le traitement doit être encore différent : il faut alors se gargariser avec de l'eau d'orge ou de mauve, miellée, à laquelle on ajoutera douze gouttes d'acide hydrochlorique, ou bien une petite cuillerée à café de poudre d'alun.

§ 4. *Aphthes.*

Si les aphthes sont récents et peu douloureux, gargarisez-vous simplement avec du lait pur sucré, ou bien avec de l'eau d'orge édulcorée avec du sirop de mûres ou de vinaigre.

Si les aphthes sont douloureux, touchez-les directement avec un petit pinceau trempé dans du laudanum pur, et ajoutez aux gargarismes précédents du sirop diacode.

Quelquefois les aphthes s'accompagnent de perte d'appétit, d'envies de vomir et d'amertume de la bouche. Quand vous éprouverez cet ensemble de symptômes, purgez-vous avec une bouteille d'eau de Sedlitz, ou bien prenez cinq centigrammes (I grain) d'émétique en lavage dans un litre d'eau d'orge.

Si les aphthes ont passé à l'état chronique, il faut avoir recours à des moyens moins adoucissants : dans ces circonstances, faites toucher vos aphthes avec un morceau d'alun calciné, ou bien avec une pierre de vitriol de Chypré une ou deux fois, l'ayant auparavant mouillée avec votre salive.

Se gargariser avec la décoction de feuilles ou sommités de ronces faite avec de l'eau ou du vin. On peut ajouter du miel à la décoction, une cuillerée à bouche par tasse.

Lavez la bouche avec la décoction de consoude ou de verge-d'or.

Frottez les aphthes de la langue et du palais avec du miel rosat.

Tenez dans votre bouche le jus de plantain , ou mâchez ses feuilles et ses racines cuites.

Il n'y a pas de meilleur gargarisme pour les aphthes de la bouche que le vin et l'eau, ou le vin seul , ou la décoction aqueuse de cresson.

Touchez souvent l'aphthe avec le baume de Samaritain , baume préparé avec quatre onces d'huile, autant de vin, et une once de sucre : le tout bouilli à la consomption du vin.

Prenez huit ou neuf feuilles de chicorée, autant de celles de plantain, et autant de celles de rue, que vous ferez bouillir ensemble pendant un quart d'heure , dans de l'eau de fontaine, avec une cuillerée de miel; passez , et employez comme gargarisme.

Un gargarisme de décoction de scolopendre peut également convenir.

§ 5. *Haleine forte.*

On combat efficacement la fétidité de l'haleine en se gargarisant trois fois par jour avec une décoction d'écorce de quinquina.

La racine de Florence tenue dans la bouche , ou le clou de girofle, produit le même résultat.

Cependant si la fétidité est extrême, les moyens précédents ne suffisent plus, et alors il faut employer le chlorure de chaux en solution dans de l'eau distillée,

Voici par exemple un mélange qui réussit très-bien pour enlever l'odeur de la fumée de tabac. Prenez : chlorure de chaux sec, 1 partie ; faites dissoudre dans 5 parties d'eau distillée, filtrez et ajoutez alcool à 36°, 5 parties et quelques gouttes d'huile essentielle de girofle. On verse une demi-cuillerée à café de cette solution dans un verre d'eau pour se laver la bouche avec une brosse à éponge.

§ 6. *Bouche amère.*

L'amertume de la bouche est presque toujours un signe d'embarras de l'estomac par des matières qu'il faut évacuer.

Aussi la fait-on très-bien disparaître en prenant 1 gramme (18 grains) de poudre d'Ipécacuanha, le matin à jeun, dans une tasse d'eau tiède. Les jours suivants on prend pour tisane, de l'eau de veau tamarinée, du petit-lait, de la limonade cuite, etc.

§ 7. *Conservation des Dents.*

Les dents exigent pour être conservées de très-grands soins et surtout une grande propreté ; mais il est bien positif que leur conservation et leur santé tiennent moins à des moyens extraordinaires qu'à de petits soins bien entendus et continués avec persévérance : les médecins et les dentistes les plus expérimentés recommandent :

1° De se laver la bouche chaque matin et

après chaque repas avec de l'eau tiède pure , ou
de l'eau dans laquelle on a versé quelques gouttes d'eau de Cologne ; 2° De frotter les dents et
les gencives , avec une brosse douce , à éponge,
trempée dans de l'eau-de-vie étendue de quatre
fois son volume d'eau , ou chargée d'une poudre
composée avec parties égales de quinquina et de
charbon végétal porphyrisés.

Cette poudre est incontestablement le meilleur de tous les dentifrices. Il faut se méfier de
celles que vendent les parfumeurs comme propres à blanchir rapidement les dents ; elles ont
l'inconvénient d'altérer leur émail.

Méfiez-vous aussi de tous les opiats , car le
meilleur ne vaut rien.

Enfin ne vous servez jamais de cure-dents
métalliques pour enlever la tartre qui se dépose
à la base des dents, non plus que de limes ou
grattoirs. Les cure-dents en plume sont les seuls
dont il faille faire usage.

§ 8. *Dents cariées.*

Quand la carie est peu avancée on peut
l'arrêter en introduisant dans le trou de la carie
un corps métallique ou autre capable de résister
longtemps, et de mettre la surface cariée à l'abri
de l'air extérieur et du contact des aliments. C'est
ce qu'on appelle *plomber* et *mastiquer une dent.*

Mais si la carie est profonde et très-douloureuse, le plombage et le masticage sont alors le

plus souvent intolérables, et il faut avoir recours à d'autres moyens.

Voici ceux que l'expérience a appris être les plus efficaces :

Introduisez dans le trou de la dent un morceau de coton roulé sur lui-même et trempé dans du laudanum pur.

Si le laudanum n'apporte aucun soulagement, essayez la Créosote, le Paraguay Roux, la teinture de Pyrèthre, qui s'emploient de la même manière.

Un médecin italien a conseillé tout récemment d'appliquer sur la dent cariée le liquide provenant de charançons écrasés ; il assure en avoir retiré d'excellents effets.

Enfin, si tous ces moyens échouent, vous n'avez plus qu'une seul ressource, c'est de faire arracher la dent malade.

§ 9. *Douleurs de dents.-Odontalgie.*

Ces douleurs sont très-souvent symptomatiques d'une carie dentaire, mais elles peuvent aussi exister sans cette maladie.

Dans ce dernier cas, on se trouve bien d'un gargarisme avec une forte décoction de mauve et de têtes de pavot, avec la décoction du jusquiame dans de l'Eau-Rose et du vinaigre, ou dans l'eau simple ordinaire, ou dans de la décoction de noix de Galle faite dans le vinaigre.

Faites bouillir la seconde écorce de sureau

dans du vinaigre, et tenez chaudement ladite écorce sur la dent malade.

Ratissez la racine de la grande consoude, mettez la pulpe sur de la toile ou sur de la peau, et appliquez sur la tempe, du côté de la douleur.

Tenez dans la bouche du vin bouilli avec une écorce de Grenade.

Mettez sur la dent un peu de gingembre en poudre, délayé avec de l'eau-de-vie, un peu de poudre de gayac infusée dans de l'eau-de-vie un clou de girofle ou de l'eau-de-vie pure, de l'opium, etc.

Gargarisez-vous avec la décoction aqueuse, chaude, de bois de sapin.

Une douleur de dents a été apaisée en mettant de la bétoine dans le nez, ou bien sur la dent un petit morceau de tabac du Brésil.

Faites infuser sur des cendres chaudes de l'écorce d'orme à feuilles larges dans de l'eau-de-vie, et gargarisez la bouche avec cette infusion.

Faites cuire sous les cendres une gousse d'ail, mettez-la sur la dent le plus chaudement que vous pourrez l'endurer, mettez-en également dans l'oreille.

Fumez de la sauge ou du tabac avec une pipe.

Enfin il ne faut pas négliger les pediluves synapisés, et les lavements pour tenir le ventre libre.

§ 10. *Agacement des Dents.*

Faites des frictions douces sur les dents avec de la poudre de magnésie calcinée, associée à du miel ou du chocolat.

Se gargariser avec le mélange suivant :

Eau d'orge, 100 parties ; miel rosat, 25 parties ; sel marin, I partie.

§ 11. *Dentition.* — Voyez *Maladies des Enfants.*

§ 12. *Inflammation des Gencives.*

Le traitement est le même que pour l'inflammation de la bouche. Gargarismes émollients avec de l'eau de mauve, la décoction de figues grasses, boissons adoucissantes, purgations.

S'il se forme des plaques blanches sur les gencives, il faut toucher celles-ci avec un petit pinceau trempé dans le mélange suivant : Miel rosat, 12 grammes (3 gros), acide hydrochlorique, 12 gouttes.

L'inflammation des gencives se termine assez souvent par la formation d'un petit abcès. Dans ce cas il faut faire ouvrir l'abcès, et se gargariser ensuite avec de l'eau tiède à laquelle on ajoutera de l'eau-de-vie ou quelques gouttes d'eau de Cologne.

§ 13. *Epulie.* — *Tumeur fongueuse des Gencives.*

Si la tumeur est petite, on peut en obtenir la guérison, en la touchant tous les matins avec de la poudre d'alun calciné, ou du borate de soude.

Si l'épulie est un peu volumineuse, le seul moyen de la guérir, c'est de l'enlever avec un coup de ciseau et d'en cautériser la base avec le crayon de nitrate d'argent pour brûler le germe.

§ 14. Gonflement mercuriel des gencives.— Salivation mercurielle.

Les personnes qui font usage de remèdes dans la composition desquels entre une préparation de mercure, pour se guérir des maladies vénériennes, sont exposées à une altération particulière des gencives. Elles se gonflent, deviennent douloureuses, se recouvrent d'une pellicule blanchâtre, et la sécrétion de la salive augmente considérablement.

La première chose à faire quand un pareil accident survient, c'est de cesser l'emploi des remèdes qui contiennent du mercure.

On se gargarise ensuite pour calmer l'inflammation avec du lait tiède ou bien avec de l'eau d'orge.

Dès que l'inflammation aiguë s'est un peu dissipée, on applique sur les gencives de la poudre d'alun très-fine, et deux fois par jour on renouvelle cette application.

M. Ricord, chirurgien très-expérimenté, a obtenu de nombreux succès, en touchant les

gencives gonflées avec un pinceau trempé dans
de l'acide hydrochlorique.

§ 15. *Scorbut des Gencives.*

Cette maladie est caractérisée par les symptômes suivants : gencives gonflées , bleuâtres, fongueuses et saignantes à la moindre pression ; fétidité de l'haleine , vacillement et chute des
dents , pâleur et bouffissure du visage.

Cette maladie attaque surtout les marins , les
individus réunis en grand nombre dans des
lieux étroits, bas et mal aérés , ceux qui sont
exposés pendant longtemps au froid humide ,
ceux qui se nourrissent mal, qui mangent des
viandes salées et boivent de l'eau corrompue, etc.

On comprend dès lors que le traitement de
cette maladie consiste plutôt dans l'emploi de
moyens hygiéniques, propres à fortifier la constitution, que dans l'emploi de moyens pharma-
ceutiques.

Ainsi les personnes affectées de gonflement
scorbutique des gencives , doivent habiter des
appartements très secs, bien aérés et exposés au
soleil.

Leurs vêtements doivent être chauds, propres
et secs.

Elles se livreront à un exercice actif en plein
air, se livreront aux travaux de la campagne, éviteront la vie sédentaire.

Elles doivent se nourrir de viandes fraîches

bouillies et rôties, et de légumes frais. Elles mangeront souvent des fruits acidules, comme des oranges, des groseilles, etc.

Leur boisson aux repas sera composée de vin étendu d'eau de bonne qualité, de bière ou de cidre. Hors des repas elles boiront des limonades faites avec de l'orange, du citron, de l'acide tartrique.

Elles mâcheront tous les matins à jeun ou bien mangeront en salade, du cresson, du cochléaria et du trèfle d'eau.

Le suc d'oseille et de pissenlit est aussi très-bon, au dire de Boërrhave.

On conseille encore avec avantage la tisane de bourgeons de sapin, de raifort, de goudron, de gentiane, etc.

J'ai trouvé, dit Bernard Bellow, les vertus de la vermiculaire dans le scorbut si efficaces, que je ne doute pas qu'elle n'emporte le prix sur tous les anti-scorbutiques, pourvu que le vomissement s'ensuive. Je faisais bouillir huit poignées de cette herbe bien lavée dans huit livres de vieille bière, jusqu'à réduction de la moitié, puis je donnais trois ou quatre onces de cette décoction tiède, à jeun, tous les jours, ou de deux jours l'un, selon les forces du malade. Pour ceux qui avaient les gencives corrompues, ou les dents branlantes, ce qui était assez ordinaire, je leur faisais rincer la bouche plusieurs fois le jour avec la même décoction chaude, dans laquelle on avait dissous de l'alun et du miel rosat , suivant l'exigence du mal. Les ulcères sur les jambes, d'une très-difficile guérison , étaient bassinés avec avantage de cette décoction, pendant qu'on en usait intérieurement. Tous les autres symptômes cédaient facilement aux remèdes , quand on avait donné auparavant de cette décoction.

Un bon remède pour le scorbut est de manger souvent du cresson pour affermir les dents, et d'avaler deux onces de jus de sénevé , ou de cresson d'eau , avec autant de vin blanc.

Lindanus a guéri plusieurs scorbutiques avec la décoction de sauge, dont il faisait gargariser les gencives enflées et ulcérées.

Buvez , dix ou douze jours de suite, le matin à jeun , quatre ou cinq onces de jus de feuilles de sénevé , avant qu'il soit monté en graine.

Voilà pour le traitement général.

Quant au traitement local , il consiste à laver souvent les gencives avec des liquides astringents et toniques, par exemple avec de la décoction de quinquina , de l'eau rendue détersive par quelques gouttes de teinture de pyrèthre, d'eau de Rabel , de suc de citron.

S'il existe des ulcères sur les gencives, on les touche avec un pinceau trempé dans le mélange suivant : miel rosat, 10 parties; acide hydrochlorique, 2 parties.

§ 16. *Inflammation de la langue.*

Si l'inflammation est un peu considérable , on se borne à l'emploi des gargarismes adoucissants faits avec le lait sucré tiède , la décoction d'orge et de tête de pavot miellée , des fumigations avec les mêmes liquides, des boissons tempérantes, comme l'infusion de mauve, la tisane de chiendent nitrée.

Si au contraire l'inflammation est considérable, que la langue soit très gonflée , il faut, en outre des moyens précédents, appliquer des sangsues au-dessous de l'angle de la mâchoire inférieure , de chaque côté, mettre des cataplasmes de farine de graines de lin autour du cou , prendre des bains de pieds à la moutarde , et se purger avec du sel d'Epsom ou de Glauber (de 30 à 50 grammes), dans un bouillon aux herbes.

§. 17. *Excoriations et déchirures de la langue.*

Ces excoriations et ces déchirures sont assez souvent produites par une dent cariée , cassée ou simplement mal dirigée. Dans ces cas , il faut avant tout enlever la cause et faire arracher la dent.

Cette première indication remplie, on se gargarise ensuite avec de l'eau de rose et de plantain , ou bien avec une décoction d'orge et de racine de guimauve , et l'on obtient en peu de jours une guérison parfaite.

§ 18. *Filet de la langue.*

Ce vice de conformation peut empêcher l'enfant de téter et gêne considérablement l'exercice de la parole. Il réclame une petite opération très-facile à faire et qui consiste à couper le frein qui retient la langue : néanmoins on ne doit jamais laisser pratiquer cette opération que par un homme de l'art, parce qu'on pourrait ouvrir des vaisseaux et produire une hémorrhagie difficile à arrêter et capable de faire périr l'enfant.

§ 19. *Sécheresse de la bouche.*

Se gargariser avec de l'eau vinaigrée ou bien avec de l'eau gazeuse à laquelle on ajoutera du sirop de limons.

Manger des fruits acidules, comme les oranges et les groseilles.

Boire des limonades faites avec le suc de citron ou de l'acide tartrique.

Pour augmenter d'une manière certaine la sécrétion de la salive on fait mâcher de la racine d'angélique ou de la racine de pyrèthre. Mais il ne faut employer ces moyens que lorsque la sécheresse de la bouche dépend d'une sécrétion *habituellement* trop peu considérable de salive.

§ 20. *Salive trop abondante.*

Gargarisme avec une infusion de roses rouges, à laquelle on ajoutera quatre cuillerées à bouche de sirop de mûres.

Détrempez de la graine de coriandre en poudre dans du vin, et mouillez-en votre bouche.

Un autre gargarisme, plus efficace encore que le précédent, se fait avec la décoction de plantain dans laquelle on fait dissoudre gros comme une noisette d'alun ou de borax.

CHAPITRE VII.

MALADIES DE LA GORGE ET DU GOSIER.

§ 1. *Mal de gorge, inflammation des amygdales, angine, esquinancie.*

La première chose à faire, c'est de s'abstenir de vin et de toute boisson irritante, de se mettre à l'abri de l'air frais, de peu parler, de ne manger que des aliments doux et en petite quantité, et de boire quelques tasses d'infusion de mauve, coupée avec du lait.

Ces moyens suffisent ordinairement pour dissiper le mal de gorge quand il est faible. Mais si l'inflammation est vive, si le malade ne peut avaler la salive qu'avec peine, et s'il a de la fièvre, il faut alors avoir recours aux moyens suivants.

Appliquez dix sangsues à la partie inférieure du cou, six de chaque côté, au-dessus des clavicules. — Quand les sangsues seront tombées, entourez le cou d'un cataplasme chaud préparé avec la mie de pain bouillie dans du lait ou bien avec de la farine de graine de lin. Ces cataplasmes favoriseront l'écoulement du sang et contribueront à diminuer l'irritation de la gorge.

On peut également entourer le cou d'un bas de laine contenant de la cendre chaude.

Faire inspirer au malade la vapeur de l'eau chaude, ou mieux encore la vapeur d'une décoction de feuilles de mauve et d'une tête de pavot dans un litre d'eau.

Faire usage de gargarismes préparés avec la décoction de feuilles de ronces, à laquelle on ajoutera du sirop de mûres, ou bien avec l'eau d'orge et le miel rosat.

Les lavements préviennent l'irritation sympa-thique de l'estomac et des intestins et contribuent ainsi à calmer celle de la gorge. — On choisira de préférence les lavements d'eau de son ou de graines de lin qui sont très-adoucissants.

La boisson ordinaire doit être la décoction d'orge et de chiendent, légèrement nitrée.

On prendra deux fois par jour un bain de pied à la moutarde.

Quand le malade n'a pas l'estomac irritable, on se trouve souvent très-bien de lui administrer au début dix centigrammes (2 grains) d'é-métique dans une tasse d'eau chaude. On fait prendre ce vomitif en trois fois à un quart d'heure d'intervalle. Les vomissements entraînent les mu-cosités glaireuses qui encombrent le gosier et gênent considérablement la respiration.

Quand le mal de gorge est sur son déclin, il faut prendre des boissons laxatives, comme le petit-lait, l'eau de pruneaux ou de tamarin, se purger même avec une bouteille d'eau de Sedlitz, si la langue est sale et la bouche amère. On prend cette bouteille par verrée , tous les quarts d'heure, le matin à jeun.

Quand le mal de gorge est passé à l'état chronique, il faut le traiter d'une manière différente pour en obtenir la guérison. Dans ce cas , faites une fumigation par la bouche avec la fumée d'ambre jaune, jeté sur des charbons allumés.

Appliquez sur la partie antérieure du cou un vésicatoire volant.

Les cataplasmes préparés avec les nids d'hirondelle et mis autour du cou, ont une réputation méritée contre les angines.

Prenez : décoction de feuilles de ronces , un verre ; sirop de mûres, 2 cuillerées à bouche; faites dissoudre dans ce mélange gros comme une noisette d'alun et vous aurez un gargarisme très-bon contre les maux de gorge anciens.

Les personnes qui sont prédisposées à contracter une angine dès qu'elles sont soumises à l'action d'un air frais, feront bien de se laver tous les matins à grande eau froide le visage et le cou, et de boire également souvent de l'eau froide par petite gorgée. Par ce moyen on diminue beaucoup l'impressionnabilité au froid et la susceptibilité de la gorge à s'enflammer sous l'influence du plus petit courant d'air. — Ce même moyen employé dans les maux de gorge aigus ne ferait que les empirer.

Les personnes délicates et faibles ne doivent y avoir recours, dans aucune circonstance.

Fumez des cigarettes de camphre. M. Raspail assure s'être parfaitement trouvé de ces cigarettes chez un grand nombre de personnes.

Quand les amygdales sont très-engorgées ou quand elles entrent en suppuration, il faut de toute nécessité s'adresser à l'art chirurgical, dans le premier cas pour les faire enlever, et dans le second pour les faire percer et livrer issue à la suppuration.

§ 2. *Luette trop longue.— Chute de la luette.*

Touchez la luette avec un bourdonnet de coton ou de charpie, trempé dans l'eau et saupoudré de poivre.

Gargarisez-vous avec une infusion de roses de Provins, dans laquelle vous ferez dissoudre gros comme une noisette d'alun.

Portez directement sur la luette, une fois par jour, de la poudre d'alun calciné, ou bien un crayon de nitrate d'argent.

Si ces moyens sont inefficaces, faites pratiquer l'excision de la luette par un homme de l'art. Cette petite opération a souvent réussi pour guérir des toux fatigantes qui duraient depuis très-longtemps.

§ 3. *Ulcères au gosier.*

Si ces ulcères sont de nature vénérienne, il faut se gargariser chaque jour deux ou trois fois avec une tasse de lait, à laquelle on ajoutera une cuillerée à café de liqueur de Vanswiéten. On fera bien en même temps d'avaler quelques gorgées de ce liquide.

On peut encore gnérir ces ulcères en les touchant avec un bourdonnet de charpie, trempé dans une solution de nitrate acide de mercure.

Si les ulcères du gosier ne sont pas de nature vénérienne, on en obtiendra très-bien la guérison en les touchant avec le crayon de nitrate d'argent, ou bien en insufflant matin et soir, au fond de la gorge, de la poudre d'alun.

Le mélange de miel rosat et d'acide hydrochlorique, que nous avons conseillé pour les aphthes de la bouche, a souvent aussi été employé, dans ces cas, avec succès.

§ 4. *Corps étrangers dans le gosier : os, épingles, arêtes de poisson, pièce de monnaie, morceau de pain, etc.*

Quand le corps étranger est visible et saisissable, on le retire très-facilement avec des pinces, ou bien avec une baleine recourbée à son extrémité.

Mais il arrive souvent que le corps étranger est trop profondément situé pour le retirer à l'aide des moyens précédents. Dans ces cas, il faut chercher à le faire descendre dans l'estomac. A cet effet, on place au bout d'une baleine une petite éponge ou un tampon de linge ; on introduit cette tige dans le gosier, et l'on pousse avec le tampon le corps étranger, qui descend assez facilement s'il n'est pas implanté dans les parois de la gorge.

On peut arriver au même résultat en avalant un gros morceau de pain, ou bien un morceau de navet à demi-cuit.

On a conseillé aussi de suspendre le malade par les pieds, de manière à ce qu'il ait la tête en bas, et de frapper alors sur le dos et sur le cou avec le poing. On comprend très-bien que, par son propre poids, le corps étranger tende à descendre et soit ainsi rejeté.

On peut encore obtenir l'expulsion du corps étranger en provoquant le vomissement, soit en titillant la luette, soit, ce qui est plus sûr, en faisant prendre deux grains d'émétique dans une tasse d'eau chaude.

Malheureusement, il y a des circonstances où tous ces procédés échouent, et il faut alors se confier aux soins d'un chirurgien.

§ 5. *Serrement de la gorge. Spasme du pharynx.*

Les personnes nerveuses, surtout les femmes, éprouvent souvent au niveau du gosier, un sentiment de constriction porté quelquefois au point d'empêcher la déglutition des aliments.

Contre un pareil état, il faut administrer des infusions de valériane, de pivoine, de tilleul et de feuilles d'oranger.

Envelopper le cou de cataplasmes préparés avec la farine de graine de lin, délayée dans une forte décoction de tête de pavot; ces cataplasmes seront, en outre, arrosés d'huile de camomille.

Prendre une demi-cuillerée à café de liqueur anodine d'Hoffmann, dans un verre d'eau sucrée.

Aspirer par la bouche la vapeur d'une décoction de feuilles de mauve et de belladone.

CHAPITRE VIII.

MALADIES DE L'ESTOMAC.

L'estomac est l'organe principal de la digestion. On comprend dès lors combien ses fonctions sont importantes et combien ses maladies
peuvent être nuisibles. Ces maladies sont très-
souvent le résultat d'une mauvaise alimentation,
d'abus dans le régime, et surtout de l'usage des
boissons alcooliques. L'intempérance est à coup
sûr la cause la plus fréquente des affections organiques de l'estomac, gastrite aiguë et chronique,
cancer de l'estomac, etc.

Il est nécessaire que les gens du peuple soient
instruits des souffrances terribles qu'ils se réser-
vent en buvant d'une manière habituelle des liqueurs fortes , comme l'eau-de-vie , du rhum ,
du kirsch , de l'absinthe , en se nourrissant de
ragoûts épicés , de charcuterie , etc. Toutes ces
boissons abrégent la vie ; elles en accélèrent
d'une manière effroyable la consomption, et nous
détruisent pour ainsi dire à petit feu.

§ 1. *Embarras gastrique.*— *Etat saburral de
l'estomac.*

L'embarras gastrique se reconnaît aux caractères suivants: mal de tête plus ou moins violent, perte de l'appétit, amertume de la bouche, enduit jaunâtre sur la langue, soif peu vive, envies de vomir, sensibilité de la région de l'estomac.

Pour remédier à cet état, il faut faire vomir le malade. A cet effet, on lui administre 5 centigrammes (1 grain) d'émétique dans une tasse de tisane d'orge, et pour faciliter le vomissement on lui donne ensuite plusieurs tasses de la même tisane ou d'eau chaude simplement.

Souvent il n'est pas besoin de faire vomir et l'on guérit très-bien en administrant simplement une tisane laxative et acidule, comme de l'eau de veau tamarinée, ou bien la limonade cuite tenant en dissolution une certaine quantité de crème de tartre soluble (30 grammes, soit I once pour 1/2 litre de liquide).

Les personnes qui sont prédisposées à l'embarras gastrique feront bien de se nourrir principalement de viandes (bœuf, mouton, volailles), grillées et rôties, de prendre leurs aliments à une température presque froide; de faire usage pour boisson pendant et après les repas d'eau pure très-fraîche, pure ou coupée avec un peu de bon vin, ou bien d'une eau gazeuse et acidule comme celles de Seltz, Saint-Galmier, Saint-Alban, etc.

Les boissons émollientes et débilitantes, comme l'eau gommée, la tisane d'orge, l'infusion de mauve, etc., doivent être proscrites, dans l'embarras gastrique. Par l'usage de ces boissons on amollit l'estomac et on rend la maladie beaucoup plus longue et difficile à guérir.

§ 2. *Gastrite aiguë.*

Cette maladie est moins fréquente qu'on ne le croit généralement. Pour peu qu'on ressente une douleur au creux de l'estomac et quelque difficulté à digérer, on se croit affecté de gastrite ; il n'en est rien.

Les personnes qui ont véritablement une gastrite, ressentent au creux de l'estomac une douleur fixe, une chaleur vive et brûlante. Elles ont une soif ardente, leur langue n'est plus aplatie et humide ; elle est pointue, rouge à la pointe et sèche. — Elles ont perdu le sommeil. — Elles vomissent tous les aliments qu'elles prennent. — Enfin, elles ont de la fièvre et cette fièvre est ordinairement assez intense.

Voici comment on doit traiter cette maladie : On commence par appliquer douze ou quinze sangsues au creux de l'estomac ; et l'on revient à l'emploi du même moyen, deux jours après, si les douleurs de l'estomac persistent avec la même force.

On applique ensuite sur la même région des cataplasmes préparés avec la farine de graine de lin et arrosés de baume tranquille.

Si le poids des cataplasmes fatigue le malade,

on les remplace par des fomentations faites avec une forte décoction de mauve et de têtes de pavot.

On met le malade à une diète absolue. On lui donne pour boisson de l'eau de gomme tiède, de la tisane d'orge , de chiendent, de réglisse, de racine de guimauve. Si la soif est très-intense et que le malade ait un dégoût pour les boissons tièdes, on peut, sans inconvénient et même avec avantage , lui donner à boire de l'eau pure, ou de la limonade faite avec l'orange , le citron , l'acide tartrique. Enfin, il est des cas où, malgré la soif ardente qui dévore le malade, on est forcé de le priver de toute boisson, parce que la moindre dose de liquide provoque les vomissements; alors on lui donne à sucer quelques tranches d'orange ou même quelques morceaux de glace.

Si les vomissements sont fréquents , il faut administrer la potion de Rivière ou quelques tasses d'eau gazeuse coupée avec du sirop de gomme.

On réussit assez bien encore à calmer les vomissements en administrant dans la journée, par cuillerées à bouche , d'heure en heure , une tasse d'infusion de fleurs de coquelicot édulcorée avec deux cuillerées à bouche de sirop de pavot blanc. Cette boisson a en outre l'avantage de calmer les douleurs d'estomac et de procurer un peu de sommeil.

§ 3. *Gastrite chronique.*

Le traitement de cette maladie est plutôt hygiénique que pharmaceutique, c'est-à-dire qu'on parvient beaucoup mieux à la guérir par un régime approprié et continué pendant longtemps avec persévérance, qu'à l'aide de remèdes.

Dans le traitement de la gastrite chronique, il y a deux écueils à éviter, contre lesquels on ne va que trop souvent échouer. D'une part, il faut ne pas abuser des substances émollientes ou affaiblissantes de l'estomac, dont tant de malades sont les victimes; et, d'autre part, il faut s'abstenir des remèdes excitants, comme l'élixir anti-glaireux, l'eau de mélisse des Carmes, la drogue de Leroy, qui ont, il est vrai, dans quelques circonstances rares, produit des guérisons, mais qui le plus souvent ont fait beaucoup de mal.

On commencera par se nourrir d'aliments légers et peu nourrissants, de légumes herbacés, de viandes de volailles, de potages aux fécules; puis graduellement on arrivera à l'usage d'une nourriture fortifiante et substantielle, composée de viandes de bœuf et de mouton, de bons consommés, etc.

On a remarqué que dans cette maladie les aliments froids convenaient mieux que les aliments chauds. Les repas seront réglés avec soin et toujours peu copieux.

La boisson sera de l'eau fraîche coupée avec

une très-petite quantité de vin, de l'eau ferrée,
de la bière de bonne qualité, de l'eau gazeuse.
Il faut s'abstenir entièrement de café, de vin pur,
de thé, de liqueurs fortes.

Entre les repas, le malade prendra des infusions légères de camomille, de quassia amara, de
sauge, de chicorée sauvage.

Matin et soir, il faut pratiquer sur le creux de
l'estomac et sur les membres des frictions avec
une flanelle sèche ou imbibée d'huile de camomille.

Quand la maladie existe depuis plusieurs mois,
il convient de faire pratiquer un exutoire au
creux de l'estomac.

Les bains froids, surtout dans l'eau courante,
ont amené, dans un assez grand nombre de circonstances, la guérison de malades pour lesquels
ous les moyens précédemment indiqués avaient
été inefficaces.

§ 4. *Gastralgie. Irritation nerveuse de l'estomac.*

Prenez, le matin à jeun et le soir én vous couchant, trois heures après avoir mangé, une cuil-
erée à café de sirop de morphine, dans une
infusion légère de feuilles d'oranger.

Le magister de bismuth est un bon remède
contre la gastralgie. On en prend deux fois par
jour, une heure avant de manger, un demi-
gramme (10 grains) dans un demi-verre d'eau
sucrée.

Beaucoup de personnes se trouvent très-bien de l'usage du suc de laitue. On pile des feuilles fraîches de laitue cultivée, on les exprime à travers un linge, on recueille le suc dans un vase, et on ajoute à ce suc une suffisante quantité de sucre, pour en faire une espèce de sirop. On prend, chaque jour, trois ou quatre cuillerées à café de ce suc, loin des repas.

Quand les douleurs nerveuses d'estomac existent chez une jeune fille qui a les pâles couleurs, comme cela arrive très-souvent, il faut lui faire prendre de l'eau ferrée ou des pilules de Vallet ; en même temps, on lui donne des tisanes amères, comme celles de gentiane, de chicorée sauvage, de camomille, le sirop d'écorce d'orange. Un emplâtre de thériaque, appliqué sur le creux de l'estomac, a souvent calmé des gastralgies qui étaient très-violentes.

Enfin les fomentations froides sur le creux de l'estomac, la glace sucrée par petits morceaux, et les bains de rivière ont fréquemment produit de très-bons effets.

Dans le traitement de la gastralgie le régime doit être surveillé avec soin. La nourriture doit être douce et substantielle, plutôt animale que végétale, prise en petite quantité à la fois, et souvent répétée dans la journée.

Quelques malades se sont très-bien guéris par l'usage du lait de vache coupé avec de l'eau de gomme ou de gruau.

Enfin il faut faire beaucoup d'exercice en plein air, et se livrer à des travaux surtout manuels.

§ 5. *Dyspepsie. — Digestion difficile.*

Prenez chaque jour après le repas principal une cuillerée à bouche de l'elixir de Garus.

Mettez infuser à froid 30 grammes (1 once) d'yeux d'écrevisse en poudre, l'espace de vingt quatre heures, dans trois pintes de vin ; remuez le tout plusieurs fois le jour. Buvez de ce vin à tous vos repas, en y mettant de l'eau. Quand ce premier vin est bu, on verse dans la même bouteille, sur la même poudre, autant de vin que la première fois, et l'on fait infuser pendant vingt-quatre heures. Ce vin est très-bon pour rétablir l'estomac.

Un moyen très-facile et très-efficace contre la dyspepsie, c'est l'usage continué pendant un mois de l'eau gazeuse aux repas, et de l'infusion d'hyssope entre ceux-ci.

Beaucoup de jeunes gens ont l'habitude de boire de l'absinthe avant leur dîner, afin d'activer la digestion. L'usage de cette substance est nuisible toutes les fois que la difficulté de digérer tient à une irritation de l'estomac.

Hufeland vante beaucoup, contre la dyspepsie, l'infusion de gentiane et celle de quassia amara.

§ 6. *Rapports. — Flatuosité.*

Prenez, tous les matins à jeun, un bouillon de

veau dans lequel on aura fait infuser pendant dix minutes une pincée de fleurs de camomille , et deux ou trois feuilles d'oranger.

Après chaque repas , avalez deux pastilles de Vichy.

La magnésie calcinée produit surtout, dans ces cas, d'excellents effets. On en prend chaque matin 1/2 gramme (10 grains) dans un peu d'eau sucrée. — Un peu de craie délayée dans de l'eau produit à peu près les mêmes effets.

De légères infusions de menthe, d'anis étoilé , de thé, réussissent encore très-bien. L'expérience de tous les jours parle en faveur de ces substances.

Il faut s'abstenir de tous les aliments farineux.

§ 7. *Cardialgie.* — *Crampe d'estomac.*

La thériaque à l'extérieur et à l'intérieur a été avec juste raison employée par un grand nombre de médecins , contre cette maladie qui affecte surtout les personnes nerveuses.

Ainsi, on applique un emplâtre de thériaque sur le creux de l'estomac , et l'on fait en outre avaler au malade, chaque matin à jeun , gros comme une noisette de cette substance.

Les crampes d'estomac sont très-souvent soulagées par des infusions de mélisse , de menthe , de valériane, et par quelques gouttes d'éther sulfurique sur un morceau de sucre.

Quand ces moyens échouent, il faut alors

employer le sous-nitrate de bismuth , à la dose
d'un demi-gramme (10 grains) par jour, dissous
dans un demi-verre d'eau sucrée, une heure
avant les repas. Ce remède a produit de très-
belles guérisons.

On a eu souvent encore à se louer des pilules
de Meglin et de cynoglosse. On prend une de
ces pilules tous les soirs en se couchant , trois
heures après avoir mangé.

Si la cardialgie est accompagnée de rapports
acides, on donnera un peu de craie délayée dans
de l'eau ; si les rapports sont amers, on fera
prendre des infusions d'anis ou d'angélique.

Enfin il ne faut pas négliger les frictions sur
le devant de la poitrine avec un morceau de flanelle sèche , ou imbibée d'eau de Cologne.

§ 8. *Inappétence.* — *Perte d'appétit.*

Prendre tous les matins à déjeûner dans quelques cuillerées de soupe, la moitié d'une cuillerée à café de poudre de rhubarbe.

Pendant trois ou quatre jours de suite, avaler,
chaque jour, le matin à jeun , une pilule contenant dix centigrammes (deux grains) d'aloès.

Une rôtie au vin , au sucre et à la cannelle ,
excite l'appétit.

Si la bouche est amère ou pâteuse, l'on fera
bien de se purger deux ou trois fois, à deux jours
d'intervalle, avec une bouteille d'eau de Sedlitz.

Il faut d'ailleurs se mettre pendant quelques

jours à la diète, et boire aux repas de l'eau de St-Galmier.

Si l'on est au printemps, boire pendant une ou deux semaines, tous les matins, un demi-verre de suc d'herbes, pissenlit, laitue, chicorée sauvage.

§ 9. *Faim canine. - - Fringale.*

Le vin de sauge, les jaunes d'œufs durcis, la mie de pain trempée dans du bon vin, le beurre pris en quantité, conviennent contre la faim canine.

Buvez du vin pur à jeun; mangez du riz préparé avec beaucoup de lait, ou de la bouillie faite avec de la farine de froment, et mangez peu à la fois.

Les substances amères, comme le quassia amara, le colombo et la gentiane, ont la propriété de rendre à l'appétit sa force normale. Elles le diminuent quand il est trop vif, et l'augmentent quand il est trop faible.

La fringale est souvent un symptôme d'hystérie (voyez ce mot). Dans ce cas il faut administrer la valériane et les autres antispasmodiques.

§. 10. *Défaillance causée par une faim extrême. Boulimie.*

Un bon bouillon gras auquel on ajoutera un peu de bon vin rouge. Voilà le meilleur remède à coup sûr.

A défaut de bouillon, on prend du pain trempé dans du vin.

Ce serait une erreur de croire que pour porter remède à l'état de faiblesse qui suit cette défaillance, il faut manger beaucoup. Il ne faut, au contraire, prendre qu'une très-petite quantité d'aliments sous peine d'une violente indigestion.

§ 11. *Goût dépravé — Pica.*

Dans certaines maladies, surtout dans l'hystérie et dans la chlorose (voy. ces mots), les femmes ont des goûts bizarres; elles désirent manger du charbon, de la terre, des fruits verts, etc.; c'est là ce qu'on appelle le Pica.

Pour guérir le *goût dépravé*, il faut guérir la maladie dont il n'est que le symptôme. Si l'on a affaire à une hystérie on donne de la valériane, l'éther sulfurique, du camphre, du musc, du castoréum, etc.

Si l'on a affaire à une chlorose (pâles couleurs) on administre les préparations ferrugineuses.

§ 12. *Soif excessive.*

La soif excessive est souvent déterminée par l'abus des liqueurs fortes. Dans ces cas l'indication est précise, mais difficile à remplir : il faut remplacer ces liqueurs par d'autres boissons moins nuisibles, auxquelles on ajoute quelque substance qui uisse inspirer du dégoût.

Pour apaiser la soif il vaut mieux boire du vin fortement trempé que de l'eau pure.

Le vinaigre bu avec beaucoup d'eau, ou mieux un verre d'eau contenant une cuillerée d'eau-de-vie sont avec raison recommandés contre la soif.

On a vu beaucoup de gens mourir pour avoir bu de l'eau froide dans une soif excessive ; c'est pourquoi il faut s'en abstenir.

Pour la soif scorbutique, on met infuser du jus de cochléaria ou d'oseille dans du petit-lait ; on remue le tout, on le passe par un linge, et la colature est spécifique dans ces cas-là.

Le petit-lait rendu acide par quelque sirop, ou par quelque jus, ou par le cristal minéral, est merveilleux contre la soif des fièvres ardentes

Si la soif vient de quelque grand épuisement, il faut boire avec modération, de peur de suffoquer la chaleur naturelle.

Si la soif vient de l'ardeur du soleil, ou de la fatigue du chemin, ou de quelque travail pénible, gardez-vous bien de vous reposer à l'air frais, ni de boire de l'eau, ni même du vin frais, mettez-vous dans un lieu tempéré, prenez une chemise chaude et sèche, et après vous être un peu reposé, buvez un verre de vin pur, non trop froid, ou de l'eau-de-vie mêlée avec de l'eau.

§ 13. *Indigestion.*

Evacuez promptement le trop plein, en ava-

lant force eau tiède : après le vomissement,
prenez une boisson chaude, aromatisée, et appliquez sur l'estomac et sur l'abdomen des compresses trempées dans une solution composée de :
eau salée huit parties, alcool camphré une partie.
S'il s'agit d'une mauvaise digestion, prendre quatre à cinq grumeaux d'aloès, de vingt ou vingt-
cinq centigrammes (4 ou 5 grains) entre deux
soupes, et le lendemain matin on est débarrassé
par les selles de tout ce qui pesait sur l'estomac
(Raspail).

L'usage du thé en infusion est d'un usage vulgaire pour remédier aux indigestions. Il suffit,
dans les cas les plus simples, pour activer la digestion d'aliments qui pèsent sur l'estomac.

La verveine des Indes et la mélisse sont moins
excitantes que le thé, et réussissent très-bien
dans les cas de pesanteur d'estomac après un repas trop copieux.

Beaucoup de personnes font usage de liqueurs
fortes, comme l'elixir des Chartreux, l'alcoolat de
mélisse, l'eau-de-vie, le ratafiat ; il ne faut user
de tous ces moyens qu'avec beaucoup de cir-
conspection.

Dans les indigestions il faut toujours chercher
à débarrasser l'intestin. Pour cela on administre
des lavements d'eau simple auxquels on ajoute
une cuillerée à bouche de sel commun ou quatre cuillerée d'huile d'olives.

Lorsque l'estomac et le ventre se sont débarrassés de tout ce qu'ils contenaient, il faut donner au malade l'infusion de tilleul et de feuilles d'oranger. — On le met à la diète pendant une journée, et au bout de ce temps on recommence à lui donner quelques légers aliments.

§ 14. *Toux d'estomac.*

Les personnes affectées de cette espèce de toux doivent s'abstenir de légumes farineux et de laitage. Elles se nourriront principalement d'œufs frais, de viandes grillées et rôties et de poissons d'eau douce.

Elles prendront en outre, matin et soir, une infusion de sauge.

L'usage de la rhubarbe leur est très-utile. On en prend une cuillerée à café chaque jour dans quelques cuillerées de potage.

La toux d'estomac cède souvent à l'emploi des eaux gazeuses, comme celles de Seltz, St-Alban, St-Galmier, etc.

Enfin, si le malade éprouve de la plénitude d'estomac et des envies de vomir, ce qu'il a de mieux à faire c'est de prendre, une fois, le matin à jeun, dans une tasse d'eau tiède, 1 gramme (18 grains) d'ipécacuanha en poudre.

§ 15. *Vomissements bilieux et muqueux.*

Le vomissement se guérit souvent par le vomissement. Ce fait est connu depuis longtemps. Aussi les médecins conseillent souvent, pour arrêter ce symptôme de maladie, d'administrer l'émétique ou l'ipécacuanha.

L'émétique se prend à la dose de 5 centigrammes (1 grain), le matin à jeun, dans une tasse d'eau de tilleul, qu'on prend en trois ou quatre fois à cinq minutes d'intervalle.

L'ipécacuanha s'administre comme il a été dit dans l'article précédent.

Quand l'état de l'estomac ne permet pas d'employer des remèdes irritants, on donne de l'eau glacée, de l'eau gazeuse coupée avec du sirop de limon, la potion anti-émétique de Rivière, des infusions de tilleul froides auxquelles on ajoute 15 ou 20 gouttes d'eau de laurier-cerise.

Dans les vomissements rebelles, on obtient de bons résultats de la thériaque prise deux fois par jour, à la dose de 4 grammes (1 gros.)

Il ne faut pas négliger les applications de moutarde aux extrémités.

Hufeland conseille l'application sur l'estomac de sachets de menthe crispée cuite dans le vin.

Le même praticien dit avoir mis fin souvent à des vomissements opiniâtres en appliquant des ventouses sèches sur l'épigastre.

§ 16. *Mal de mer.*

Pour prévenir le mal de mer, il faut avoir toujours l'estomac garni d'aliments solides et liquides.

Prendre quelques grains de safran en poudre dans un peu de vin.

Un Anglais ayant caché entre sa chemise et son estomac un petit sac rempli de safran pour éviter d'en payer la douane, il n'eut aucun soulèvement de cœur comme les autres qui étaient avec lui dans le vaisseau.

§ 17. *Vomissement de Sang.*

L'eau froide, même glacée, a souvent été très-efficace dans cette maladie. On se trouvera bien d'y ajouter quelques gouttes de suc de citron.

Appliquez sur le creux de l'estomac des compresses trempées dans de l'eau froide, et renouvelées dès qu'elles se sont échauffées.

Entourez les bras, les avant-bras, les pieds et les jambes de sinapismes.

Si ces premiers moyens ne suffisent pas, donnez de la limonade à laquelle vous ajouterez quelques gouttes d'acide sulfurique ou d'eau de Rabel.

Si le malade a de la fièvre ou que le vomissement de sang soit survenu à la suite d'une suppression d'hémorrhoïdes, appliquez douze sangsues à l'anus.

Les astringents, comme l'extrait de ratanhia, le tannin, le cachou, etc., et les substances opiacées, peuvent encore être très-utiles ; mais il n'y a qu'un médecin qui puisse juger des cas où ces moyens conviennent et des doses auxquelles il faut les administrer.

Les vomissements de sang passés, il faut en prévenir le retour. Pour cela, il faut administrer souvent des lavements émollients pour tenir le ventre libre, ne prendre que peu d'aliments à la fois, et les choisir parmi les substances adoucissantes et rafraîchissantes.

§ 18. Empoisonnements.

Le Code pénal définit l'empoisonnement tout attentat à la vie d'une personne par l'effet de substances capables de donner la mort plus ou moins promptement, de quelque manière que ces substances aient été employées. Cette définition ne s'applique qu'aux empoisonnements criminels; mais il en est qui sont involontaires et qui sont le résultat d'une erreur ou d'une imprudence.

Si nous n'avions à parler ici que des empoisonnements criminels, nous n'aurions qu'un petit nombre de substances à passer en revue; car ils sont presque toujours commis par l'arsenic, le sublimé corrosif, l'opium, le vert de gris, le verre pilé; mais, pour être complets, nous devons parler de toutes les substances vénéneuses, c'est-à-dire de toutes celles qui, introduites dans le corps de l'homme, peuvent altérer gravement sa santé ou causer la mort. Dès-lors, nous aurons un grand nombre d'empoisonnements à décrire;

mais, comme on va le voir, on peut les classer en quatre ou cinq groupes.

Tout ce que nous allons dire sur les empoisonnements est emprunté à un livre moderne, qui résume d'une manière très-lucide tout ce qui a été écrit d'important sur cette matière. Ce livre est intitulé : *Formulaire des médecins praticiens*, par M. Foy.

Signes généraux d'un empoisonnement.

On pourra soupçonner un empoisonnement toutes les fois qu'appelé près d'un malade, celui-ci se plaindra d'une odeur nauséabonde et infecte, ou d'une saveur désagréable, acide, alcaline, âcre styptique ou amère ; d'une chaleur âcre ou brûlante dans le gosier et l'estomac ; que la bouche sera sèche ou écumeuse, l'haleine fétide, la gorge frappée de constriction ; que la langue et les gencives seront livides, d'un jaune citron, blanches, rouges ou noires ; qu'une douleur plus ou moins vive, plus ou moins fixe, se fera sentir le long du tube digestif ou dans l'un de ses points plus que dans tout autre ; qu'il y aura des rapports, des nausées, des vomissements plus ou moins fréquents de matières muqueuses, bilieuses ou sanguinolentes, blanches, jaunes, vertes, bleues, rouges ou brunâtres, bouillonnant sur le carreau, rougissant ou verdissant la couleur de tournesol ; qu'on observera des hoquets, de la constipation ou des déjections alvines

plus ou moins abondantes, avec ou sans ténes-
mes, de couleur et de nature différentes; que
la respiration sera difficile; le pouls fréquent,
petit, serré, irrégulier, souvent insensible; la
soif ardente; les frissons fréquents; la peau et
les membres inférieurs glacés ou dévorés par
une chaleur brûlante, une éruption douloureuse; que les sueurs seront froides et gluantes;
l'émission des urines difficile, très-rare et brûlante, et les boissons rejetées hors de l'estomac
aussitôt qu'elles auront été ingérées. On tiendra
compte encore de l'altération de la physionomie,
de la couleur pâle, livide et plombée de la face;
de la perte de la vue et de l'ouïe; de la rougeur
et de la siccité des yeux; de la contraction ou de
la couleur de la pupille, de l'agitation générale,
des cris, du délire, des convulsions générales ou
locales; des contorsions, du rire sardonique,
du trismus; de la stupeur, de la syncope,
de la pesanteur de tête, de la somnolence,
des vertiges, des paralysies locales ou générales,
de la prostration des forces, de l'altération de la
voix, du priapisme, etc.

Traitement général. — Les indications à remplir varient selon le temps qui s'est écoulé depuis l'empoisonnement. Ainsi le poison est-il
avalé depuis peu de temps, se trouve-t-il encore
dans l'estomac, ou, en d'autres termes, est-on
appelé à la première époque des accidents, on
cherchera à chasser le poison, soit par le haut,

soit par le bas, à l'aide des évacuants, ou bien on neutralisera ses propriétés vénéneuses en les combinant avec une substance appelée *contre-poison*. La substance délétère a-t-elle été avalée depuis un certain laps de temps, les symptômes de l'empoisonnement sont-ils manifestes, on combattra la maladie par des moyens généraux appropriés à la nature des symptômes, à l'état du sujet et des organes affectés, au genre de poison, etc., après avoir eu la précaution, toutefois, de s'assurer si la substance vénéneuse a été rejetée par les vomissements.

Les évacuants mis en usage dans la première période d'empoisonnement sont l'eau chaude et en grande quantité, l'émétique (rarement), le sulfate de zinc, la titillation de la luette, les boissons aqueuses, mucilagineuses, adoucissantes, etc.

Les contre-poisons ou antidotes sont des substances capables de décomposer ou de neutraliser les poisons en se combinant avec eux. A la tête de ces substances que l'on doit pouvoir prendre en grande quantité sans danger et dont l'action doit être prompte et indépendante des sucs gastriques, muqueux, bilieux, etc., renfermés dans l'estomac, sont : *Voyez* chaque poison en particulier.

Ire Classe. — *Poisons irritants, corrosifs ou
caustiques.*

1° Acides minéraux et végétaux.

Contre-poisons. — Magnésie calcinée délayée
dans l'eau, macératé de graines de lin ou de
guimauve, eau de savon, lavements émollients, etc.

Traitement. — Le vomissement n'ayant pas eu
lieu, ce qui est extrêmement rare, on titillera la
luette avec les barbes d'une plume ; le poison
qui n'a pas encore agi étant neutralisé, on aura
recours aux antiphlogistiques, aux fomentations
émollientes sur l'abdomen, aux bains tièdes, à
une saignée du bras, aux sangsues, si les premiers moyens ne suffisent pas ; aux boissons mucilagineuses, aux sangsues au cou, si la déglutition ne peut se faire. Une fois maître des accidents, on prescrira quelques tasses d'eau de
veau, de bouillon de poulet ; on favorisera la
convalescence par l'usage du gruau, des fécules,
des crêmes de riz, des bouillons gras ; on évitera
le vin, les spiritueux et les aliments solides; enfin,
la convalescence étant confirmée, on permettra
des aliments solides, peu à la fois et d'une digestion facile.

2° Alcalis concentrés (potasse, soude, ammoniaque.)

Contre-poisons. — Vinaigre, suc de citron, étendus d'eau (2 cuillerées à café pour un verre d'eau);
beaucoup d'eau chaude, eau albumineuse.

Traitement. — Faire vomir, ensuite, avoir recours aux boissons, fomentations émollientes, cataplasmes, sangsues, etc., si les accidents ne cèdent pas. Voyez *acides*.

3° Préparations mercurielles.

Contre-poisons. — Eau albumineuse, lait étendu d'eau; gluten de Taddey, farine délayée dans de l'eau; la farine agira par son gluten.

L'eau albumineuse se fait avec **4** à **6** blancs d'œufs pour un verre d'eau; M. Alph. Devergie préfère le jaune au blanc de l'œuf; un jaune d'œuf peut neutraliser **3** grains de sublimé.

Le gluten de Taddey se prépare de la manière suivante:

Gluten frais,	6 parties.
Savon noir,	10 parties.

Mêlez, étendez sur des assiettes, faites sécher à l'étuve et pulvérisez. 36 grains de cette poudre délayée dans une once d'eau, peuvent neutraliser **1** grain de sublimé.

Traitement. — Voyez *Acides*.

4° Préparations arsenicales.

Contre-poisons. — Eau sucrée pure ou coupée avec un tiers d'eau de chaux, potion huileuse, lait, albumine étendue d'eau, décocté de noix de galle ou de quinquina, poudre de charbon, sulfures alcalins, eaux sulfureuses artificielles, tritoxide de fer hydraté (12 à 15 fois le poids présumé du poison) délayé dans de l'eau sucrée.

Traitement. — Décoctés émollients, eau de veau, de poulet, etc.

Préparation du tritoxide de fer hydraté, hydrate de tritoxide ou de peroxide de fer, sesquioxide de fer. Prenez : tournure de fer, quantité voulue ; versez dessus quatre fois son poids d'acide nitrique. Quand il ne se dégage plus de vapeurs nitreuses, même à une légère élévation de température, ajoutez 10 à 12 parties d'eau ; décantez. Versez peu à peu de l'ammoniaque jusqu'à ce qu'un papier de tournesol , rougi par un acide et plongé dans le liquide, prenne une teinte bleue ; jetez le tout sur une toile étendue sur un carrelet ; lavez à l'eau distillée bouillante jusqu'à ce que les eaux de lavage soient sans action sur le ppaier de tournesol rougi ; conservez l'hydrate de peroxide de fer ainsi obtenu dans de l'eau bouillie et dans un flacon bien bouché.

5º Préparations cuivreuses.

Voyez *Préparations mercurielles.*

6º Préparations antimoniales.

Contre-poisons. — Eau tiède en abondance. Le vomissement n'a-t-il pas lieu, plusieurs tasses d'infusé de noix de galle , de décocté de quinquina , de saule , d'écorce de chêne.

Traitement. — On combattra le vomissement en donnant de l'eau sucrée, plusieurs verres d'eau tenant en solution I grain d'opium ou une once de sirop diacode. On pourra remplacer ce liquide par un décocté de trois ou quatre capsules de pavot dans deux verres d'eau édulcorée avec le sucre. Les douleurs, les vomissements persistent-ils, quelques sangsues sur l'estomac ou autour du cou si la déglutition est difficile. Enfin on se comportera comme dans les empoisonnements par les acides, si les douleurs intestinales persistent ou augmentent.

7º Sels d'étain, de bismuth, d'or, de zinc, d'urane, de cérium, de manganèse, d'iridium, de nickel, de cobalt, de palladium, hydrochlorate de platine, chrômate de potasse, hydrochlorate de chrôme.

Contre-poisons. — Lait coupé avec de l'eau albumineuse.

Traitement. — Voyez *Acides et Préparations arsénicales.*

8º Nitrate d'argent.

Contre-poison. — Soluté de sel de cuisine, préparé dans les proportions suivantes : Hydrochlorate de soude, une cuillerée à café ; eau quatre pintes.

Traitement. — Voyez *Acides.*

9º Nitrate de potasse.

Traitement. — Eau chaude pour faire vomir, puis combattre les phlegmasies par les émollients, les symptômes nerveux par les opiacés.

10º Hydrochorate d'ammoniaque.

Voyez *Nitrate de potasse.*

11º Foie de soufre.

Traitement. — Favoriser le vomissement à l'aide d'une grande quantité d'eau chaude, ensuite donner le chlore liquide, une cuillerée par verre d'eau ; calmer les douleurs de ventre par des sangsues et se comporter ensuite comme pour les acides.

12° Eau de javelle.

Traitement. — Provoquer le vomissement, donner de l'eau albumineuse et se conduire comme nous l'avons indiqué pour les acides.

Nota. Les empoisonnements par le chlorure de soude ét l'alun se traitent comme ci-dessus.

13° Préparations de baryte.

Contre-poisons. — Eau de puits (contenant du sulfate de chaux); solutés de sulfate de soude, de sulfate de magnésie (deux grains de l'un de ces sels dans une pinte d'eau).

Traitement. — Eau sucrée , boissons émollientes , etc. Voyez *Acides.*

14° Phosphore , iode , hydriodate de potasse , brôme, hydrobrômate de potasse.

Voyez *Acides.*

15° Cantharides et ses préparations.

Traitement.—Eau tiède et macératé de graine, de lin , de racines de guimauve, etc. , en assez grande quantité pour produire le vomissement; injecter dans la vessie des liquides mucilagineux, frictionner la partie interne des cuisses et des jambes avec de l'huile camphrée, si l'ardeur dela vessie et la difficulté d'uriner persistent. Ne point provoquer le vomissement, se contenter de quelques verres d'eau sucrée, d'un bain général, de frictions huileuses camphrées, de quelques sangsues, de fomentations émollientes sur les points douloureux, etc., si les cantharides n'ont point été administrées à l'intérieur, mais seulement appliquées sur la peau ou sur des plaies.

16° Verre, émail.

Traitement. — Gorger le malade d'aliments féculents, afin d'envelopper le poison et diminuer son action sur la membrane muqueuse de l'estomac ; recourir ensuite au vomissement, puis aux mucilagineux, aux adoucissants, aux fomentations, aux bains émollients, aux sangsues sur les points douloureux.

17° Préparations de plomb.

Contre-poisons. — Solutés de sulfate de magnésie, de sulfate de soude, eau de puits, alun, limonade sulfurique.

Traitement. — Voyez *Colique de plomb.*

18° Poisons irritants végétaux : Anémone, bryone, coloquinte, clématites, concombre sauvage, chélidoine, créosote, euphorbe, gratiole, gomme gutte, garou, jalap, mancenillier, narcisse des prés, pignon d'Inde, rus radicans, rus toxicodendron, ricin, renoncule, sabine, staphysaigre.

Traitement. — Boissons émollientes, bains et fomentations ; les douleurs abdominales sont-elles nulles et peu intenses, les vomissements fréquents, l'abattement et la sensibilité très-remarquables, on donne quelques tasses d'infusé de café (eau 2 livres, café en poudre 8 onces)

Dans le cas contraire, on se comportera comme nous l'avons dit pour le sublimé et les acides.

2e Classe. — *Poisons narcotiques.*

1° Jusquiame , belladone, mandragore , morelle, laitue vireuse , etc.

Traitement. — Provoquer le vomissement à l'aide de 4 ou 5 grains d'émétique , de 20 à 24 grains de sulfate de zinc, ou de 3 ou 4 grains de sulfate de cuivre , dissous dans un verre d'eau , et favoriser le succès de l'un ou de l'autre de ces remèdes en introduisant les doigts dans la gorge ou en chatouillant le gosier avec les barbes d'une plume ; donner après le vomissement des boissons acidules préparées avec le suc de citron , le vinaigre , les acides végétaux , le tartrate acide de potasse, etc. ; combattre le narcotisme par le café à l'eau, les potions stimulantes , alcoolisées ; enfin les frictions sèches sur les membres et sur tout le corps sont encore très-utiles , ainsi que la saignée du bras , ou mieux de la jugulaire , si le malade est comme frappé d'apoplexie, et si les moyens ordinaires n'ont procuré aucun soulagement.

A part les vomissements dont il faut s'abstenir quand le poison a été appliqué à l'extérieur , on se comportera de même.

2° Opium, ses préparations et ses produits.

Traitement. — Faire vomir , donner le décocté de noix de galles, puis le café à l'eau ; se conduire du reste comme dans l'empoisonnement par la jusquiame, etc.

3° Acide prussique, cyanure de mercure, cyanure d'or.

Traitement. — Faire vomir, faire respirer de l'eau chlorée (4 parties d'eau et 1 partie de chlore liquide), de l'eau ammoniacale (1 partie d'ammoniaque liquide des pharmacies et 12 parties d'eau); affusion d'eau très-froide sur la tête, la nuque et tout le trajet de la colonne vertébrale; glace sur la tête; saignée de la jugulaire ou du bras, sangsues derrière les oreilles, frictions sur les tempes avec la teinture de cantharides et l'ammoniaque, sinapismes aux pieds.

3e Classe. — *Poisons narcotico-âcres.*

1° Champignons vénéneux, fausse oronge, oronge aiguë, —jaunâtre, — blanche, — souris, — croix de Malte, œil de Corneille, — de l'olivier; blanc d'ivoire, grand moutardier, agaric bulbeux, — printannier, meurtrier, — âcre, — caustique, — styptique; tête de Méduse, laiteux pointu rougissant, entonnoir creux et vénéneux.

Traitement. — Faire vomir promptement le malade avec l'émétique, puis administrer les purgatifs suivants :

Huile de ricin.	1 once.
Sirop de fleur de pêcher.	1 once 1/2.

à prendre une cuillerée à bouche toutes les demi-heure.

Casse brisée	2 onces.
Senné mondé	1/2 gros.

    Sulfate de magnésie. . .   1/2 once.
    Eau . . . .   2 livres.

à prendre en lavement. On répète cet éva-cuant deux ou trois fois, et, s'il ne donne lieu à aucun effet, on le remplace par un décocté de tabac pour 2 livres d'eau. Après le vomissement presque toujours occasionné par les lavements de tabac, on donne quelques cuillerées de la potion suivante :

    Eau de fleurs d'oranger . . .   4 onces.
    Ether ou liqueur d'Hoffmann.   2 gros.
    Sirop de sucre. . . . .   2 onces.

Les accidents font-ils des progrès, on admi-nistrera de l'eau sucrée, un soluté de gomme, un macératé de graine de lin, de racine de gui-mauve ; on appliquera des fomentations émol-lientes sur les points douloureux ; on mettra le malade dans un bain ; on posera quelques sang-sues ; enfin on se comportera selon la nature et la violence des symptômes.

Les secours sont-ils réclamés trop tard, la fièvre est-elle très-forte, le ventre enflé, très-douloureux, etc., on s'abstiendra des purgatifs, on saignera le malade, on appliquera des sang-sues, des fomentations émollientes sur les points douloureux, etc.

2° Noix vomique, fève de St-Ignace, poison américain, strychnine, coque du Levant, upas tieuté, upas antiar, fausse angusture, brucine, camphre.

Traitement. — Provoquer les vomissements

par les moyens déjà indiqués ; prévenir l'asphyxie en insufflant de l'air dans les poumons. (Voyez *Asphyxie.*) Donner quelques cuillerées de potion préparée avec

Eau . . . . 2 onces.
Ether . . . . 2 gros.
Essence de térébenthine . . 2 gros.
Sirop de sucre . . . . . 1/2 once.

Le poison a-t-il été appliqué sur une plaie, introduit à l'aide d'une flèche, d'un instrument piquant, etc., retirer les corps étrangers, cautériser les blessures, et agir comme ci-dessus, en exceptant toutefois les vomissements.

3° Tabac, belladone, ciguë grande et petite, ellébore, stramonium, laurier-rose, ivraie, colchique, digitale, rue, aconit, scille, vératrine, laurier-cerise, huile d'amandes amères.

Traitement. — Vomitifs, purgatifs, saignée de la jugulaire, pour combattre l'état comateux ; après le vomissement, boissons acidules ; enfin, antiphlogistiques.

4° Seigle ergoté.

Les accidents sont-ils légers, on se borne à donner de l'eau vinaigrée ou de l'eau dans laquelle on a exprimé le suc de citron ; la gangrène est-elle imminente, on place le malade dans un appartement sec et chaud, sur un lit bien chaud dont on renouvelle souvent les couvertures.

5° Cyanure d'iode.

Traitement. — Provoquer les vomissements

par des boissons mucilagineuses abondantes ;
calmer les mouvements convulsifs par des frictions alcooliques, ammoniacales ou éthérées sur
les tempes, ou en faisant respirer ces mêmes topiques ; s'opposer au développement des accidents,
inflammatoires par des émissions sanguines ,
locales ou générales.

§ 19. *Ivresse.*

L'ivresse est aussi une espèce d'empoisonnement, c'est pour cela que l'on en place ici le
traitement.

La première chose à faire c'est de débarrasser
autant que possible l'estomac des liqueurs alcooliques qu'il contient encore ; pour cela on
fait boire une grande quantité d'eau tiède à
l'effet de provoquer les vomissements, ou bien
l'on titille la luette avec les barbes d'une plume.
— On donne ensuite du thé léger , de l'infusion
de tilleul et de feuilles d'oranger.

On réussit souvent à dissiper l'ivresse en
buvant une tasse de café froid sans sucre auquel
on ajoute quelques grains de sel, et mieux encore
en prenant un verre d'eau dans lequel on aura
préalablement versé une dizaine de gouttes
d'ammoniaque liquide.

On soumettra ensuite pendant quelques jours à
un régime sévère et à l'usage des boissons
adoucisantes les personnes qui se seront
énivrées.

CHAPITRE IX.

MALADIES DES INTESTINS.

§ 1. *Inflammation d'entrailles. — Entérite.*

Mettre le malade à un régime sévère ; lui donner peu à manger, et choisir ses aliments parmi les substances les plus douces et les plus légères. Tous les irritants, comme le café, le thé, le vin pur, la bière, toutes les liqueurs fortes, la viande de charcuterie, les assaisonnements épicés doivent être proscrits d'une manière absolue.

Si les douleurs de ventre sont très-violentes, on appliquera 12 ou 15 sangsues suivant la force du sujet, autour de l'ombilic, et après la chute des sangsues, on recouvrira le ventre d'un grand cataplasme de farine de graines de lin, délayée dans une forte décoction de têtes de pavot. Ce cataplasme sera arrosé d'huile de morphine ou de baume tranquille, et on le renouvellera trois ou quatre fois dans la journée.

Pour boisson, on prendra de l'eau gommée, de l'infusion de mauve, de la tisane d'orge, de chiendent, de réglisse, de riz, de racine de guimauve, de laitue, etc.

Les lavements calmants et émollients, préparés avec la décoction d'une poignée de feuilles de mauve et d'une demi-tête de pavot pour un litre d'eau; ceux de graines de lin, de fraise de veau, de lait pur ou coupé, contribuent beaucoup à calmer les inflammations d'entrailles.

Beaucoup de personnes se trouvent bien de l'emploi des grands bains tièdes. Il faut en prendre un tous les jours, et le prolonger au moins pendant une heure.

Quand il y a constipation opiniâtre, il faut donner deux jours de suite, le matin à jeun, un demi-litre d'eau de veau, dans lequel on aura fait dissoudre 30 grammes (une once) de crême de tartre soluble ou de sulfate de magnésie. Cette boisson sera prise par verrée, toutes les demi-heures. — Si l'on a affaire à un enfant il vaut mieux lui donner 30 grammes de manne (1 once) dans une infusion de tilleul.

Si au contraire il y a diarrhée, on insistera sur les mucilagineux, sur l'eau de riz, et sur les lavements émollients auxquels on ajoutera de l'amidon. En cas d'insuffisance de ces moyens, on prendra pour tisane la décoction blanche de Sydenham.

Enfin, si l'inflammation d'entrailles se complique de vomissements, on combattra le mal en prenant deux fois par jour, gros comme une noisette de thériaque, dans une infusion de pivoine.

§ 2. *Entérite chronique.*

L'inflammation chronique des intestins réclame un traitement tout autre que l'inflammation aiguë. Ainsi, il faut s'abstenir des émissions sanguines, les boissons doivent être moins émollientes et le régime un peu plus substantiel.

Pour boisson on prendra de la tisane de réglisse coupée avec un peu d'eau de St-Galmier, ou de St-Alban, l'infusion légère de quassia amara, de cachou, de camomille, la décoction de simarouba, de cascarille, de ratanhia, etc.

Le malade fera bien de prendre fréquemment des bains généraux, mais au lieu de les prendre dans de l'eau tiède simple, il les rendra un peu excitants en y ajoutant deux livres de sel de cuisine ou 60 grammes (2 onces) de sulfure de potasse.

Nous recommandons encore l'usage des frictions sur le ventre, d'abord avec de la flanelle sèche, ensuite avec de l'huile de camomille camphrée, puis avec un liniment volatil (ammoniaque liquide 1 partie, huile d'olives 4 parties), enfin, avec la pommade d'Anthenrieth, qui fait venir de gros boutons semblables à ceux de la petite vérole, qui opèrent souvent une révulsion très-salutaire.

Des vésicatoires à la partie interne des cuisses et entretenus pendant plusieurs semaines, produisent aussi une très-bonne dérivation qui peut déraciner le mal des intestins.

On portera d'une manière habituelle de la flanelle sur la peau.

On guérit souvent les malades affectés d'inflammation chronique des intestins avec diarrhée habituelle, par l'usage de l'eau ferrée pure, ou coupée tantôt avec du suc de cresson, tantôt avec du suc de pissenlit.

Enfin, voici à quelles précautions il importe de se soumettre sous le rapport du régime: comme dans l'entérite aiguë, on évitera avec le plus grand soin toute espèce d'irritants solides ou liquides, mais on ne craindra point de choisir les aliments parmi les substances nourrissantes. On commencera par se nourrir de consommés, de gelées de viandes, de compotes de fruits, de légumes frais non farineux; puis on arrive graduellement à l'usage des viandes de volailles, de mouton et de bœuf, grillées et rôties. Mais ces aliments seront pris toujours en petite quantité à la fois. — Pour boisson aux repas, on choisira de préférence l'eau fraîche coupée avec une cinquième partie de bon vin.

§ 3. *Colique venteuse.*

Appliquez sur le ventre des linges chauds et renouvelez souvent cette application.

Prenez une infusion de mélisse, d'anis étoilé, d'angélique ou de camomille. Donnez un lavement composé d'huile de noix et autant de bon vin clairet; bassinez le ventre avec de l'huile de camomille.

Battez bien cinq ou six blancs d'œufs, en sorte qu'ils deviennent en écume, étendez-les sur des étoupes, saupoudrez-les d'une bonne quantité de poivre; appliquez ce cataplasme sur le bas-ventre du malade, le couvrant bien. Ce remède a guéri des malades qui étaient à l'extrémité.

Un bon moyen pour se préserver des coliques flatulentes consiste à prendre tous les matins à jeun un demi-gramme de poudre de magnésie calcinée dans une tasse de bouillon de veau.

Les lavements d'eau froide pure ont souvent guéri des personnes affectées depuis longtemps de coliques venteuses.

Enfin , le régime est une chose très-impor tante dans cette maladie. Il faut éviter avec soin les repas trop copieux et s'abstenir des farineux.

§ 4. *Colique nerveuse.*

Prenez par cuillerée à bouche, toutes les demi-heures, le mélange suivant :

Eau de menthe : une tasse ;

Huile d'amandes douces : 2 cuillerées à bouche ;

Eau de fleur d'oranger : 1 cuillerée à café.

Appliquez sur le ventre un morceau de fla- nelle trempé dans une forte décoction de têtes de pavots.

Si ces premiers moyens ne suffisent pas pour calmer le spasme des intestins , plongez le ma- lade dans un grand bain tiède pendant deux

heures : — donnez un lavement avec la décoction de graines de lin , — et faites prendre 8 ou
10 gouttes d'éther sur un morceau de sucre.

Quelquefois cette espèce de colique tient à
une rétention de matières fécales dans les intestins, il faut alors les évacuer. Pour cela, on donne
un lavement préparé avec la décoction de racine
de guimauve à laquelle on ajoute 60 grammes de
miel mercuriale ou d'huile fraîche de ricin.

§ 5. *Colique* miserere — Ileus.

Cette maladie est caractérisée par des douleurs
extrêmement vives dans l'abdomen, accompa·
gnées de vomissements et d'une constipation opiniâtre. C'est la violence des coliques qui leur a
fait donner le nom de *miserere*. Elles sont habituellement causées par l'empêchement qu'éprouvent les matières à parcourir le canal intestinal
par suite d'une oblitération ou d'un entortille-
ment des entrailles.

Le premier soin doit être de rechercher si le
malade n'a pas de hernie. Si cette cause existe,
il faut avant tout faire rentrer l'intestin sorti du
ventre, et si l'on ne peut y parvenir facilement
il faut en toute hâte aller chercher un chirurgien.

Quand on s'est assuré qu'il n'existe point de
hernie, on a d'abord recours aux substances
oléagineuses dans le but de débarrasser l'intestin
des matières qui peuvent l'obstruer. Ainsi, l'on
administre toutes les heures une cuillerée à

bouche d'huile de lin, et concurremment l'on fait prendre au malade une tasse de bouillon aux herbes tenant en dissolution 30 ou 60 grammes (1 ou 2 onces) de sel d'Epsom.

Quand ces moyens sont insuffisants il faut alors employer les pilules perpétuelles faites avec le régule d'antimoine, le mercure cru ou des balles de plomb. Le mercure cru pris en grande quantité, jusqu'à la dose même de 500 grammes (1 livre), vaut mieux que les balles en plomb et les pilules perpétuelles.

Rivière a guéri deux *miserere* désespérés avec le soufflet introduit par l'anus, et rempli de vent auprès du feu, de peur que le froid ne nuise; un autre médecin a pratiqué avec succès ce remède, qui est bon, non-seulement quand les intestins sont entortillés, mais encore lorsque le mal vient d'obstructions, parce que l'ingestion d'air rend plus larges les intestins bouchés; et un miserere venant de la rétention des excréments pour avoir mangé trop de riz mal cuit, fut guéri par le vent du soufflet.

Liébaud ordonne qu'aussitôt après avoir retiré le soufflet, on donne un clystère de seule huile de semence de lin, et enfin qu'on mette le malade dans l'eau chaude.

Le docteur Lagielski de Posen a retiré de bons effets de la glace appliquée sur le ventre, des boissons et des lavements d'eau pure très-froide.

§ 6. *Colique de plomb, ou des peintres.*

Cette maladie qu'on observe souvent chez les peintres, les plombiers, les potiers et chez tous ceux qui manient des préparations de plomb ou qui respirent leurs émanations, est caractérisée par des douleurs abdominales très-aiguës, la dureté et la rétraction du ventre, une constipation opiniâtre, des vomissements bilieux, des crampes, un pouls rare, etc.

Le traitement le plus utile pour guérir la colique de plomb consiste à rétablir le cours des selles, et dans ce but on emploie des substances purgatives. Le traitement dit *de la Charité* et qui consiste précisément dans l'administration de purgatifs donnés coup sur coup, est de tous, celui qui a le plus souvent réussi, en sorte que nous croyons devoir l'exposer avec détails.

Premier jour. — On donnera le *lavement purgatif des peintres* (décoction de séné 15 grammes sur une livre d'eau, avec 15 grammes de sulfate de magnésie et 120 grammes de vin émétique). — Dans la journée on fait prendre *l'eau de casse avec les grains* (une pinte de décoction de casse, avec 15 centigrammes de tartre stibié, et 30 grammes de sulfate de magnésie).—Le soir, on prescrit le *lavement anodin des peintres* (huile de noix 120 grammes, vin rouge 1,200 grammes), et plus tard le bol suivant ; thériaque 4 grammes, opium 5 centigrammes.

Deuxième Jour. — On administre le vomitif appelé *eau bénite* (tartre stibié, 30 centigrammes dans 180 grammes d'eau) à prendre en deux fois, à une heure d'intervalle. On facilite le vomissement par de l'eau tiède, et lorsque le malade a fini de vomir, on lui donne, le reste de la journée, la *tisane sudorifique* (gayac, squine, salsepareille, de chaque, 4 grammes, eau 1 litre, sassafras 30 grammes, réglisse 15 grammes). Le soir on fait usage de nouveau du lavement anodin et du bol avec la thériaque et l'opium.

Troisième jour. — On prescrit la *tisane sudorifique laxative,* c'est-à-dire la précédente, à laquelle on ajoute 20 grammes de séné par litre ; on prend cette quantité en quatre doses, et le reste de la journée on donne la tisane sudorifique simple. — Le soir à quatre heures on réitère le *lavement purgatif des peintres ;* à six heures le *lavement anodin,* et à huit le bol de thériaque et d'opium.

Quatrième jour. — On administre la *potion purgative des peintres* (infusion de séné, 180 grammes, sulfate de soude 15 grammes, poudre de jalap 4 grammes, sirop de nerprun 30 grammes). On favorise l'action de ce purgatif par du bouillon aux herbes. On donne dans la journée, la tisane sudorifique simple ; le soir, le lavement anodin, et plus tard le bol de thériaque et d'opium.

Cinquième jour. —Tisane sudorifique laxative

dans la journée : à quatre heures du soir le lavement purgatif ; à six heures le lavement anodin, et à la nuit le bol de thériaque.

Si les douleurs persistent, il faut continuer l'usage des purgatifs, jusqu'au huitième, dixième ou douzième jour ; enfin on juge que la guérison est complète, lorsque pendant cinq à six jours le malade, ne prenant plus que la tisane sudorifique, ne ressent aucune douleur abdominale, et va régulièrement à la selle.

Ce traitement bien administré ne manque presque jamais son effet ; mais il n'est pas le seul qui réussisse : en voici quelques autres qui comptent aussi de nombreux succès et auxquels on pourra avoir recours lorsqu'il sera impossible de mettre en usage celui *de la Charité* qui n'est pas d'une exécution facile.

Prenez chaque jour une bouteille de limonade sulfurique faite de la manière suivante : eau 1 litre, acide sulfurique 25 gouttes. —Continuez cette boisson jusqu'à ce que les symptômes de la maladie aient complètement disparu. Ce traitement est très-facile à mettre en usage, ainsi que le suivant. Prenez : alun 4 grammes (1 gros) ; faites-les dissoudre dans un litre d'eau que vous boirez par verrée, dans la journée.

Pour se préserver de la colique saturnine les ouvriers qui travaillent sur le plomb doivent prendre les précautions suivantes :

1° Vêtements spéciaux pour le travail et dont

¡l faut se dépouiller à l'heure du repos ; 2° laver à l'eau de savon, à chaque interruption de travail, à chaque relâche, toutes les parties habituellement nues du corps ; 3° deux fois par semaine prendre un bain savonneux, dont on seconde l'action détersive par des frictions à la brosse. Ce dernier soin n'est de rigueur que pour les ouvriers travaillant à la céruse, à la litharge, au minium ou au broiement des couleurs. Ces précautions sont si indispensables au maintien de la santé, qu'il suffit de les interrompre six à huit jours, et même pendant trois jours si les ouvriers font excès de vin ou de liqueur alcoolique pour qu'il survienne des accidents saturnins. Même huit ou dix jours après avoir cessé tout travail dangereux, les mêmes précautions doivent être continuées, sinon les effets toxiques peuvent survenir.

§ 7. *Colique de cuivre.*

Cette affection, à laquelle sont particulièrement exposés les lapidaires, les monteurs et tourneurs en cuivre, les chaudronniers et les personnes qui prennent des aliments conservés dans des vases de cuivre mal étamés, ne diffère de la colique de plomb que par l'existence du dévoiement et se traite de la même manière. Seulement les purgatifs sont moins utiles : elle cède assez souvent à l'usage des boissons douces et mucilagineuses, comme l'eau de gomme, d'orge ou de

racine de guimauve, des cataplasmes faits avec
la farine de graines de lin et arrosés de baume
tranquille, des grands bains, des lavements avec
l'amidon et la tête de pavot.

§ 8. *Colique végétale ou colique de Poitou.*

Cette maladie qu'on n'observe presque jamais
dans nos pays et qu'on attribue à l'usage des
vins falsifiés, des fruits verts, et surtout à l'action de l'air froid du soir succédant rapidement
à la chaleur intense du jour, exige à peu près le
même traitement que la colique de plomb. Ce
sont les purgatifs unis à l'opium qui ont le plus
souvent réussi.

§ 9. *Diarrhée.*

Le traitement de la diarrhée doit être différent
suivant qu'elle est aiguë ou chronique, aqueuse,
muqueuse ou bilieuse, qu'elle est consécutive à
un écart de régime, etc.

Si la diarrhée est aiguë, si elle s'accompagne
de fièvre et de douleurs vives dans le ventre, il
faut avant tout mettre le malade à la diète, lui
donner pour boisson de l'eau de riz gommée ou
de la décoction blanche de Sydenham, lui faire
prendre, plusieurs fois par jour, des quarts de
lavements avec l'amidon et la tête de pavot, appliquer des cataplasmes émollients et arrosés
d'huile, sur le ventre.

Si au contraire la diarrhée est chronique, il

faut avoir recours aux substances dites toniques et astringentes. Ainsi, dans ces cas, on emploie avec succès l'infusion de cachou, celle de quinquina ou de colombo, l'eau ferrée, la gelée de cynorrhodon dont on prend 3 ou 4 cuillerées à café par jour, celle de corne de cerf, la conserve de roses; les lavements avec du blanc d'œuf, ou mieux encore avec la décoction de ratanhia. — Dans la diarrhée chronique il ne faut pas soumettre le malade à une diète aussi sévère que dans la diarrhée aiguë. Les aliments doivent être pris, il est vrai, en petite quantité; mais ils doivent être substantiels, composés surtout de viandes grillées et rôties. On doit également permettre l'usage du bon vin, mais en très-petite quantité. — Pour aider à l'action de ces moyens, il faut porter de la flanelle sur la peau, faire pratiquer des frictions sèches sur le corps, et appliquer un vésicatoire en dedans des cuisses.

Quelquefois la diarrhée est séreuse, c'est-à-dire que les matières alvines ressemblent à de l'eau. On la guérit alors très-promptement en prenant, le matin à jeun, un purgatif salin, une bouteille d'eau de Sedlitz, par exemple, qu'on boit par verrée, de quart d'heure en quart d'heure. — C'est aussi dans ce cas qu'on se trouve très-bien des boissons aromatiques et chaudes, telles que les tisanes d'anis et de fenouil.

La diarrhée est-elle muqueuse ou bilieuse,

c'est-à-dire les évacuations sont-elles glaireuses et accompagnées d'amertume de la bouche, de dégoût, d'envies de vomir, d'enduit jaunâtre sur la langue, on commencera par administrer un vomitif. Ainsi l'on donnera 1 gramme (18 grains) d'ipécacuanha en poudre, divisé en trois doses qui seront prises à cinq ou dix minutes d'intervalle, dans une tasse d'eau tiède : ou bien en-encore on donnera 5 centigrammes (1 grain) d'émétique en lavage dans un litre de petit-lait.

La diarrhée épidémique d'été qui est presque toujours de nature bilieuse, est heureusement combattue par l'usage de la poudre de rhubarbe.

Si les symptômes bilieux ne sont pas très-prononcés et que le malade soit un peu faible, au lieu de provoquer des vomissements, on se contentera d'administrer des lavements d'eau de mauve auxquels on ajoutera 60 grammes (2 onces) de miel commun ou mieux encore de sulfate de soude.

Le cours de ventre étant souvent un bon effet de la nature, on ne doit pas se hâter de l'arrêter ; mais lorsque après avoir continué trop longtemps, le malade en est affaibli, on donnera fort à propos une infusion de deux gros de la racine de notre rhubarbe domestique, ou, au défaut, de la patience sauvage, faite dans un verre de décoction de plantain, qu'on peut fortifier d'une douzaine de roses pâles ; après quoi, si le cours de ventre ne s'arrête pas, faites sécher la rhubarbe ou patience sauvage, mettez-la en poudre et faites-la prendre dans du pain trempé ou dans un peu de vin, ou de décoction de plantain.

Une femme, tourmentée d'une violente diarrhée bilieuse, a été parfaitement guérie en avalant, trois matins de suite à jeun, quatre onces de suc de plantain épuré. Un paysan s'est guéri d'une semblable diarrhée, en avalant un bouillon dans lequel il avait fait cuire du plantain.

La boisson ordinaire du malade sera de l'eau dans laquelle on aura éteint quatorze ou quinze billes d'acier rougies au feu.

Prenez deux jaunes d'œufs durcis sous les cendres, coupez-les en deux ou trois morceaux, et les ayant arrosés avec du vinaigre rosat, ou du vinaigre commun, mangez-les le matin à jeun, et continuez quatre ou cinq jours, s'il est besoin. Vanhelmont dit avoir guéri avec ce remède un jeune homme qui était à l'extrémité.

Prenez un drachme de semence de plantain, mettez-le dans un bouillon fait avec du mouton, où vous aurez fait cuire les feuilles de plantain; avalez le bouillon le matin à jeun, et continuez trois ou quatre matins, s'il est besoin.

La diarrhée est assez souvent le résultat d'une indigestion. Dans ce cas elle est de peu de durée et guérit très-rapidement si l'on a soin d'observer un régime sévère pendant quelques jours.

Elle peut être aussi la suite d'un refroidissement, et alors elle exige un traitement spécial.

On met le malade au lit; on lui donne de la tisane de bourrache, de violette et de tilleul; en un mot, on cherche à ramener la transpiration.

§ 10. *Dyssenterie.* — *Flux de sang.*

Il en est de la dyssenterie comme de la diarrhée; son traitement doit varier suivant qu'elle est aiguë ou chronique, qu'elle s'accompagne ou non de symptômes inflammatoires, qu'elle est bilieuse ou muqueuse.

Il n'est rien de plus dangereux que d'employer les astringents dans la dyssenterie, et il en arrive de funestes maladies, surtout quand on le fait au commencement et qu'on arrête le sang.

Quand la dyssenterie est simple et que la fièvre qui l'accompagne est peu intense, on se borne aux moyens suivants. Diète : pour boissons, l'eau de riz, tisane de grande consoude, d'orge, de racine de guimauve, de chiendent, édulcorée avec le sirop de gomme ou de coings, la décoction blanche; lavements avec l'eau de mauve ou de son, auxquels on ajoute une demi-tête de pavot et un peu d'amidon; flanelles trempées dans une forte décoction de tête de pavot, appliquées sur le ventre; grands bains tièdes. Ces moyens suffiront dans la grande majorité des cas pour arrêter la dyssenterie. Ce n'est qu'avec beaucoup de précautions que le malade reviendra au régime ordinaire de la vie. Pendant quelque temps il se nourrira principalement de potages aux fécules, de légumes frais, de viandes blanches et légères, et graduellement il passera à des aliments de plus en plus substantiels.

Les personnes affectées de dyssenterie doivent habiter des lieux chauds et secs, et porter des vêtements de flanelle.

Si la dyssenterie est intense, les moyens précédents sont inefficaces, et alors il faut distinguer les circonstances suivantes :

1° La fièvre est forte, le pouls plein et dur, la peau chaude ; le malade est jeune et sanguin, le ventre est très-douloureux à la pression. Dans ce cas, il faut appliquer 12 ou 15 sangsues sur le ventre ; revenir même deux jours après à ce moyen si la fièvre ne diminue pas ; donner des boissons émollientes et légèrement acidules, comme l'eau d'orge adoucie avec le sirop de groseilles, de la tisane faite avec de la réglisse et des oranges, et faire prendre toutes les heures une cuillerée à bouche du mélange suivant : huile d'amandes douces 1 partie, infusion de coquelicots 5 parties, sirop de gomme 1 partie.

2° La fièvre est peu intense, mais la langue est sale ; le malade a des nausées, du dégoût. Alors on donne avec avantage un vomitif, 5 centigrammes d'émétique, par exemple, dans une tasse d'infusion de tilleul. On obtient aussi de très-bons résultats de la rhubarbe, dont on donne trois fois par jour une cuillerée à café dans un peu d'eau tiède.

Hufeland conseille dans ce dernier cas la décoction de tamarin comme très-efficace.

3° La dyssenterie s'accompagne d'un grand affaiblissement des forces et les évacuations ont une odeur infecte. Cette variété de dyssenterie ne se traite plus par les émollients ; il faut au contraire donner des remèdes toniques et un peu excitants. Par exemple, il faut administrer l'infusion d'angélique, celles de valériane, d'arnica, d'écorce de quinquina, de simarouba, de colombo, et faire prendre tous les soirs un bol, gros comme une noisette, de thériaque ou de diascordium.

Voici quelques autres remèdes auxquels l'expérience a depuis longtemps donné sa sanction :

Aux corps desséchés par une longue dyssenterie, vous ne trouverez point de remède plus utile que l'usage du lait de vache, pris chaud le matin, dans lequel vous aurez fait éteindre trois ou quatre billes d'acier rougies au feu.

L'expérience vous fera connaître que l'éponge d'églantier ou rosier sauvage, donnée en poudre au poids d'une drachme dans du bouillon, ou dans un œuf frais cuit mollet, s'il y a fièvre, ou dans du gros vin rouge, s'il n'y en a pas, arrête le flux dyssentérique.

Que le malade boive à sa boisson ordinaire de la décoction de liége faite en eau commune, ou de renouée si on n'a point de liége.

Avalez une bonne pincée de limaille d'épingles

dans un verre de bonne huile d'olive, ou trois ou quatre onces de suc de plantain cru, le matin à jeun.

Faites un bouillon avec eau, beurre et pimprenelle, et l'avalez matin et soir pendant trois jours, ou jusqu'à guérison.

Mettez une bonne pincée de poudre de feuilles de sureau, cueillies en bonne saison et séchées à l'ombre, infusées pendant douze ou quinze heures dans demi-setier de vin blanc. Un paysan a guéri grand nombre de dyssentériques avec ce remède. Ceux qui n'auront pas de feuilles de sureau, pourront user de la même manière de celles de vigne, qui sont rouges, cueillies en octobre, et séchées à l'ombre.

Que le malade porte sous ses pieds contre la chair, de l'herbe verte de renouée ou d'argentine.

Un médecin de Paris a guéri une infinité de pauvres gens malades de dyssenterie très-fâcheuse, en leur faisant donner des lavements faits avec la joubarbe, et la plante de la morelle chargée de ses baies ou fruits.

Une dame a guéri plusieurs pauvres de la dyssenterie, en leur faisant avaler de la bière, dans laquelle elle avait fait éteindre des billes d'acier rougies au feu, et avait jeté de la poudre de fiente de chien.

Hachez bien menu des feuilles de renouée, et en faites une omelette avec deux œufs frais que vous mangerez à votre dîner, et continuez aux autres repas s'il est nécessaire ; de plus faites infuser la même herbe dans le vin que vous boirez à vos repas, ou trempez votre vin d'eau dans laquelle vous l'aurez fait bouillir, et vous guérirez promptement. Comme on ne trouve point de renouée en hiver, on peut se servir de la millefeuille de la même manière, mais la renouée est meilleure.

Cueillez des baies de sureau lorsqu'elles sont bien mûres, pilez-les, et en exprimez le jus, laissez reposer ce jus pour le bien épurer, et pour vous en servir de la manière suivante.

Prenez autant que vous voudrez de ce jus, au lieu d'eau, et avec de la racine de froment, faites-en de petits pains plats d'environ la longueur de la main, sans levain et de deux doigts d'épaisseur, faites cuire ces pains au four avec le pain blanc ordinaire, et quand il sera cuit, vous le remettrez encore deux autres fois au four, après que le pain ordinaire en aura été tiré, pour le réduire en biscuit très-sec, et le biscuit en poudre pour l'usage suivant.

Prenez le poids de demi-drachme de cette poudre pour les enfants, d'une drachme pour les grandes personnes délicates, et d'une drachme et demie pour les robustes, et la donnez à jeun dans un bouillon ou dans du lait. D'autres font infuser du soir au matin cette poudre dans demi-verre de vin blanc, et lorsqu'ils veulent l'avaler le matin à jeun, ils remuent bien avec le manche d'une cuillère, afin d'avaler le tout, ne mangeant que 3 heures après, et réitèrent jusqu'à guérison.

Donnez le matin à jeun, et le soir en se mettant au lit, le poids d'une drachme de poudre de pattes de perdrix grillées, dans du vin rouge.

Enfin, quand la dyssenterie est passée à l'état chronique, on doit faire usage des tisanes de cachou, d'absinthe, de camomille romaine, de vin de quinquina.

§ 10. *Ténesme.*

On appelle ainsi l'envie presque continuelle douloureuse et presque inutile d'aller à la selle. Le ténesme accompagne très-souvent la dyssenterie, en sorte que les moyens que nous avons indiqués dans l'article précédant lui sont applicables.

On peut aussi employer avec beaucoup de succès les remèdes qui suivent :

Buvez souvent du lait de vache cuit. Recevez dans une chaise percée la fumée de l'encens mis sur un réchaud.

On tient pour remède assuré, que de boire, neuf matins de suite, quatre onces de décoction d'une poignée de bétoine, faite dans une chopine de vin blanc, guérit le ténesme. Ce résultat est assez vraisemblable, car la bétoine étant diurétique, détourne les humeurs, ce qui est bon dans cette maladie.

Mettez du son dans un sachet de toile, faites-le bouillir dans du vin et l'appliquez sur l'anus.

Il n'est point de meilleur remède que d'appliquer des sachets remplis de feuilles de chêne cuites dans l'eau, dans laquelle on a éteint du fer ou de l'acier rougi au feu.

Quelques-uns remplissent des sachets de feuilles de bouillon-blanc, de chêne, et d'argentine, qu'ils font cuire dans du lait, et qu'ils appliquent au fondement.

Pour le ténesme joint à la dyssenterie, qui est une maladie très-difficile à guérir, on fait cuire le bouillon-blanc dans du lait de vache, pour en fomenter la partie, ou bien on reçoit sur la chaise percée, le parfum ou la fumée de cette plante.

Faites bouillir de l'argentine fraîche cueillie dans du vin rouge, et l'appliquez chaude sur le nombril.

Bassinez fréquemment la marge de l'anus avec une forte décoction faite avec quatre têtes de pavot, morelle, jusquiame, belladone; de chaque une poignée pour deux litres d'eau qu'on fera bouillir pendant une demi-heure.

§ 11. *Carreau.*

Couvrir le malade de flanelle de la tête aux pieds. Le nourrir de viandes grillées et rôties, de bons consommés, de légumes au gras.—Lui donner, pour boisson aux repas, du bon vin coupé avec de l'eau.

Entre les repas lui faire boire de la tisane de houblon ou de gentiane.

Tous les matins à jeun on lui fera prendre une cuillerée à café d'huile de foie de morue et autant de sirop de Portal. — Si le malade ne peut supporter ce mélange on le remplacera par une cuillerée à bouche de vin de gentiane; on répétera cette dose à midi ou le soir.

On plongera tous les jours pendant une heure le malade dans un bain d'eau tiède, auquel on ajoutera 1 kilogramme de sel marin et un demi-verre d'eau-de-vie.

On le fera coucher sur une paillasse remplie d'herbes aromatiques et de fougère surtout.

S'il y a de la diarrhée, on donnera de la conserve de roses, du sirop de cachou et de quinquina.

Si, au contraire, il y a de la constipation on donnera deux fois par jour une cuillerée de sirop de rhubarbe.

§ 12. *Constipation.*

Pour faire cesser la constipation, on a l'habitude fâcheuse de prendre des lavements tièdes ou laxatifs. Rien n'est moins raisonnable que cet usage, car s'il relâche pour le moment il ne fait qu'augmenter ensuite la constipation, en affaiblissant les intestins.

Les lavements tièdes et les laxatifs ne doivent être employés que dans les cas de constipation accidentelle , dans certaines fièvres , par exemple, où il importe de déterminer une abondante évacuation par les selles. — On a alors recours avec beaucoup d'avantage à l'eau de Sedlitz, l'eau de veau tamarinée , l'huile fraîche de ricin, la limonade avec la crême de tartre soluble.

Quand la constipation est habituelle, comme il arrive si souvent chez les hypochondriaques, chez ceux qui ont eu une irritation de l'estomac et des intestins, chez les femmes qui ont une maladie de matrice, etc., etc. ; voici les moyens qui réussissent le mieux.

1° Il faut se présenter chaque jour régulièrement à la selle , quand même on ne ferait rien, afin de rendre cette fonction périodique.

2° Prendre chaque jour , le matin à jeun, un demi-lavement d'eau pure froide. Celui-ci n'a pas comme le lavement tiède l'inconvénient d'affaiblir les fibres de l'intestin; il le fortifie, au contraire, et en augmente la puissance de contraction.

3° La graine de moutarde blanche, à la dose de trois ou quatre cuillerées à café par jour, une heure avant de manger, a souvent produit d'excellents résultats.

4° L'usage simple de mèches enduites de graisse blanche ou de beurre frais et introduites dans l'ouverture de l'anus, a quelquefois guéri des constipations opiniâtres qui avaient résisté à tous les autres moyens.

5° Il est une fécule qu'on appelle *ervalenta* ;

qui a la propriété incontestable de faire cesser
la constipation et de rétablir les fonctions de l'intestin sans purger et sans causer de coliques.
Cette fécule se prend sous forme de potage, préparée au bouillon gras ou au lait, comme toutes
les autres fécules.

6° Enfin il est bien reconnu que l'usage du
pain de seigle a très-souvent suffi pour combattre heureusement la constipation.

§ 13. *Météorisme. — Distension des intestins par
des gaz. — Borborygmes.*

Prenez matin et soir une tasse d'infusion préparée avec deux ou trois têtes de camomille, une
pincée de fleurs de tilleul et deux feuilles d'oranger. —Une légère infusion de menthe poivrée ou
d'anis étoilé produira le même effet.

S'il y a constipation, il est utile de débarrasser
l'intestin, et dans ce but, on prend trois ou
quatre jours de suite un lavement d'eau froide
auquel on ajoute deux cuillerées à café de sel
commun.—Un léger purgatif pris par la bouche,
30 grammes de sel d'Epsom par exemple, dans
un bouillon aux herbes peut également produire
de bons effets.

Les onctions sur le ventre, fréquemment répétées, avec un mélange d'huile camphrée et
d'huile de camomille, sont encore très-utiles.

Les personnes sujettes au météorisme doivent

se nourrir de viandes de bœuf, de mouton et de gibier, grillées ou rôties, et prendre pour boisson à leurs repas du bon vin de Bourgogne coupé avec du lait. Elles devront au contraire s'abstenir des légumes flatulents, tels que les haricots, fèves, lentilles, choux, fécules, etc.

§ 14. *Hernies ou Descentes.*

On appelle hernie ou descente une tumeur contre nature, produite par le déplacement et la sortie de quelqu'un des organes contenus dans la cavité du ventre, et surtout le déplacement d'une anse d'intestin.

Pour guérir les hernies, il faut nécessairement faire rentrer *ou réduire* les parties sorties, empêcher qu'elles ne sortent de nouveau, c'est-à-dire les maintenir réduites, et faire resserrer, s'il est possible, les ouvertures qui ont livré passage à l'intestin.

Pour faire rentrer la hernie, il faut d'abord placer la paroi du ventre dans le plus grand relâchement possible, pour cela il suffit presque toujours de placer le malade de telle manière que les pieds soient plus haut que la tête, que les jambes soient fléchies sous les cuisses, et celles-ci fléchies sur le bassin. Un bain est souvent utile.

Cette première indication remplie on embrasse la tumeur avec la main et on la repousse doucement dans le sens de l'ouverture qui lui a livré passage. Mais il faut bien avoir soin de ne pas repousser tout à la fois les parties descendues ; car, comme la matière fécale ne trouve plus son chemin libre, soit à cause de sa quantité, soit à cause de la dureté qu'elle a acquise par le long séjour qu'elle a fait dans les parties, il n'est pas possible de les faire repasser et de les mettre tout d'un coup dans leur première situation. S'il arrivait que le malade ou le chirurgien, dans cet état, fissent violence à la descente, ils ne manqueraient pas, par la compression, d'augmenter la douleur et l'inflammation, de causer la gangrène à l'intestin, et ensuite la mort ; ainsi il faut agir ici avec beaucoup de prudence et de modération.

Après qu'on a fait rentrer l'intestin, il s'agit d'empêcher qu'il ne ressorte. Pour cela le malade doit s'astreindre à porter un *bandage*, muni d'une pelote qui ferme exactement l'ouverture qui donnait passage à l'intestin, et à le porter continuellement pendant le jour. On peut le quitter pendant la nuit, parce que dans la position horizontale, la tumeur a peu de tendance à se reproduire : cependant si la hernie ressort avec une grande facilité il ne faut quitter le bandage ni jour ni nuit. Il importe beaucoup de choisir un bandage solide et bien construit. Sans cette précaution on s'expose à un grave accident, à l'étranglement de la hernie.

Enfin, nous avons dit qu'il fallait chercher à resserrer l'ouverture qui a livré passage à l'in-

testin, pour guérir la hernie d'une manière radicale. Cette indication est très-difficile à remplir.
Chez les jeunes enfants on voit assez souvent des
hernies guérir radicalement par l'usage longtemps
continué des bandages ; mais chez les adultes et à
plus forte raison chez les vieillards, cela ne se
voit que très-rarement. Cependant dans ces derniers temps un bandagiste herniaire , M. Simon
(des Herbiers), a proposé un traitement particulier qui paraît avoir réussi dans un grand
nombre de cas. — Ce traitement consiste dans
l'administration à l'intérieur d'un mélange *d'osmonde royale* et de *cyprès pyramidal*, et dans
l'application sur la hernie d'un cataplasme particulier préparé avec du lait frais et de la graine
de lin. — Voici comment s'exprime M. Simon
lui-même à propos de son nouveau remède :

Préparation du remède contre les hernies.

« Prenez une quantité suffisante de bouteilles
de grandeur de litre , après les avoir lavées très-
proprement, mettez dans chacune d'elles :

« Osmonde royale, une forte poignée; baies de
cyprès, réduites en poudre, un quart d'once environ (4 grammes); puis remplissez les bouteilles de bon vin blanc (le vin nouvellement
fait ne convient pas, il faut qu'il y ait au moins
quatre mois qu'il soit récolté pour qu'il soit bon),
et les bouchez solidement avec du liége neuf,
qui n'ait servi à rien. Vous les laisserez infuser
à l'ombre pendant neuf jours avant d'en com-

mencer l'usage ; après quoi vous en prendrez un verre, le matin, une ou deux heures avant le déjeûner, et un verre le soir, un instant avant de vous coucher, plusieurs heures après souper. Le verre dont on doit se servir doit être de grandeur à contenir environ la septième partie du litre ; mais chaque bouteille de macération ne doit rendre que six verres d'infusion, parce que les substances en consomment. Il faut en outre deux fois par jour, prendre à chaque fois deux pincées de la même poudre, soit dans la soupe, au commencement du repas, dans d'autre espèce de nourriture, ou dans l'infusion des potions, par deux pincées dans chaque verre, le matin et le soir.

« Le vin que vous devez employer pour l'infusion doit être pur, naturel, sans aucune falsification, et point susceptible de fermenter : mettez les bouteilles à la cave, ou dans tout autre lieu de la même température ; couchez-les pendant huit jours, ensuite vous les mettrez debout pour éviter la fermentation.

« Quant aux enfants d'un, de deux ou même de trois ans, on est libre de leur faire prendre l'infusion suivant la quantité qu'ils voudront, et quand ils en auront la volonté, excepté aux repas, ou immédiatement après les repas, mais toujours le matin et le soir, autant qu'il est possible. Les doses de la poudre et de l'infusion doivent être moins fortes pour les enfants âgés d'un à dix ans, et réduites suivant l'âge.

« Il faut bien se rappeler que le marc doit rester avec le liquide dans la bouteille, jusqu'à ce
que le tout soit pris : c'est-à-dire le marc ne doit
être tiré de chaque bouteille qu'après que le liquide en est sorti.

« Avant de commencer votre traitement, prenez
une bouteille de grandeur de litre au moins;
mettez dans cette bouteille une forte poignée de
la plante et 8 grammes (2 gros) de la poudre indiquée ci-devant, puis remplissez la bouteille de
bon vinaigre, qui ait été fait naturellement avec
du vin blanc. Le marc doit rester dans la bouteille jusqu'à la fin du traitement. La bouteille ne
doit pas être bouchée hermétiquement; il suffit
de fermer le goulot de la bouteille très-légèrement, de manière à ce que l'air puisse s'introduire un peu dans la bouteille.

« Au commencement du traitement prenez du
linge fin, doublé en plusieurs plis de la dimen-
sion d'une pièce de cinq francs au plus; imbibez
le du vinaigre dont la préparation est indiquée
ci-dessus; appliquez-le sur l'anneau qui donne
issue à l'intestin, c'est-à-dire sur le trou qui
livre passage à la hernie, sous la pelote du bandage. Ce linge, qui doit être changé au besoin,
doit être imbibé de ce vinaigre une fois par jour,
le matin ou le soir, pendant tout le traitement.
Si la hernie est double, c'est-à-dire, si elle sort
des deux côtés, il faut faire usage de petites
compresses. Il est très-prudent d'être couché sur

le dos au moment de l'application de la compresse, afin que la hernie ne puisse aucunement ressortir pendant l'application de ladite compresse.

« Le vinaigre doit être fort et sans aucune falsification. Il ne faut pas employer de vinaigre dans le traitement d'aucune espèce de hernie chez les enfants d'un à cinq ans. Pour les enfants de six à dix ans, la compresse ne doit être imbibée de vinaigre qu'une fois tous les deux ou trois jours.

« Si l'emploi du vinaigre vous gêne, vous pouvez le suspendre pendant plusieurs jours, ensuite le continuer ; vous pourriez même le supprimer s'il vous gênait trop, ce qui n'est pas probable, ayant soin de disposer la compresse moins large que la pelote du bandage, et de ne pas trop l'imbiber de vinaigre : alors le traitement serait plus long et la guérison serait moins certaine.

« Pour accélérer la guérison, il est essentiel, pendant le traitement, de ne pas se coucher sur le côté malade ; il faut autant que possible se coucher sur le côté opposé, ou sur le dos.

« Si la hernie est double, il est à propos de se coucher le plus souvent sur le dos ; néanmoins il ne faut pas pousser la résistance jusqu'au dérangement du sommeil. Il est nuisible de se coucher sur le ventre. Il est toujours dangereux d'avoir le ventre serré »

Nota. — Un traitement de 5 à 6 bouteilles suffit ordinairement aux enfants âgés d'un à deux ans : les enfants âgés de deux à quatre ans, doivent en prendre 6 à 8 bouteilles : les enfants de quatre à six en exigent 8 à 10 ; ceux de six à dix ans doivent en prendre 10 à 12 : les jeunes gens de dix à quinze ans doivent se conformer à un traitement de 12 à 15 bouteilles : les personnes âgées de vingt à trente ans exigent un traitement de 25 bouteilles : les sujets de trente à cinquante ans doivent en consommer 30, etc.

Manière de faire et d'employer le cataplasme.

Prenez un poêlon de grandeur ordinaire, remplissez-le de lait frais, sans être passé ni mis au feu ; ensuite ajoutez-y deux ou trois poignées de bonne graine de lin ; faites bouillir le tout ensemble, pendant dix minutes seulement, puis versez-le tout bouillant dans une vessie de porc qui soit neuve, c'est-à-dire qu'elle n'ait servi à rien ; après quoi liez de suite la vessie, afin que la chaleur n'en sorte pas. Il faut que la vessie soie bien sèche avant de s'en servir. Après avoir laissé reposer la vessie un peu de temps, le malade étant au lit, couché sur le dos, les genoux pliés, on applique le plus chaudement possible la vessie sur la partie malade. Il faut que la vessie, qui doit être changée à chaque fois, soit de grandeur à couvrir toute la partie douloureuse. Si une seule vessie ne suffit pas, il faut en appliquer deux.

Ce cataplasme doit selon le besoin, se réitérer jusqu'à six fois, de quatre heures en quatre heures, et sans oublier de changer de vessie ainsi que de cataplasme, à chaque fois. Aussitôt que la hernie est rentrée totalement, le malade doit se munir d'un bandage solide et bien approprié à son infirmité; ensuite faire usage du remède indiqué ci-dessus.

Ce cataplasme ne doit être mis en usage, que dans le cas où la hernie serait ressortie, et qu'elle offrirait des difficultés pour rentrer.

Remarque importante. — L'osmonde royale doit être récoltée dans le mois de juin, du **20** au **30**; il faut la faire sécher à l'ombre.

Les baies de cyprès peuvent être récoltées dans tous les mois de l'année, moyennant qu'elles soient bien vertes dans l'arbre; il faut aussi les faire sécher à l'ombre. Ces baies ne doivent être pulvérisées qu'au fur et à mesure du besoin. Il ne faut pas employer celles qui sont pourries.

Il existe plusieurs espèces de cyprès, il ne faut pas s'y tromper; celui dont nous avons parlé est le cyprès pyramidal.

Il existe aussi plusieurs espèces d'osmonde, il faut bien se garder de s'y tromper: celle dont avons ci-devant parlé est l'osmonde royale.

§ 15. *Vers Intestinaux.*

Il n'est aucune partie du corps humain dans laquelle on ne puisse rencontrer des vers ou d'autres êtres organisés incomplets; mais nous ne parlerons ici que de ceux qu'on trouve dans les intestins parce que les autres sont extrêmement rares. L'on doit considérer comme fausses la plupart des histoires qu'on trouve dans les livres sur les vers du cerveau, du nez, des oreilles, des dents, des poumons, du foie, du cœur, etc.

Les vers intestinaux peuvent exister chez des individus de tout âge; mais c'est principalement chez les enfants qu'on a le plus souvent l'occasion de les observer : ils sont même si fréquents à cet âge qu'aux yeux de beaucoup de personnes presque toutes les maladies des enfants, leurs maladies les plus graves, sont dues à la présence de ces animaux dans les intestins : par suite on ne voit qu'une seule indication à remplir : dès qu'un enfant est malade on lui donne un contre-vers, et si les vers ne sont pas rendus par les selles on n'est pas désabusé pour cela, on dit que les vers sont fondus, et les mucosités intestinales entraînées par les vermifuges qui sont des purgatifs, sont considérées comme résultant de la fonte des corps de ces entozoaires.

Nous devons nous élever avec force contre

cet abus qui règne dans le public, et afin de
prévenir autant qu'il est en nous des erreurs
souvent nuisibles, nous allons exposer avec lu-
cidité les phénomènes qui signalent la présence
des vers ; nous indiquerons ensuite comment il
faut les combattre ; mais avant tout il faut dire
quelles sont les différentes espèces de vers qu'on
peut rencontrer dans les intestins.

Les plus ordinaires sont 1° Les lombrics ;
2° l'oxyure vermiculaire ; 3° le trichocéphale ;
4° les tænias.

Les *lombrics* intestinaux ont une grande res-
semblance avec les lombrics terrestres. Leur
grosseur est de 4 à 6 millimètres (2 à 3 lignes),
leur longueur de 15 à 45 centimètres (5 à
15 pouces) et même davantage. Leur couleur
est d'un rouge brunâtre, variant du plus clair
au plus foncé, suivant la nature des aliments
dont ils sont gorgés. Ils résident habituellement
dans l'intestin grêle.

L'*oxyure* séjourne dans les gros intestins et
principalement près de l'anus, d'où sa présence
occasionne vers le fondement un sentiment de
chaleur et de démangeaison insupportable. —
Ce ver est long seulement de 2 à 6 millimètres
(1/2 à 5 lignes). Son corps est mince comme
un fil et de couleur blanche. Nous signalons à
nos lecteurs la forme de ce ver, afin qu'il n'é-
chappe pas à leur attention. Les selles des enfants en r   erment souvent un grand nombre

qu'on prend, à cause de leur ténuité, pour des fi-
laments de matières glaireuses. Ces vers sont si
fréquents chez les enfants, qu'on les voit quelquefois par milliers à l'orifice de l'anus.

Le *trichocéphale* qui occupe ordinairement le
gros intestin, a de 3 à 6 centimètres de longueur (1 à 2 pouces); il est capillaire dans les
4/5 de cette longueur et sa tête est extrêmement
ténue. C'est principalement dans l'enfance qu'on
le rencontre.

Le *tænia* (ver solitaire) est au contraire plus
commun chez l'adulte que chez l'enfant. Il a
plusieurs mètres de longueur, sa largeur varie de
1 à 6 ou 8 millimètres. Son corps est formé
d'une série d'articulations aplaties qui s'engrè-
nent réciproquement. On l'appellait autrefois *ver
solitaire* parce qu'on pensait qu'il était toujours
seul dans l'intestin ; mais on a démontré qu'il
pouvait en exister plusieurs simultanément.

Signes qui annoncent la présence des vers.—
Les uns sont propres à tous les vers, les autres
ne se rapportent qu'à certaines espèces. En général ceux qui en sont affectés ont le visage pâle,
le teint plombé, les yeux cerclés en bleu,
changeant souvent de couleur et sans éclat
ils éprouvent une salivation assez abondante
le matin à jeun. Leur nez est quelquefois
gonflé et souvent le siége d'une démangeaison
continuelle. Ils ont des nausées, une haleine forte
d'une odeur particulière, un mauvais goût dans

la bouche, de la perte d'appétit ou bien un appé·
tit vorace, des vomissements ou seulement des
envies de vomir. Leur ventre est tendu et bal-
lonné ; ils éprouvent des coliques autour de
l'ombilic, se couchent volontiers sur le ventre.
Leur sommeil est fréquemment troublé par des
rêves fatigants, et accompagné de grincements
de dents ; quelquefois ils ont des convulsions et
du délire : ils maigrissent rapidement. Enfin le
signe le plus important et le seul qui présente
une certitude parfaite est l'*expulsion de vers ou
de portions de vers*.

Signes particuliers.— Les lombrics sont ceux
auxquels se rapportent surtout les symptômes
que nous venons d'énumérer.

Les oxyures donnent lieu à des démangeaisons
insupportables, quelquefois à de vives douleurs
surtout le soir autour de l'anus, à la difficulté
d'uriner, à l'écoulement de glaires par l'extrémité inférieure de l'intestin.

Les trichocéphales ne paraissent donner lieu
à aucun symptôme spécial.

Le tænia est celui qu'il est le plus facile de
reconnaître parce qu'on en trouve, dans la plupart
des cas, des fragments dans les selles. Il se reconnaît d'ailleurs par une sensation de picotement
de succion et même de déchirements dans les
entrailles et par la maigreur du malade quoiqu'il mange avec avidité. L'appétit est dépravé :
de violentes douleurs se font sentir à jeun dans

le creux de l'estomac et se dissipent après les repas.

Traitement contre les vers.

1° *Contre les lombrics et les trichocépales.* — Les mêmes moyens conviennent à ces deux es-pèces de vers.

Prenez : mousse de corne 5 grammes, jetez dessus un verre de lait bouillant, passez et ajoutez une suffisante quantité de sucre. Cette boisson sera prise le matin à jeun, en une seule fois. — Cette formule est très-bonne pour les jeunes en-fants.

Le *semen contra* est un des meilleurs remèdes qu'on puisse employer contre les lombrics, mais il déplaît aux enfants à cause de sa saveur désa-gréable. Voici la manière la plus convenable d'administrer cette substance : Prenez pendant trois jours le matin à jeun, 2 ou 4 grammes de poudre de semen-contra mélangé avec un peu de miel.

L'absinthe marine, la tanaisie, les armoises jouissent aussi d'une réputation méritée comme vermifuges. On les emploie en simple infusion à la dose de 4 à 16 grammes (1 à 4 gros) suivant les âges, dans 125 grammes (4 onces) de lait sucré.

Le *mercure doux* est encore un très-bon remède vermifuge contre les lombrics et les trichocépha-les. On le donne sous forme de pastilles ou bien incorporé dans un biscuit, à la dose de 10 centigrammes (2 grains) deux jours de suite. Mais c'est un remède infidèle qu'il ne faut pas s'obstiner à administrer quand les premières doses n'ont pas obtenu de succès.

Les enfants ne sont pas toujours disposés à prendre les remèdes qu'on leur présente; il est donc bon de connaître quelques formules qu'on puisse employer en application.

L'huile de cajeput en friction sur le ventre a été recommandée par Rudolphi, dans le cas de colique causée par des vers.

L'huile de pétrole, mêlée d'ail pilé, est employée aussi chez les enfants par Rosenstein, qui l'a fortement conseillée.

On emploie encore avec succès un cataplasme fait avec l'ail, la tanaisie et l'absinthe, qu'on fait bouillir dans le vinaigre.

Pour délivrer un enfant de ses vers, dit M. Raspail, jetez-lui plusieurs fois par jour une pincée de poudre de camphre dans la bouche, en lui faisant immédiatement après avaler un verre d'eau pour le débarrasser de cette saveur. Si l'on ne peut faire prendre à l'enfant la poudre de camphre, on la remplace par une émulsion camphrée dont l'effet, pour être moins prompt, n'en est pas moins infaillible. Frictionnez en même temps les reins avec une pommade camphrée, et administrez de temps en temps, le matin, une cuillerée de sirop de chicorée.

Duret assure avoir fait sortir une grande quantité de vers longs d'un pied en donnant une décoction de scordium; on dit aussi qu'il faut donner en même temps un lavement de lait sucré.

Enfin l'eau qui a bouilli plusieurs fois avec du vif argent (mercure) a été éprouvée plusieurs fois avec succès.

2° *Contre les oxyures.* — Les vers de cette espèce séjournent, nous l'avons déjà dit, dans le fondement et causent des démangeaisons insupportables.

Ces vers sont difficiles à chasser, pour trois raisons. La première, c'est qu'ils sont fort éloignés du ventricule, en sorte que les remèdes perdent leur force avant que de pouvoir parvenir jusqu'où ils sont. La seconde, c'est qu'ils sont enveloppés dans des humeurs visqueuses qui empêchent l'action des médicaments. La troisième, c'est qu'ils montent quelquefois dans le cœcum : or, cet intestin étant en forme de cul-de-sac, ils s'y tiennent comme retranchés. Quoi qu'il en soit, il vaut mieux les attaquer par le bas, et pour cela il n'y a rien de meilleur que de mettre au fondement un suppositoire de coton trempé dans du fiel de bœuf, ou dans l'aloès dissous.

Une chose qui a réussi à plusieurs malades, c'est d'introduire dans le fondement un petit morceau de lard attaché à un fil; on l'y laisse quelque temps, et après on le retire tout rempli de vers ; on peut, au lieu de lard , prendre de la vieille chair salée.

Introduisez dans le fondement un suppositoire fait avec bière pure, et miel.

Les lavements de décoction de racine de grande gentiane sont merveilleux contre les oxyures , on peut joindre à la gentiane, l'aristoloche, la tanaise, la persicaire, la chicorée, l'arroche, l'absinthe, et en faire la décoction avec de l'eau et du vin blanc ; et quand elle est faite, il est bon d'y joindre un peu de confection d'hière qu'on trouve chez les pharmaciens.

Un homme tourmenté depuis long-temps de ces sortes de vers, en a été délivré en faisant faire pendant huit jours, trois fois chaque jour, une injection d'un verre d'eau , dans laquelle on avait fait dissoudre un scrupule de trochisques d'agaric, ayant fait précéder un lavement pour ôter l'abondance des excréments.

Les lavements d'eau froide, auxquels on ajoute un peu de vinaigre, agissent très-efficacement contre ces vers.

M. Richard (de Nancy) , qui a une grande expérience pour les maladies des enfants, se loue beaucoup des lavements d'eau ou de lait fortement salés , ainsi que des lavements tenant en dissolution 4 grammes (1 gros) d'onguent napolitain dissous dans un jaune d'œuf.

Enfin un médicament très-utile et très-facile consiste dans l'administration de la fleur de soufre prise à jeun, à la dose de 1/2 gramme à 1 gramme, et cela pendant plusieurs jours de suite.

Con tre les Tænias. — Parmi les substances qu'on peut employer contre le tænia, l'écorce de racine de grenadier vient au premier rang. Le succès est beaucoup plus assuré avec l'écorce de racine fraîche qu'avec la même écorce sèche. — Voici comment on doit l'employer : On prend 60 grammes (2 onces) de cette écorce et 1 litre d'eau; on fait bouillir sur un feu doux jusqu'à réduction d'un tiers, on passe le décocté et on le prend le matin à jeun, par verrée, de demi-heure en demi-heure. Le premier verre occasionne quelquefois des vomissements; mais il ne faut pas moins continuer les autres. On continue ainsi pendant trois jours; au bout desquels on se purge avec 60 grammes (2 onces d'huile fraîche de ricin).

La fougère mâle a aussi une efficacité incontestable pour chasser le tænia, mais non pas en simple décoction. C'est sous la forme de *teinture éthérée* et mieux encore sous celle d'huile éthérée qu'elle réussit le mieux. On en prend 4 grammes (I gros) le matin à jeun dans un verre d'eau sucrée, et deux heures après on se purge avec 60 grammes d'huile de ricin.

Prenez diagrède, crême de tartre, diaphorétique minéral, de chacun 1 gramme; rhubarbe récemment pilée, 2 grammes ; racine de fougère

femelle en poudre, 2 grammes ; feuilles et fleurs
de tanaisie champêtre, aussi en poudre, une pincée ; écorce de racine de mûrier cueillie avant
que les mûres soient en maturité, en poudre, 4
grammes ; mêlez le tout et le prenez dans un
bouillon gras, le matin à l'heure ordinaire du
réveil. Il faut augmenter ou diminuer la dose
selon l'âge et les tempéraments. On doit prendre
un bouillon deux heures après, et si ensuite de
ce remède on a envie de dormir, il ne faut point
s'en empêcher.

Comme ce remède tue le ver sans le chasser,
il faut se purger le lendemain ; et comme il ne
réussit pas toujours la première fois, il est à propos de le réitérer jusqu'à trois ou quatre fois,
laissant un jour entre deux, et se purgeant toujours le lendemain.

On peut se contenter encore de 15 grammes
d'écorce de racine de mûrier cueillie, comme il
a été dit ci-dessus, avant la maturité de son fruit,
que l'on fera bouillir dans une chopine d'eau
commune pendant demi-heure ; on donnera cela
à boire le matin à jeun, en deux prises, d'une demi-
heure à l'autre. Comme l'écorce de racine de
mûrier est purgative, on peut se passer de se
purger le lendemain ; mais si elle ne le chasse pas
à la première prise, il faut la réitérer trois ou
quatre fois comme l'autre.

Il faut de plus forts médicaments, dit Senner,
pour tuer les vers plats et larges, que les ronds,

et quoiqu'on mêle avec utilité les purgatifs avec les drogues qui tuent ceux-ci, il n'en faut point mettre d'abord pour ceux-là, c'est-à-dire les plats, parce que les purgatifs emportant trop promptement avec eux les drogues contraires aux vers, ne leur donnent pas le temps d'agir sur les plats, qui résistent plus long-temps que les ronds; c'est pourquoi il faut commencer par donner seules les drogues contre ces vers, qui les ayant affaiblis, tombent en bas tout en peloton ; et les purgatifs étant donnés alors, les font sortir dehors.

La racine de fraxinelle donnée au poids de 4 grammes pendant quelques jours, tue les vers plats et autres.

Le jus de menthe ou baume de jardin, donné avec un peu de vin et d'huile, fait sortir par le bas le ver plat.

Un journal des savants rapporte qu'un religieux de Saint-François rendait ordinairement tous les six mois un ver semblable à un serpent, long de sept aunes, par l'anus, par l'usage de vingt grains de mercure doux, autant de rhubarbe et dix grains d'aloès mêlés et réduits en bol avec le sirop d'absinthe. N'en ayant rendu que trois aunes, et de fâcheux symptômes paraissant à cause de la tête et du reste du ver qui était demeuré dans le corps, et étant extrêmement abattu, on lui ordonna un jus de citron et autant d'huile d'olive, et ensuite de fréquents lavements de lait avec du sucre; quatre heures après il fut soulagé; il sentit effectivement descendre quelque chose à l'approche du remède, il continua trois jours avec une diminution de la douleur et des autres accidents très-considérable; et enfin il jeta le reste du monstre plus long de sept aunes. Quelques auteurs ont nommé ce ver *fashia lata*, parce qu'il ressemble, par sa figure plate et longue à une bande propre à lier.

Précautions à observer quand on prend des remédes
contre les vers.

Il ne suffit pas pour tuer et pour chasser les vers, de faire les remèdes marqués ci-dessus, il pourrait y avoir du danger de s'en tenir à ces seuls secours.

Une première précaution à prendre c'est de ne point demeurer longtemps sans manger. Le jeûne est contraire à ceux qui ont des vers dans les intestins, surtout aux enfants, et aux jeunes gens qui n'ont pas atteint toute leur croissance. Cependant il ne faudrait pas tomber dans l'excès contraire. Il faut se nourrir d'aliments fortifiants mais en petite quantité et manger quelquefois si l'état de l'estomac le permet, des viandes salées, fumées et assaisonnées avec de l'ail et boire beaucoup d'eau froide.

Une autre précaution qu'il y a à observer quand on fait des remèdes contre les vers des intestins, est de les interrompre de temps en

temps, afin de ne pas trop irriter les intestins.

Enfin, il faut donner les remèdes contre les
vers dans le déclin de la lune, parce qu'on a ob-
servé qu'ils réussissent beaucoup mieux dans ce
temps qu'en un autre. Si cependant le mal presse,
on les donnera en tout temps.

Moyens de se garantir des vers.

Il faut demeurer dans un lieu où l'air soit pur.

Il faut éviter les laitages, excepté le beurre;
les choses sucrées, les viandes vinaigrées, le cidre,
les pigeons, les melons, les champignons, la plupart des choses aigres, excepté le citron, la grenade, et quelques autres de cette nature.

Il faut donner aux enfants nouvellement nés,
du lait d'une nouvelle accouchée, qui les purge
de leurs humeurs superflues, et qui ne change
point leur estomac, au lieu que le lait ancien
étant plus nourrissant, y cause des crudités, et
les rend sujets aux vers, aussi bien que la bouillie, dont on les nourrit trop tôt, et qu'il ne faut
commencer à leur donner qu'aux deux ou troisième mois, et la faire avec de la farine qu'on aura mise auparavant cuire au four, dans une ter-
rine, après en avoir retiré le pain, la remuant de
temps en temps, afin qu'elle cuise également, et
n'en donner à l'enfant qu'une ou deux fois par
jour, ayant soin de le faire téter après qu'il l'a
mangée, afin qu'elle soit délayée par le lait dans

son estomac , et qu'il la puisse facilement digérer.

Il faut encore, pour se préserver des vers, ne
point manger que les viandes du repas précédent
ne soient digérées, éviter la diversité des viandes
dans un même repas, et se tenir quelque temps
après en repos, évitant la trop grande application
de l'esprit après avoir mangé.

Ceux qui ont la disposition à la génération des
vers par leur tempérament, feront bien dans le
décours de chaque lune, de se faire donner un
lavement de lait sucré, et d'avaler, en même
temps, une décoction de scordium, ou autre remède semblable. Ceux qui veulent conserver
leur santé, doivent tâcher de se préserver
des vers ; car ils sont la cause de beaucoup
d'indispositions et l'on a souvent vu des maladies dont les médecins cherchaient la cause
bien loin, être guéries après que les malades
avaient rendu des vers. Ce que nous disons ici
s'applique surtout aux enfants.

CHAPITRE X.

MALADIE DU FOIE ET DE LA RATE.

§ 1er *Inflammation du foie.*

On commence par mettre le malade à la diète et à l'usage des boissons tempérantes, comme la décoction de guimauve, de pariétaire, de chiendent, la limonade cuite, le petit-lait nitré, l'eau de groseilles.

S'il éprouve de violentes douleurs au-dessous des côtes, du côté droit, on applique dans cette région 10 ou 15 sangsues, suivant la force du sujet, et l'on y revient au besoin.

On applique ensuite sur le même point des cataplasmes préparés avec la farine de graine de lin, délayée dans une forte décoction de mauve et de têtes de pavot.

On fait prendre si l'état du malade le permet, des grands bains prolongés pendant deux heures.

Il ne faut pas négliger non plus les lavements qui favorisent beaucoup la résolution de l'inflammation. On prépare ces lavements avec une décoction de racines de guimauve et de graines de lin, et l'on y ajoutera quatre cuillerées à bouche d'huiles d'olives fraîche.

Vers le déclin de la maladie on passera aux laxatifs, surtout s'il existe de la constipation. La décoction de pruneaux, de casse, de tamarin, l'huile fraîche de ricin, l'eau de Sedlitz seront surtout employés.

§ 2. *Jaunisse. — Ictère.*

Lorsque la maladie est récente, qu'elle est survenue spontanément et qu'elle ne s'accompagne d'aucune douleur dans la région du foie, ni d'aucun symptôme d'inflammation de l'estomac ou des intestins, il faut se borner à la diète et à l'usage des boissons délayantes et acidules, comme la tisane d'orge, de réglisse, de chiendent, de racine de guimauve de carotte jaune, l'orangeade, l'eau de Seltz ou de Saint-Galmier, etc. S'il s'y joint de la constipation les tisanes seront rendues légèrement purgatives par l'addition de 15 grammes (1/2 once) de crême de tartre ou de sel d'Epsom. En même temps on administre des lavements laxatifs, des bains tièdes, et l'on fait suivre au malade un régime composé surtout de végétaux herbacés et de fruits acides.

Quand la jaunisse est passée à l'état chronique, c'est principalement aux diurétiques et aux purgatifs qu'il faut avoir recours pour la combattre. L'aloès à la dose de 10 à 20 centigrammes par jour, loin des repas ; la poudre de rhubarbe à la dose d'un demi-gramme dans quelques cuillerées de potage ; le calomélas, pris le matin à jeun dans un peu de confiture ou de miel, à la dose de 5 à 10 centigrammes, sont les purgatifs les plus utiles contre cette espèce de jaunisse : ils ont une action spécifique sur le foie, surtout les deux premiers. — Quant aux diurétiques, le sel de nitre, la décoction de pariétaire et l'infusion légère de digitale doivent être surtout employés.

Les viandes fumées ou salées et le laitage ne conviennent pas à ceux qui ont la jaunisse.

Les racines d'oseille, de chicorée sauvage, de chiendent, avec les feuilles d'aigremdoine, d'alleluia, de capillaire, données en tisane sont réputées depuis longtemps et à juste titre contre l'ictère.

Prendre chaque matin, pendant quinze jours, une pinte ou environ de petit-lait.

L'usage de l'eau préparée avec le vitriol est encore très-bon, elle se prépare ainsi :

Prenez six pintes d'eau de fontaine, de pluie ou de rivière, dont vous remplirez un vaisseau de grès ou de terre, mettez-y demi-once de vitriol vert ; puis vous le boucherez afin que l'air n'y entre pas, et le laisserez infuser deux fois vingt-quatre heures, après lequel temps vous tirerez au clair le tiers ou au plus la moitié de ladite eau.

Vous commencerez l'usage de cette eau après avoir été purgé, vous en prendrez chaque matin deux ou trois verres pendant quinze jours ou trois semaines ; et vous en continuerez l'usage jusqu'à deux ou trois mois durant les maladies longues et habituelles. Il faut s'abstenir de fruits crus, salades, pâtisseries et choses semblables.

Vous pourrez rendre cette eau plus ou moins forte, selon la nécessité. La portion d'eau restant dans le fond du vase qui a servi à préparer cette eau pourra être avantageusement appliquée, à l'aide de compresses, sur les plaies, ulcères, érysipèles, dartres, brûlures et autres maladies de la peau. Vous pourrez aussi vous en servir pour appliquer sur les parties enflammées.

Mêlez ensemble une livre de jus d'endive ou chicorée blanche de jardin, et une once de jus de pimprenelle ; donnez-en à boire tous les matins au malade un demi-verre à jeun, pendant quelque temps.

Faites infuser dans du vin blanc, pendant une nuit, de la chicorée sauvage et de la fumeterre en parties égales, et buvez deux verres de cette infusion chaque jour, savoir, un le matin et l'autre le soir.

Remarquez qu'il faut continuer longtemps les remèdes contre la jaunisse, parce que c'est une maladie rebelle ; tant que les urines sont ténues et claires, il ne faut point cesser, mais continuer jusqu'a ce qu'elles deviennent épaisses, troubles et avec un sédiment abondant ; ces signes marquent que la maladie va se terminer.

On a vu guérir plusieurs jaunisses, en faisant avaler un scrupule de poudre calcaire dans du vin chaud.

Je me souviens, dit M. Franck, d'un jeune homme qui, après avoir été cinq mois malade d'une jaunisse, a été guéri par une pauvre femme qui lui conseilla de boire le matin à jeun, et le soir en se couchant, du vin rosé où l'on avait fait bouillir de la véronique mâle.

Le fraisier est le remède de Ruland, sa décoction sert de boisson ordinaire ; elle sera meilleure si on le fait cuire avec des raisins secs ; par exemple, prenez trois poignées de fraisier, feuilles et racines, trois onces de raisins secs, faites cuire le tout dans de l'eau de fontaine. La boisson est agréable, on en prend souvent ; si on n'a point de raisins, on peut se contenter des seules feuilles et racines de fraisier.

Faites infuser la racine de grande éclaire concassée dans du vin, et faites boire au malade cette infusion.

Forestus a guéri la jaunisse par l'usage du sirop de marube blanc.

Quelques praticiens vantent l'infusé aqueux de feuilles de noyer non desséchées.

Hufeland conseille l'extrait de grande chélidoine et le suc frais de cette plante, à la dose d'une cuillerée à café deux à trois fois par jour, en augmentant insensiblement la dose jusqu'à une cuillerée à bouche.

Quand la jaunisse résiste à tous ces moyens, la cause de son opiniâtreté consiste souvent dans une faiblesse du foie : alors on unit avec succès les toniques aux fondants. La tisane de quassia amara et l'eau ferrée rendent dans ces cas de grands services.

§ 3. *Engorgement, obstruction du foie.*

L'eau de Vichy a une réputation justement méritée, pour guérir cette maladie. On en prend une ou deux bouteilles par jour.

A défaut d'eau de Vichy on prend une boisson faite avec eau de fontaine 1 litre, bi-carbonate de soude 1 gramme, teinture de cannelle 2 grammes.

La tisane de pissenlit, celle de chicorée sauvage, de chiendent, de pariétaire, sont des adjuvants très-utiles.

Toutes les fois que des douleurs se manifestent dans la région du foie, il faut immédiatement faire appliquer une dizaine de sangsues à l'anus.

Si l'engorgement persiste malgré l'emploi de ces moyens, il faut établir un vésicatoire sur la région du foie et l'entretenir pendant un mois, ou bien le renouveler toutes les semaines s'il a de la tendance à sécher. — Un cautère appliqué au-dessous des côtes produirait un effet plus sûr encore.

Les médecins anglais font un grand usage dans cette maladie du calomélas (mercure doux.) Cette substance se prend à la dose de 5 centigrammes par jour, dans le début, incorporée dans un peu de miel. Plus tard on en prend 10 centigrammes.

Il faut avoir soin, quand on suit ce traitement, de surveiller son effet sur la bouche. Dès que les gencives ou la face intérieure des joues deviennent douloureuses, il faut suspendre le calomélas. Si on le continuait on provoquerait une salivation très fatigante.

Enfin les soins hygiéniques ne doivent pas être négligés ; le malade suivra un régime doux, composé surtout de végétaux et de fruits acidules. Les viandes tendres et légères seront seules permises ; il fera un exercice modéré et cherchera les occasions de se distraire et de s'arracher aux inquiétudes.

§ 4. *Colique bilieuse.*

La saignée est plus nécessaire contre cette colique que contre les autres.

Vous purgerez avec une infusion de séné et de rhubarbe, faite dans la décoction de chicorée sauvage.

Les lavements seront préparés avec la décoction de racines et feuilles de mauve, guimauve, semence de lin et têtes de pavots ; vous y délayerez des jaunes d'œufs et le mucilage de semence de lin ou de psyllium.

Vous emploierez le bain d'eau tiède, ou une vessie pleine de lait tiède, dans lequel vous aurez fait bouillir la semence de lin, que vous appliquerez et laisserez sur la partie douloureuse.

Faites avaler au malade, dans un peu d'eau, le poids d'un dragme de poudre d'ardoise, que vous aurez fait rougir dans le feu avant de la pulvériser.

La colique bilieuse affecte ordinairement les jeunes gens d'une constitution sèche et vigoureuse, qui boivent beaucoup de liqueurs spiritueuses, qui sont colères, emportés, querelleurs, etc. Elle peut survenir après l'ingestion dans l'estomac de boissons très-froides, après une transpiration brusquement supprimée, etc.

Cette colique se reconnaît à une douleur très-vive vers la région ombilicale, à une soif ardente, à une constipation plus ou moins opiniâtre, à de la fièvre, à des vomissements, peu ou souvent renouvelés, de matière jaune, brûlante et amère, aux urines qui sont rares, épaisses, rougeâtres, etc.

Une saignée, proportionnée à la force du sujet, est convenable dans le début de cette maladie, puis des lavements, du petit-lait clarifié, de l'eau de veau, de l'eau de pruneaux, de la limonade citrique, etc.

Quelques frictions sur tous les membres, quelques cataplasmes ou fomentations sur la région du foie, quand la colique est très-douloureuse, sont d'un grand avantage.

§ 5. *Flux hépatique.*

Les foies d'oies mangés ont la propriété d'arrêter le flux hépatique.

10

Ce flux ne demande aucune saignée, mais seulement les remèdes qui peuvent fortifier le foie, et, entre autres, notre rhubarbe domestique, dont on donnera le matin pendant plusieurs jours l'infusion d'un gros, faite dans du vin rouge, en faisant après sécher le marc, et le donnant le soir en poudre dans un peu de vin. On fera boire de la tisane faite avec les racines de chicorée sauvage et de quinte-feuille ; et, après l'usage de notre rhubarbe, on lui donnera pendant huit jours le poids de vingt grains d'écorce d'orange en poudre délayée dans un peu de gros vin.

Pour prévenir la fièvre qui succède souvent au flux hépatique, on donnera tous les matins au malade une tasse de lait sortant du pis de la vache, dans lequel on aura éteint une bille d'acier rougie au feu.

La décoction de bois de coignassier en boisson est bonne.

L'aigremoine est le spécifique de Potérius ; on la donne en tisane.

§ 6. *Calculs biliaires. — Colique hépatique.*

Il y a deux indications à remplir dans le traitement de cette maladie. La première consiste à calmer les coliques quand elles se manifestent; la seconde, à faire fondre les calculs qui sont dans la vésicule ou dans les conduits du foie.

Pour apaiser les coliques et les spasmes qu'elle

cause, on aura recours : 1° aux grands bains tièdes prolongés ; 2° aux lavements avec la décoction de guimauve et de tête de pavot et l'huile d'olive. 3° aux cataplasmes émollients arrosés de laudanum, sur la région du foie ; 4° on donnera par cuillerée à bouche toutes les demi-heures une potion composée avec : eau de tilleul 100 grammes ; eau de laurier cerise 4 grammes ; teinture de castoréum 20 gouttes ; sirop diacode 30 grammes.

En appliquant sur la région du foie des compresses trempées simplement dans l'eau froide, on parvient quelquefois à faire cesser d'une manière très-rapide la colique hépatique.

Pour faire fondre les calculs biliaires, on conseille beaucoup de nos jours l'eau de Vichy. Cette eau a déjà rendu à la santé un nombre considérable de personnes affectées de cette maladie.

Les malades qui ne peuvent prendre ces eaux, se mettront à l'usage du savon médicinal combiné avec l'aloès. Matin et soir ils prendront, loin des repas, une pilule composée avec 10 centigrammes (2 grains) de chacune de ces substances.

Pour boisson ordinaire ils prendront de la limonade cuite, du petit-lait, de la tisane de chiendent à laquelle on ajoutera 2 grammes (1/2 gros) d'acétate de potasse par litre d'eau.

Durande assure avoir guéri beaucoup de co-

liques hépatiques causées par des calculs biliaires
en administrant le lavement suivant : décoction
de graine de lin 250 grammes ; essence de térébenthine 10 grammes, dissous dans 15 grammes
d'éther.

Le régime doit être sévère. Il faut s'abstenir
des viandes salées et fumées, des ragoûts épicés,
des liqueurs alcooliques, du vin, du thé, du café.

On se nourrira de laitage, de fruits bien mûrs,
de compotes, de viandes très-légères et surtout
de légumes.

§ 7. *Inflammation de la rate.*

Elle réclame à peu de chose près le même
traitement que l'inflammation du foie ; application
de sangsues dans la région douloureuse, cataplasmes et lavements émollients et calmants,
bains entiers, boissons tempérantes.

Quelquefois cette inflammation survient à la
suite d'une fièvre intermittente. Dans ce cas le
meilleur moyen de la guérir, c'est d'administrer
des préparations de quinquina, principalement
le sulfate de quinine, qu'on donne à la dose de
40 à 50 centigrammes (8 ou 10 grains) par jour,
dans un peu de tisane.

§ 8. *Engorgement, obstruction de la rate.*

Un homme a été guéri du mal de rate avec le
vin blanc, dans lequel on faisait infuser un nouet
de limaille d'acier dont il prenait un verre le
matin à jeun.

Usez pendant quelque temps d'une tisane faite avec la scolopendre ou langue de cerf, et de polytric. Ce remède a été éprouvé par un homme qui avait bien dépensé de l'argent en remèdes, et inutilement.

Avalez un verre de vin dans lequel vous aurez fait bouillir des yeux de cancres, et continuez jusqu'à guérison, qui arrivera dans peu de jours, ainsi que Vanhelmont dit l'avoir éprouvé sur lui-même.

Prenez deux poignées de feuilles de verveine, deux ou trois blancs d'œufs, et ce qu'il faudra de farine d'orge ou de seigle. Pilez la verveine dans un mortier ; étant pilée, vous y mettrez les blancs d'œufs et la farine d'orge, et vous mêlerez tout cela ensemble, dont vous ferez un cataplasme étendu sur des étoupes de deux doigts d'épaisseur, et de la grandeur de la main, que vous appliquerez bien chaud sur la région de la rate, et l'y laisserez pendant seize heures ; continuez toujours de même jusqu'à l'entière guérison, qui sera dans peu de temps. Vous mettrez une compresse sur le cataplasme, et sur la compresse une serviette pliée en sept ou huit doubles.

Le principal effet de ce remède est qu'il attire toute l'humeur maligne qui est dans la partie affectée. Pour la pleurésie à laquelle ce remède est bon aussi, vous pouvez vous en servir de la même manière que pour la rate, en l'appliquant sur le côté douloureux.

Vous connaîtrez l'obstruction de la rate par la tension et la dureté du côté gauche sous les côtes, avec difficulté de respirer, dont le malade s'aperçoit particulièrement quand il se presse de marcher; il sent aussi une lassitude aux jambes, sans que le travail l'ait précédée, avec l'urine crue sans aucun sédiment.

Faites bouillir une pinte d'eau commune, celle de fontaine est la meilleure, dans un vaisseau convenable; lorsqu'elle bouillira, jetez dedans deux onces de limaille d'acier, faites-lui prendre encore un bouillon ou deux, et l'ôtez de dessus le feu. Faites boire ordinairement de cette eau au malade à tous ses repas. La même limaille peut servir deux fois, mais la dernière fois il la faut mettre sur le feu en même temps que l'eau; ce remède est bon aussi pour l'opilation du foie.

La décoction d'écorce de frêne bue est bonne à l'opilation de la rate et à l'hydropisie.

L'eau dans laquelle les forgerons trempent leur fer, est bonne à boire pour la rate.

Pour la rate gonflée, amortissez sur une toile chaude de la matricaire, ou la faites bouillir avec un peu d'eau, et l'appliquez sur la partie, l'ayant mise dans un sachet de toile.

Pilez des feuilles vertes de tabac dans un mortier avec un peu de vinaigre, et en appliquez le matin sur la région de la rate en forme de cataplasme, du marc et du jus pour la désopiler, et en amollir la dureté.

L'engorgement de la rate survient souvent à la suite des fièvres intermittentes. Deux médecins célèbres, MM. Bailly et Piorry ont souvent réussi dans ces cas à obtenir la guérison en administrant 50, 60, 80 centigrammes et même 1 et 2 grammes par jour de sulfate de quinine.

§ 9. *Rate squirrheuse.*

Ceux chez qui la rate endurcie a dégénéré en squirrhe, souffrent un sentiment de pesanteur dans la région de la rate avec difficulté de respirer comme aussi de se tenir couchés sur cette partie, avec sécheresse de la bouche, une couleur de visage plombée, enflure des pieds, sueur fétide, haleine puante, corruption des gencives, signes auxquels succèdent ordinairement les ulcères malins des jambes.

Quand le mal est venu à ce point, la saignée ne doit être pratiquée que rarement, mais les purgatifs doivent être donnés fréquemment; vous les préparerez avec le polypode, le séné et le lait clair, qui seront donnés par plusieurs doses le matin.

La tisane ordinaire sera d'une once de limaille d'acier, que vous ferez bouillir avec l'eau de rivière ou de fontaine; cet acier sera mis dans un nouet, et servira plusieurs fois.

Ces remèdes, proposés pour la guérison de l'obstruction ou opilation de la rate, serviront aussi pour celle du squirre. Mais si vous prépa-

rez des pilules avec une once d'aloès que vous
ferez infuser et digérer à feu lent, dans le suc
ou infusion de roses pâles, y ajoutant deux
dragmes de gomme ammoniaque, vous ferez un
bon remède contre le squirrhe, si vous en donnez
une dragme avant le souper deux fois la semaine;
et si cela ne suffit pas, vous les rendrez plus
fortes, en y ajoutant à chaque prise six ou sept
grains de racine d'ellébore en poudre, et en
ce cas, vous les donnerez le matin et non le
soir.

Pour ce qui regarde les remèdes externes,
vous préparerez un cataplasme avec la racine
de bryone que vous râperez et ferez bouillir
avec le vinaigre, pour l'appliquer sur la région
de la rate.

La semence de moutarde pilée avec de l'urine,
pour appliquer en cataplasme sur la région de
la rate dans une tumeur squirrheuse et dure de
ce viscère, est un bon remède.

La rate d'un animal, ou partie, appliquée
pendant quelque temps sur l'endroit de la rate
enflée et endurcie d'un homme malade, après
avoir été mise à la cheminée, la fait désenfler et
ramollir. Cette expérience a réussi en plusieurs
personnes, et entre autres sur un homme auquel
on appliqua la rate d'un chien.

CHAPITRE XI.

MALADIES DU PÉRITOINE , DE LA CAVITÉ ET DES PAROIS DU VENTRE.

§ I. *Inflammation du péritoine — Pèritonite.*

Le péritoine est une toile mince qui tapisse l'intérieur de la cavité du ventre et recouvre les intestins. L'inflammation de cette toile constitue une maladie grave qui réclame un traitement énergique et les lumières d'un habile médecin.

C'est surtout à la suite des couches qu'on la voit s'accompagner des symptômes les plus dangereux. Elle porte alors le nom de *péritonite puerpérale.*

Voici à quels caractères principaux on reconnaît cette maladie : gonflement et tension douloureuse du ventre, grande sensibilité au moindre attouchement, au point que la malade ne peut rien supporter, pas même le poids de son drap ; constipation , vomissements , pouls très-rapide et petit.

Le traitement consiste dans l'emploi des saignées générales et locales, les frictions mercurielles sur le ventre , les fomentations, etc. Nous n'insistons pas sur les détails , parce que

cette maladie réclame impérieusement la présence
d'un homme de l'art.

§ 2. *Hydropisie ascite.*

Vous connaîtrez l'ascite par l'élévation du
ventre et par la maigreur de tout le corps , par
le sentiment d'une eau flottante dans le ventre,
lorsqu'il est pressé , ou que le malade se tourne
d'un côté ou d'autre. Souvent l'humeur séreuse,
qui produit cette espèce d'hydropisie, se glisse
jusqu'aux jambes ou dans le scrotun, où elle fait
une tumeur aqueuse.

L'hydropisie ascite est difficile à guérir , et on
ne peut en espérer la guérison que du fréquent
usage des purgatifs, qui évacuent les sérosités.

Vous donnerez pour boire ordinairement l'eau
dans laquelle vous aurez fait bouillir la racine
de fougère, ou la racine d'iris ou flambe de jardin ; dans les repas, de la même décoction avec
du vin blanc.

Le malade s'abstiendra le plus qu'il pourra de
boire , qui est préjudiciable aux hydropiques,
et, s'il est pressé par la soif , il pourra l'apaiser
en mâchant de la racine de réglisse. Il mangera
des viandes sèches , du pain sec et du biscuit,
des chairs bien rôties, il s'abstiendra de tous
potages et de fruits ; il veillera beaucoup , ne
dormira point pendant le jour après le repas,
se reposera peu, se lèvera de bon matin , même
l'été, et se promènera à la fraîcheur.

Gallien rapporte qu'un médecin guérissait toutes les hydropisies, en appliquant sur les endroits humides, un cataplasme de fiente de vache chaude.

D'autres pilent des limaçons avec leurs coquilles, et appliquent le tout en cataplasme sur le ventre, l'y laissant jusqu'à ce qu'il se détache de lui-même.

Ruland se servait de la décoction de baies de genièvre faite dans du bon vin blanc.

Faites prendre au malade, pour boisson ordinaire, une tisane faite avec des baies de genièvre, et de la racine de chiendent.

Donnez au malade d'hydropisie ascite, deux fois par semaine, une demi-tasse de jus dépuré par résidence de racine d'iris de jardin avec de l'eau miellée ou sucrée, ou mêlé avec un jaune d'œuf frais à demi cuit.

Mettez infuser, au moins pendant la nuit, 1 gramme de poudre déliée, passée au tamis, de graine de genêt, cueillie au mois d'août, dans la moitié d'un verre de vin blanc; avalez le tout le matin à jeun, et deux heures après prenez deux cuillerées d'huile d'olive vierge, avec un jus d'orange ou un peu de sucre, et une heure et demie après un bouillon. Il n'en faut prendre que de deux jours l'un, et point d'autre remède, si ce n'est un lavement au soir, s'il est nécessaire absolument. On peut prendre de cette poudre sans crainte cinq ou six fois. On en a vu de belles expériences.

Matthiole dit avoir vu des hydropiques aban-
donnés des médecins, guéris par le fréquent
usage de la conserve des feuilles fraîches d'absinthe, faite avec trois fois autant de sucre pilé ensemble, prise le matin à jeun trois heures avant
le repas, à la quantité de demi-once, ayant été
purgé auparavant.

Faites une lessive dans du vin blanc des cendres de genièvre, et en donnez quatre ou cinq
onces à jeun au malade. Quelques hydropiques
ont été guéris par ce remède.

Si l'estomac et les intestins n'offrent aucun signe d'irritation, le vomissement provoqué par
l'ipécacuanha, tous les deux ou trois jours, est
un moyen qui peut produire d'excellents effets:
il rétablit les fonctions de la peau et facilite l'absorption du liquide épanché.

Quand l'estomac est sain on peut faire également usage avec beaucoup de succès des purgatifs secs, comme de la teinture de jalap, à la
dose de 30 grammes pris dans une tasse de thé
le matin à jeun.

Il faut répéter l'emploi du remède tous les
trois ou quatre jours pendant un mois.

Les diurétiques comme l'infusion de pariétaire
et de digitale, l'acétate de potasse, le vin blanc
étendu d'eau, la racine de fraisier, le chiendent,
le genêt vert, etc., contribuent encore à diminuer les hydropisies en augmentant la secrétion
urinaire.

Enfin si tous ces moyens sont inutiles , et que le gêne de respirer soit considérable , il faut de toute nécessité recourir à la ponction, laquelle ne peut se faire que par un chirurgien.

§ 3. *Hydropisie dite* Anasarque.

Dans cette hydropisie, où les bras , les jambes , et la face sont tuméfiés et souvent froids , vous emploirez particulièrement les remèdes qui évacuent le flegme.

Après les purgatifs , il n'y a rien de si nécessaire que les sudorifiques , qui sont ici aussi avantageux qu'ils sont nuisibles dans les autres espèces.

Prenez demi-once de baies de genièvre concassées, que vous ferez bouillir avec une chopine d'eau, et pareille quantité de vin blanc , à la réduction de la moitié ; vous en ferez deux doses, que vous prendrez deux jours de suite le matin un peu tiède, et couvrez-vous le corps un peu plus qu'à l'ordinaire.

Vous prendrez deux onces de graines de millet, que vous ferez bouillir dans une pinte d'eau de fontaine, jusqu'à la réduction de quatre onces, vous les mêlerez avec autant de vin blanc , pour donner le tout en une prise le matin, afin d'exciter la sueur au lit, en couvrant le corps avec soin.

Quelques uns excitent heureusement la sueur dans un baquet où le malade est couvert jusqu'au cou, et où il reçoit la vapeur qui s'élève de deux petits godets de terre pleins d'eau-de-vie rectifiée qu'on fait brûler.

Ou bien vous ferez recevoir dans le même baquet la vapeur d'une décoction de racines et feuilles de yèble, d'absinthe et de sauge, dans égales parties d'eau, de vin blanc et un peu de vinaigre.

Le savon dissous dans l'eau-de-vie guérit l'enflure des jambes des hydropiques, si vous en faites un liniment fort chaud.

On dit qu'il est bon à ceux qui ont l'anasarque d'entrer dans du sable chaud pour consumer les humidités.

On applique sur les parties enflées des feuilles vertes de bardane légèrement broyées ; elles attirent puissamment les eaux par les pores des pieds et des jambes.

La boisson ordinaire dans l'anasarque et dans la cachexie , doit être du vin dans lequel on a mis infuser de l'absinthe ou de la racine d'aunée.

La plupart des remèdes conseillés dans l'article précédent conviennent d'ailleurs dans l'anasarque. Mais quand le malade est très-affaibli et qu'il a une fièvre lente, au lieu de le fatiguer par des remèdes irritants , il vaut mieux lui donner simplement des boissons douces et chercher à soutenir les forces par quelques préparations toniques, comme le quinquina, l'eau vineuse, la tisane de caryophyllata, l'infusion légère de café, l'usage des consommés et des sucs de viandes, les frictions de flanelle sur la peau , les fumigations de succin.

§ 4. *Plaies du Ventre.*

Ces plaies doivent être distinguées en celles qui pénètrent dans la cavité abdominale et en celles qui ne pénètrent pas. Quand elles ne sont pas pénétrantes, on se borne à rapprocher les bords, à l'aide de quelques bandelettes de dia-chylon et d'un bandage de corps. Quelquefois il est utile de pratiquer un ou plusieurs points de suture pour que le rapprochement soit plus exact et moins sujet à se déranger, mais alors un chirurgien devient nécessaire.

Quand la plaie est pénétrante, mais simple, c'est-à-dire sans aucune complication, on doit agir comme nous venons de le dire pour les plaies non pénétrantes.

Les principales complications des plaies du ventre sont la hernie des organes qu'il renferme, surtout des intestins et la présence de quelques corps étrangers.

Quand des viscères sont sortis par la plaie, il faut les réduire le plus tôt possible.

Lorsque les viscères sont salis par du sable, de la terre ou tout autre corps étranger, il faut avant tout les laver soigneusement avec de l'eau tiède.

Enfin il est des cas où les intestins eux-mê-

mes sont blessés et où le malade ne peut guérir
que par une opération chirurgicale. On comprend dès lors combien il est utile dans toutes
les plaies du ventre d'appeler un homme qui
ait des connaissances profondes en chirurgie, et
qui puisse reconnaître la véritable nature de la
plaie et indiquer le traitement qui lui convient.

CHAPITRE XII.

MALADIES DES ORGANES DE LA RESPIRATION.

§ 1. *Laryngite. — Inflammation du larynx.*

Le malade doit avant tout garder le repos et le silence, se mettre à la diète, et se tenir dans une chambre chaude.

Il se mettra ensuite à l'usage de quelques boissons chaudes et adoucissantes comme l'infusion de fleurs de mauves, de bourrache et de bouillon blanc, adoucies avec du sirop de gomme ou du sucre candi; il prendra matin et soir un bain de pieds, avec addition d'une poignée de moutarde; et s'enveloppera le cou soit avec du coton cardé, soit avec un morceau de flanelle, soit encore avec un cataplasme de farine de graine de lin chaud.

Quand l'inflammation est très-vive, il faut, si le malade est vigoureux, faire pratiquer une saignée de bras; et se borner à l'application de quelques sangsues en bas et sur les côtés du cou, si le sujet n'est pas très-fort.

Dans la laryngite, comme dans l'angine, les

vapeurs de mauve, de têtes de pavot, de jusquiame et de belladone aspirées par la bouche,
sont fréquemment suivies d'excellents effets.

La laryngite traîne-t-elle en longueur, il faut
moins insister sur les adoucissants. Dans ces
cas il convient de faire usage des purgatifs légers, comme la manne, l'huile fraîche de ricin,
à la dose de 30 à 40 grammes, et répétés tous
les trois ou quatre jours : des boissons chaudes
et un peu aromatiques comme l'infusion de sauge
et d'erysimum ; des dérivatifs sur le devant du cou
et sur la nuque, d'abord avec la moutarde, puis
avec l'huile de croton tiglium ou la pommade
d'Authenrieth ; plus tard avoir recours aux vésicatoires, enfin au cautère.

M. Raspail vante beaucoup l'emploi des cigarettes de camphre dans cette maladie.

Les soins hygiéniques sont d'une très-haute
importance dans la laryngite chronique. Le
silence presque absolu, l'habitation dans un
lieu sec et peu élevé, l'usage constant des bas de
laine et de fortes chaussures, l'abstinence de
toute espèce d'excitants doivent être spécialement recommandés. (Pour plus de détails
voyez l'art. *Angine.*)

§ 2. *Enrouement.* — *Perte de la voix.*

L'enrouement léger cède très-facilement et
très-vite à l'emploi des simples boissons adoucissantes comme le lait sucré, les bavaroises chau-

des au sirop de capillaire, les infusions de violettes, de sureau , de chèvrefeuille, de pervenche, de bourrache, etc. Un verre de punch ou de vin chaud pris le soir en se couchant a bien souvent fait avorter un enrouement, à son début; mais ce remède est dangereux. Il ne convient qu'aux personnes à tempérament robuste, qui n'ont aucune susceptibilité de l'estomac ou des intestins. Il peut faire dégénérer un simple enrouement en laryngite grave chez une personne faible qui serait sujette aux irritations des voies aériennes.

Quand l'enrouement est devenu chronique les moyens précédents ne suffisent plus. Il faut alors : 1º pratiquer tous les quatre ou cinq jours des frictions sur le devant du cou avec un morceau de coton trempé dans le mélange suivant: huile d'olives 15 grammes (1/2 once), huile de croton tiglium 15 gouttes. 2º Se gargariser avec l'infusion d'erysimum à laquelle on ajoutera 1 gramme d'alun par verre de liquide. 3º Pour tisane prendre l'infusion de sauge ou de lierre terrestre adoucie avec le sirop de tolu.

Quand tous ces moyens sont inefficaces il faut faire toucher le fond de la gorge avec un bourdonnet de charpie trempé dans une solution concentrée de nitrate d'argent, et répéter ces cautérisations tous les trois ou quatre jours pendant quelques temps.

On a beaucoup vanté le sirop de vélar contre

l'enrouemeut. Il jouit en effet de la vertu de lubréfier la gorge et de résoudre les collections muqueuses qui se forment dans le larynx.

Les remèdes propres à combattre l'aphonie ou perte complète de la voix sont à peu de chose près les mêmes que ceux qui conviennent à l'enrouement.

Il est une espèce d'aphonie qu'on observe quelquefois chez les personnes nerveuses et qui n'est autre chose qu'une affection spasmodique du larynx. Cette variété d'aphonie réclame l'emploi des substances antispasmodiques et stupéfiantes. Ainsi dans ces cas on se trouve bien de faire fumer à la personne malade deux fois par jour, 25 centigrammes de feuilles de belladone et de lui faire avaler matin et soir une infusion de valériane. Les fumigations de camphre de M. Raspail sont encore bonnes dans ces circonstances.

Plusieurs personnes qui avaient été soumises inutilement à tous les moyens précédents, ont recouvré la parole en se faisant électriser.

§ 3. *Croup.*

Nous renvoyons le traitement de cette terrible maladie, au chapitre des *Maladies des enfants* qui seuls en sont affectés.

§ 4. *Rhume.—Bronchite légère.*

Cette maladie est presque toujours occasionnée par le passage d'un lieu chaud dans un lieu plus froid. Pour l'éviter il importe beaucoup de ne pas se dépouiller trop tôt au printemps des vêtements de laine et de les reprendre de bonne heure en automne. Il importe encore pendant l'hiver de ne pas se tenir dans des appartements trop chauds, parce qu'ils rendent beaucoup plus sensible au froid et qu'en les quittant on s'enrhume très-vite.

Le rhume quand il est léger se guérit ordinairement par l'emploi de moyens extrêmement simples. Il suffit de se mettre à l'usage de quelque boisson chaude adoucissante, comme l'infusion de fleurs de mauve, de violettes, de coquelicot ou de bouillon blanc, pures ou coupées avec du lait ; de sucer des pâtes de guimauve, de réglisse, de lichen, de jujubes, de gomme ; de se mettre un peu à la diète, de garder le repos et de ne pas s'exposer au froid.

Si la toux est fatigante et qu'elle empêche de dormir, il faut prendre , le soir en se couchant, quelques cuillerées d'un looch auquel on aura ajouté 30 grammes (1 once) de sirop diacode.

Chez les enfants, au commencement des rhumes , on emploie avec succès quelques pastilles d'ipécacuanha, pour débarrasser les voies aériennes des glaires qui les obstruent.

Les personnes robustes font très-souvent avorter un rhume qui commence en prenant le soir, avant de se coucher, un verre de punch ou de vin chaud bien sucré. Mais, que les personnes délicates et d'un tempérament faible se gardent bien d'avoir recours à ce moyen ; elles s'en trouveraient très-fatiguées et augmenteraient leur mal.

Prenez trois pommes de reinette ; pelez-les, coupez-les par tranches fort minces , mettez-les dans une casserole, avec un litre d'eau, 15 grammes (1/2 once) de jujubes et autant de raisins de Damas ; faites bouillir le tout jusqu'à réduction de moitié ; passez et ajoutez 120 grammes (4 onces) de bonne cassonade ; faites rebouillir jusqu'à ce qu'il soit réduit encore de moitié , et ensuite mettez-le dans une bouteille de verre pour en prendre une cuillerée ou deux, le soir et le matin à jeun.

On fait une eau de pomme, très-bonne pour le rhume , en mettant 5 ou 6 pommes en morceaux , sans ôter la peau , dans deux litres d'eau bouillante, avec 60 ou 90 grammes (2 ou 3 onces) de bonne cassonade.

Quand un rhume traîne un peu en longueur il convient de se purger deux fois et à deux jours d'intervalle avec 60 grammes (2 onces) de manne en larmes, dans une tasse de lait ou d'infusion de tilleul.

§ 5. *Catarrhe.—Bronchite chronique.*

Le malade doit vivre au milieu d'un air pur et sec ; il doit éviter avec soin les appartements trop chauds, aussi bien que ceux qui sont froids;

parler le moins possible, et porter habituellement sur la poitrine un gilet de flanelle appliqué
sur la peau.

Prenez 30 grammes (une once) de poudre
de pouliot et 100 grammes de sucre candi, mêlez ensemble et en donnez une cuillerée le matin
à jeun et autant le soir en se couchant.

Les pilules balsamiques de Morton ont guéri
un très-grand nombre de catarrhes rebelles. On
en prend d'abord trois ou quatre par jour et
graduellement on en augmente la dose jusqu'à
10, dans les 24 heures.

Lorsque le catarrhe est accompagné de fièvre,
il faut insister sur les boissons adoucissantes,
comme les tisanes de dattes et de jujubes, de
guimauve, de réglisse, de lichen, de mou de veau.

(Nota.—Dans tous les remèdes qu'on prépare
pour la poitrine, il faut préférer la cassonade au
sucre en pain, à cause de la chaux dont on se
sert pour le raffiner, laquelle est très-contraire
aux poumons.)

Lorsque la fièvre commence à tomber, on
passe aux tisanes dites expectorantes, comme
les infusions de sauge, de véronique, de lierre
terrestre, d'hysope, la décoction de polygala.

Quand l'expectoration, c'est-à-dire l'expulsion des crachats, est difficile, on fait prendre
chaque jour au malade une potion gommeuse à
laquelle on ajoute 30 grammes (une once)
d'oxymel scillitique.

C'est dans ces cas aussi qu'on se trouve bien de l'usage des tablettes de kermès ; on en prend quatre ou cinq par jour, loin des repas. On peut remplacer ces tablettes par celles de baume de tolu , qu'on prend à la dose de 30 grammes (une once) par jour.

Il arrive assez souvent que le catarrhe soit accompagné d'une gêne marquée dans la respiration. M. Trousseau conseille alors de fumer, à la manière du tabac ordinaire, soit dans une pipe, soit sous forme de cigarettes, un mélange fait à parties égales de *feuilles de datura stramonium et de sauge* (1 gramme de chaque par jour).

L'expérience a prouvé depuis long-temps que l'eau de laurier-cerise, à la dose de 10, 15 ou 20 gouttes dans une infusion de fleurs de violettes ou de coquelicot , calmait bien l'oppression qui accompagne les catarrhes.

Pour combattre l'insomnie on prend le soir en se couchant une cuillerée à bouche de sirop de pavot blanc dans une tasse de tisane. — Les pilules de cynoglosse, à la dose d'une ou deux , produisent souvent d'une manière plus sûre encore le même résultat.

Quand le catarrhe traîne en longueur , qu'il dure depuis longtemps et que les remèdes prescrits ci-dessus ont été inefficaces , il faut : 1° appliquer un vésicatoire au bras qu'on renouvellera dès qu'il sera sec, ou bien encore appliquer un emplâtre de poix de Bourgogne stibié , entre

les deux épaules ou sur le devant de la poitrine. 2° Prendre pour tisane la décoction de
lichen d'Islande et de tiges de douce-amère
(8 grammes de chaque par litre d'eau) qu'on
continuera avec persévérance pendant un mois.
3° Se purger tous les trois jours pendant deux
semaines avec 60 grammes (2 onces) de manne
dans une tasse de lait.

Les personnes douées d'une constitution robuste qui ont cependant une prédisposition à
contracter des catarrhes, peuvent s'en débarrasser
en faisant chaque jour sur le devant de la poitrine pendant une ou deux minutes des lotions
froides. Ces lotions ont la propriété de rendre
beaucoup moins impressionable aux vicissitudes
atmosphériques. Tissot et Hufeland recommandent beaucoup ce moyen.

§ 6. *Catarrhe pituiteux.*

Il se reconnaît à l'expectoration de matières
glaireuses, filantes, mousseuses en partie, semblables à des blancs d'œufs délayés dans l'eau, et
sans mélange de crachats épais.

Pour le combattre, il faut entretenir un vésicatoire permanent au bras.

Prendre chaque matin à jeun une cuillerée à
bouche d'elixir anti-glaireux. — Pour peu qu'on
ait l'estomac irritable il ne faut pas employer ce
remède.

Pour boisson habituelle hors des repas, on

se-trouve bien de la tisane de goudron , qu'on prépare simplement en faisant macérer 30 grammes (1 once) de cette substance dans un litre d'eau.— La tisane de racine d'aunée et de polygala de Virginie sera également employée avec beaucoup d'avantage.

Le catarrhe pituiteux réclame l'emploi fréquemment répété des laxatifs huileux comme l'huile de ricin. Tous les 3 ou 4 jours on en prendra 30 grammes (1 once) le matin à jeun, battus avec un jaune d'œuf et délayés dans une tasse d'infusion de feuilles d'oranger.

Un grand nombre de personnes , dit M. Piorry, ont retiré de bons effets dans cette maladie , d'une abstinence presque complète de boissons et d'un régime substantiel composé surtout de viandes grillées et rôties.

Enfin il est très-important d'habiter des lieux secs, un peu élevés, et dont l'air soit vif, afin de favoriser l'évaporation des matières glaireuses qui obstruent les voies aériennes.

§ 7. *Toux sèche et nerveuse.*

Vous ne trouverez point de meilleur remède contre la toux sèche, que l'usage du lait de vache, qui humecte, adoucit et mûrit.

Prenez matin et soir loin des repas, une heure avant ou trois heures après avoir mangé , une pilule de cynoglosse, ou de Méglin.

M. Raspail assure qu'il guérit très-bien cette

espèce de toux , en faisant fumer des cigarettes de camphre et en faisant pratiquer des lotions sur le devant de la poitrine avec de l'eau-de-vie camphrée , matin et soir.

Un médecin très-habile, dit Etmuller, guérissait la toux nerveuse, avec une pomme creusée, remplie de miel rosat, cuite sur la braise et mangée le soir.

Prenez, le soir en vous couchant, une infusion de tilleul et de fleurs de coquelicot, à laquelle on ajoutera 12 ou 15 gouttes d'eau de laurier-cerise et une cuillerée à bouche de sirop de jusquiame.

Pour la toux violente , surtout la nuit, pilez trois têtes d'ail , avec une suffisante quantité de graisse de porc , pour en faire un onguent dont on oindra les plantes des pieds devant le feu , le soir en se couchant ; et étant au lit on s'en fera oindre un peu l'épine du dos ; si on continue trois fois, la toux cessera infailliblement.

§ 8. *Grippe.*

L'expérience a démontré que l'emploi d'un purgatif léger était très-utile, au commencement de la maladie. En conséquence dès qu'on en sent les premières atteintes il faut prendre le matin à jeun une bouteille d'eau de Sedlitz par verrée , de quart-d'heure en quart-d'heure , ou bien 30 grammes (une once) de crême de tartre soluble dans une tasse de bouillon de veau.

Pour tisane prenez l'infusion de fleurs de bourrache, de tilleul et de feuilles d'oranger.

Appliquez des emplâtres de moutarde aux coude-pieds et aux mollets.

L'angine est une complication fréquente de la grippe ; on la combat par des gargarismes adoucissants faits avec la décoction d'orge et le miel rosat, l'infusion de fleurs de mauve coupée avec du lait, et adoucis avec le sirop diacode ; et par des cataplasmes de mie de pain bouillie dans du lait, qu'on applique autour du cou.

Le catarrhe bronchique est encore une des complications habituelles de la grippe ; quand il existe on doit donner des loochs blancs, des potions gommeuses, l'infusion de fleurs béchiques.

Il faut d'ailleurs suivre un régime sévère et adoucissant, garder la chambre, éviter les variations atmosphériques, se tenir dans un appartement un peu chaud. A l'aide de ces précautions on se guérit ordinairement en très-peu de jours de la grippe.

§ 9. *Coqueluche.*

Voyez *Maladies des enfants.*

§ 10. *Crachement de sang. — Hémoptysie.*

L'hémoptysie est caractérisée par l'expectoration d'un sang vermeil et écumeux, pur ou mêlé aux crachats, le plus souvent amené par la toux. Ce sang provient des poumons ou des canaux qui y portent l'air. Il est facile de le distinguer du sang qui vient de l'estomac en ce que ce dernier est habituellement noir et que lorsqu'il est rouge il n'est pas écumeux.

Le malade sera placé dans un repos parfait. Il gardera un silence absolu, se débarrassera de tous les vêtements qui peuvent exercer la moindre pression sur la poitrine et se tiendra dans un appartement spacieux dont l'air soit sec et la température peu élevée.

Si le malade est robuste et que le crachement de sang soit abondant, il faut faire pratiquer une large saignée ; s'il est faible et peu sanguin il faut être très-sobre de ce moyen.

Le suc de grande ortie pris intérieurement depuis deux onces jusqu'à trois ou quatre, arrête, suivant l'expérience de tous les médecins, le crachement de sang.

La décoction de feuilles et de semence de plantain dans de l'eau ferrée, servira de tisane pour la boisson ordinaire du malade.

Prenez une poignée de senicle, feuilles et queues, et après l'avoir lavée et pressée entre deux linges, pour la sécher, en sorte qu'il n'y reste point d'eau ; pilez-la, et mettez-la infuser à froid, du soir au matin, dans un verre de vin blanc, que vous coulerez par un linge, en exprimant fortement le jus ; vous le ferez avaler à jeun au malade, qui ne prendra rien que deux heures après. Une seule prise suffit, à moins que le mal ne soit très-invétéré ou opiniâtre, ou que ce soit en hiver où l'herbe a moins de vertu; alors on en donnera deux jours de suite. Une infinité d'expériences ont confirmé l'excellence de ce remède.

Faites cuire de l'amidon préparé sans chaux, ou de la farine de froment avec de l'eau, en forme de bouillie, et mangez-en le matin à jeun, jusqu'à guérison.

Mettez de la poudre d'alun dans de la conserve de roses rouges, mangez-en à jeun, et le soir en vous couchant longtemps après le souper, et continuez jusqu'à guérison.

Le jus de pourpier arrête merveilleusement le crachement de sang.

La décoction de millepertuis dans du vin, et le suc de pervenche bu jusqu'à deux onces dans du vin rouge, sont aussi très-utiles.

L'alun est un remède spécifique contre les crachements de sang, dit M. Helvétius. Ce remède se trouve par-tout, il se prépare promptement, et si l'on observe ce qui sera marqué ci-après, il guérira sûrement, quelque incurable que paraisse le mal, pourvu que les forces ne soient point entièrement épuisées, et que la cause ne provienne pas de quelque instrument tranchant.—Voici comment on s'en sert: Prenez de l'alun de roche, formez-en des pilules de la grosseur d'un gros pois avec la pointe d'un couteau, faites-en prendre au malade le poids d'un demi-gros dans du pain à cacheter, faites-lui avaler par-dessus un verre de tisane contre les hémorrhagies, faite avec des racines de grande consoude, d'aigremoine, de chiendent, des feuilles de plantain, de renouée, d'ortie, de quintefeuille, de millefeuille, de pourpier, de bourse à berger, de pervenche, de bistorte avec sa racine des fleurs de grenades, de roses rouges, des fruits d'épine-vinette, de sumac, des râclures de corne de cerf et autres semblables, ou un verre d'eau panée à défaut des susdites tisanes, et donnez-lui un quart d'heure après un second verre de la même boisson. Il faut réitérer la prise de ce remède de deux heures en deux heures, dans les occasions pressantes où le sang sort à gros bouillons. On commence d'ordinaire à s'apercevoir de la diminution du mal après quatre ou cinq prises, et la perte s'arrête toujours peu à peu, sans que le malade sente d'autre changement au dedans du corps, que quelques légers maux de cœur, qui durent très-peu.

Suivant Hufeland la manière la plus prompte d'arrêter un crachement de sang un peu abondant, consiste à donner une cuillerée de sel de cuisine pulvérisé à l'état sec. Le malade l'avale peu à peu avec de l'eau ; on le répète tous les quarts d'heure si le cas l'exige.

Les boissons froides et légèrement astringentes comme la tisane de grande consoude, l'eau de riz, l'eau pure à laquelle on ajoute quelques gouttes d'eau de Rabel, sont de puissants adjuvants pour faire cesser l'hémoptysie, mais il faut en surveiller l'emploi et les cesser dès que le crachement de sang a disparu ; autrement les poumons pourraient en être très-fatigués.

L'emploi des dérivatifs, comme les emplâtres de moutarde appliqués sur les bras, sur les jambes et même sur la poitrine, est encore un auxiliaire utile pour combattre les hémoptysies abondantes.

Le sel de nitre dans la conserve de roses à la dose de 1 à 2 grammes par jour, est un remède très-bon qui n'a point d'inconvénients.

Quand l'hémoptysie est devenue chronique et que le malade est affaibli, il faut administrer les préparations toniques et astringentes, comme l'infusion de quinquina, la tisane de ratanhia et surtout celle de cachou qui relève les forces sans irriter les voies digestives. La dose de cachou doit être de 2 grammes par jour pour demi-litre d'eau.

Il arrive assez souvent que le crachement de sang soit le résultat de la disparition d'un écoulement hémorrhoïdal ou du flux menstruel chez les femmes. Dans le premier cas il faut appliquer des sangsues à l'anus ; dans le second, en haut et en dedans de chaque cuisse.

Les personnes qui sont sujettes au crachement de sang doivent porter continuellement de la flanelle, parler peu et à voix basse, s'abs-

tenir surtout de déclamer et de chanter, suivre
un régime très-doux et cependant substantiel,
se priver de toute espèce d'excitants, éviter au
tant que possible les émotions vives, ne se livrer
à aucun exercice fatigant comme la course et
la danse, habiter des lieux secs et aérés, mais
peu élevés et non exposés au nord.

§ 11. *Fluxion de poitrine. — Pneumonie.*

Le public, en général, a des idées très-fausses
sur le traitement de cette maladie. Il pense à
tort que les saignées sont toujours funestes à
ceux qui en sont affectés, et partant de là il s'oppose obstinément à ce qu'on leur pratique des
évacuations sanguines, soit par la lancette, soit
par les sangsues. « *On l'a saigné, donc il est mort,*»
ou bien « *il est mort parce qu'on l'a saigné* »
Voilà ce qu'on entend répéter chaque jour avec
une ignorance et une absurdité par trop grandes
et qui doivent enfin cesser.

La fluxion de poitrine est, il est vrai, le plus
souvent produite par le refroidissement du corps
pendant qu'il est en sueur, c'est-à-dire par la
rentrée de cette sueur. Sous ce rapport il est très-
raisonnable de chercher à rappeler la transpiration et d'administrer des boissons chaudes et
sudorifiques ; mais ces moyens ne doivent être
administrés que tout-à-fait au début de l'affection , quand le malade se plaint de frissons, de
courbature et d'un point de côté ; mais passé

les deux premiers jours, quand les crachements de sang qui annoncent que le poumon est enflammé, ont paru, les sudorifiques deviennent insuffisants et même nuisibles, et il faut avoir recours à d'autres moyens.

Voici comment doit être combiné le traitement de la fluxion de poitrine, qui se guérit le plus souvent par l'emploi de moyens très-simples.

Tout-à-fait au début, le malade doit se mettre au lit, se faire envelopper chaudement, boire des infusions chaudes de fleurs de bourrache, de violettes, de sureau, et appliquer un cataplasme très-chaud sur le point de côté.

Il faut bien se garder de suivre la conduite imprudente de ceux qui, pour se guérir d'une fluxion de poitrine, avalent de grands verres de vin chaud dans lequel on a fait infuser de la cannelle. Ce moyen est très-excitant et peut jeter le malade dans le plus grand danger.

Pour résoudre plus vite le poumon enflammé on fait prendre au malade par cuillerée à bouche d'heure en heure, un looch blanc auquel on ajoute 1 gramme d'oxyde blanc d'antimoine.

Quand les cinq ou six premiers jours sont passés, si la toux persiste on fait appliquer un vésicatoire à chaque bras.—Il y a des médecins qui appliquent directement le vésicatoire sur le côté de la poitrine qui est affecté ; on appelle ainsi à la peau la fluxion qui se porte sur le poumon, et l'on hâte la terminaison heureuse de l'affection.

Vers le déclin de la maladie, quand elle semble s'être transformée en simple catarrhe, on passe aux remèdes expectorants, aux tisanes de tussilage, lierre terrestre, lichen d'Islande, polygala, aux loochs avec addition de kermès, 10 centigrammes, etc. (Voyez *Catarrhe chronique.*)

Tel est le traitement de la fluxion de poitrine quand elle est simple; mais quand la fièvre est forte, le crachement de sang abondant, le point de côté intense, alors il est nécessaire de faire pratiquer une ou plusieurs émissions sanguines générales ou locales, ou d'administrer l'émétique à haute dose. Dans ces cas l'intervention d'un médecin instruit est nécessaire. Lui seul peut diriger le traitement d'une manière sûre et déterminer quand il faut saigner, quand il faut appliquer des sangsues, quand il convient de s'en abstenir.

§ 12. *Point de côté.— Fausse pleurésie.*

Appliquez sur le point douloureux un large cataplasme de moutarde, un emplâtre de térébenthine ou de poix de Bourgogne, ou bien encore un cataplasme très-chaud de farine de seigle et de graine de lin, bouillies dans de l'eau-de-vie camphrée, ou du vinaigre très-fort.

Prenez deux poignées de feuilles, avec les

racines, de violiers de mars, et une pinte de vin blanc ; pilez le tout ensemble, après avoir nettoyé les feuilles et lavé les racines de violiers, passez le tout par un linge, et avalez demi-verre de ce jus, réitérant plusieurs fois, si la douleur ne passe pas.

Avalez, avec un demi-verre de vin blanc, le jus d'une poignée de cerfeuil, et soyez ensuite deux heures sans manger, vous tenant bien couvert, et appliquez sur le côté, le plus chaud que vous le pourrez endurer, un cataplasme de poireaux fricassés avec du sel, et ce qu'il faudra de vinaigre pour les empêcher de brûler.

Si la douleur est causée par les vents, mettez un pain blanc rôti, le plus chaudement que vous pourrez, sur le côté malade, entre deux linges, ou un sachet plein de cendres chaudes, ou bien faites fricasser de l'avoine et du millet dans une poêle, avec un peu de sel, et appliquez-le sur le mal, dans un sachet, le plus chaudement qu'il se pourra endurer.

§ 13. *Pleurésie.*

Le traitement rationnel de la pleurésie ressemble beaucoup à celui de la fluxion de poitrine.

Au début, repos au lit, diète absolue ; boissons chaudes, adoucissantes et légèrement sudorifiques ; si le pouls est fort, large saignée de bras ; si le point de côté est intense, application de sangsues sur la région qui en est le siége. Il faut laisser couler le sang qui sort par les piqûres pendant plusieurs heures et en favoriser la sortie par des cataplasmes de farine de graine de lin.

Quand la toux est forte, on administre une potion calmante, dans laquelle on fait entrer 30 grammes de sirop de pavot blanc.

Les vésicatoires sur la poitrine font souvent disparaître le point de côté, quand celui-ci n'a pas été enlevé par les sangsues.

Chez les malades qui ne sont pas assez vigoureux pour être saignés, on administre comme dans la pneumonie l'émétique ou l'oxyde blanc d'antimoine.

Quand la maladie est devenue chronique, il faut appliquer des cautères sur le côté de la poitrine qui est malade, ou de larges vésicatoires qu'on renouvelle dès qu'ils sont secs. — Administrer tous les trois ou quatre jours un purgatif, 15 grammes de teinture de jalap, par exemple, si les intestins sont en bon état ; ou bien 30 grammes d'huile fraîche de ricin ou de sel d'Epsom, si les voies digestives sont un peu irritables. — Enfin il est indiqué de donner des boissons diurétiques, comme l'eau d'orge et de chiendent nitrée, la tisane de pariétaire, afin d'augmenter la sécrétion de l'urine et de diminuer ainsi l'épanchement de la poitrine.

On a conseillé beaucoup d'autres remèdes

contre la pleurésie ; en voici quelques-uns qui depuis longtemps ont faveur dans le public et sont réputés comme très-efficaces :

On donnera au malade six onces de jus de bourrache, ou de buglose, ou de cerfeuil, ou de feuilles et tiges de grateron, ou de racines de scorsonère, en hiver, et en été de ses feuilles ; et, en même temps qu'on aura fait avaler un de ces jus, on appliquera sur le côté où la douleur se fait sentir, le cataplasme suivant, qui se fait avec une demi-douzaine de blancs d'œufs battus et étendus sur des étoupes, sur lesquels on met une demi-once de poivre noir, et autant de gingembre en poudre ; au défaut de blancs d'œufs, on fait bouillir de la mie de pain dans du vinaigre, l'on y met de même le poivre et le gingembre pardessus ; ensuite on applique le cataplasme. On couvrira bien le malade pour le faire suer. On aura soin d'entretenir la sueur, pour le moins pendant sept heures, ou jusqu'à ce qu'on s'aperçoive de quelque palpitation de cœur, ou de quelque faiblesse ; alors il faudra ôter le cataplasme, et laver le côté avec de l'eau-de-vie un peu tiède, changer le malade de linge, l'essuyer et lui faire prendre un bouillon. S'il ne sue pas aisément, on lui donne une seconde prise du sudorifique, deux heures après qu'il a pris la première, ce qui rendra la sueur générale ; s'il se plaint de quelque faiblesse de cœur pendant qu'il sue, il peut avaler une cuillerée ou deux de vin chaud, et de petits bouillons par intervalle pour soutenir et réparer ses forces.

Pendant que la sueur durera, il faut bien se donner de garde de l'interrompre en se découvrant, parce qu'il surviendrait un rhumatisme universel, ou d'autres accidents fâcheux. Toutes les fois que le malade voudra boire, on mêlera une cuillerée de quelqu'un des jus ci-dessus marqués dans la tisane, et quatre cuillerées dans chaque bouillon qu'on lui fera prendre; ce mélange, qui tiendra lieu d'apozème, sera continué nuit et jour, jusqu'à parfaite guérison; mais, sur toutes choses, il faut donner ces remèdes dans le commencement de la maladie, sans différer si on veut réussir.

Faites tremper, une heure ou deux, dans un verre de vin blanc, une bonne poignée de feuilles de petite pervenche oude buis, bien broyée dans le mortier; passez par un linge avec une forte expression, faites boire la colature au malade, et couvrez-le bien pour le faire suer.

Ou bien creusez une pomme de courpendu; remplissez-la d'une dragme d'oliban ou encens mâle en poudre; cuisez-la devant le feu, en sorte que la poudre de l'encens soit mêlée avec la substance de la pomme en cuisant: quelques-uns y ajoutent un peu de sucre candi, et donnent ainsi la pomme à manger, et couvrent le malade de plusieurs couvertures, afin qu'il sue beaucoup. Quercetan et Rivière assurent en avoir fait plu-

sieurs fois l'expérience sur des personnes réduites presque à l'extrémité.

Donnez au malade du suc de cresson d'eau ou
de jardin, récemment exprimé, et du vinaigre
rosat, de chacun une once ; huile d'olive, demi-
once ; sel commun, un scrupule : le tout mêlé ensemble, le malade sera rétabli très-promptement,
selon M. de Maverne.

Faites avaler au malade trois onces de jus
d'agripaume, et il guérira, quelque invétérée que
soit la pleurésie, encore qu'il ne pût plus avaler
ni cracher ; dans ce cas on lui fera avaler ce jus
avec un entonnoir, en lui serrant le nez.

La décoction de fleurs de coquelicot, prise au
lieu d'autre boisson, dans le cours de la maladie, est très-efficace, aussi bien que la suivante.

Ayez une poignée de feuilles de petite pervenche récemment cueillie, et une chopine
d'eau commune ; pilez la pervenche avec une
partie de cette eau, exprimez ensuite fortement
l'herbe, repilez le marc avec d'autre eau, et exprimez comme la première fois ; continuez
ainsi jusqu'à ce que vous ayez employé votre
chopine d'eau, ensuite faites prendre trois ou
quatre bouillons à votre colature ; ôtez l'écume
qui paraîtra au-dessus en bouillant, et conser-
vez-la dans une bouteille bien bouchée, pour
en faire boire souvent au malade jusqu'à guérison.

Vanhelmont conseille, dans la pleurésie et

dans la péripneumonie, ou inflammation de poumon, un verre de jus de chicorée sauvage, ou de petites marguerites rouges de jardin, ou des sauvages des prés, ou de pied-d'alouette, et de bien couvrir le malade pour le faire suer.

§ 14. *Hydropisie de poitrine.*

Hamilton recommande l'usage des purgatifs drastiques et il cite des succès obtenus par cette méthode ; mais pour obtenir un bon résultat il faut que les purgations soient répétées souvent et assez longtemps, ce qui exige que le malade soit naturellement d'un tempérament vigoureux. Le purgatif auquel il faut donner la préférence est la teinture de jalap qu'on donne chaque fois à la dose de 20 à 30 grammes dans une infusion de thé.

Pour boisson hors des repas, il convient de prendre une tisane qui augmente la sécrétion urinaire, comme l'infusion de digitale pourprée, la tisane de pariétaire et de chiendent avec addition de 4 à 5 grammes de nitre par litre d'eau.

Le vin scillitique, appelé encore vin *diurétique amer de la Charité*, administré à la dose de deux cuillerées à bouche par jour, l'une le matin à jeun et l'autre le soir en se couchant, est un très-bon remède.

Dans l'hydropisie de poitrine comme dans la pleurésie chronique, l'application des vésicatoires volants sur la poitrine est très-efficace. Les cautères et les moxas sont plus puissants encore pour faire absorber le liquide épanché qui cons-titue l'hydropisie.

Quand tous ces moyens ont été inutilement employés, il faut alors en venir à une opération pour évacuer la matière épanchée. Cette opéra-tion ne peut être pratiquée que par un très-ha-bile chirurgien.

§ 15. *Asthme.* — *Courte haleine.*

La première chose à faire quand une personne prend un accès d'asthme, c'est de la placer debout ou sur son séant, de la débarrasser de tous les vêtements qui peuvent gêner les mou-vements de la poitrine, d'ouvrir les fenêtres de l'appartement afin que l'air soit constamment renouvelé.

On applique ensuite des emplâtres de mou-tarde sur les pieds, sur les mains et même sur la poitrine.

On donne au malade une infusion de fleurs de coquelicot à laquelle on ajoute 15 gouttes d'eau de laurier-cerise et une cuillerée à bouche de sirop de pavot blanc.

Quand l'accès est près de finir, que la respira-tion devient plus facile et que le malade expectore des matières glaireuses abondantes, il faut alors lui faire prendre quelques tasses d'infusion d'hysope ou de lierre terrestre édulcorées avec le sirop de tolu.

Le traitement à suivre dans l'intervalle des accès pour en prévenir le retour, varie suivant une foule de circonstances, voici les moyens qui comptent le plus de succès :

Prenez : feuilles de belladone, de datura stramonium et de jusquiame, de chaque 1 gramme; disposez ces feuilles en forme de cigarettes que vous fumerez loin des repas, à la manière du tabac.

Prenez bétoine, hysope, de chacun gros comme un œuf, et un peu moins de pas-d'âne, deux onces de réglisse. Faites bouillir le tout dans deux pintes d'eau, jusqu'à l'évaporation de la huitième partie de l'eau, ôtant de temps en temps l'écume : il faut en boire deux verres le matin à jeun, autant en se couchant le soir, et continuer quelque temps.

Plusieurs asthmatiques ont été beaucoup soulagés par un cautère fait au bras.

Faites infuser pendant la nuit deux ou trois figues sèches dans de l'eau-de-vie, et mangez-les le matin à jeun.

Mangez le matin, à jeun, deux oignons blancs, cuits sous la cendre, avec huile et sucre, ou bouillon avec beurre et miel.

Avalez tous les matins une dragme de cristal minéral dans un jaune d'œuf frais, médiocrement cuit.

Enveloppez une cinquantaine, ou environ, de cloportes vivants , dans un linge clair ; mettez-les ainsi infuser vingt-quatre heures dans du vin;

puis au bout de ce temps, exprimez le nouet de linge , et avalez le liquide ; cela décharge en peu de temps les poumons, et guérit parfaitement l'asthme.

Prenez une dragme de poudre de feuilles d'hysope, ou de véronique mâle rampante, séchées à l'ombre ; incorporez cette poudre dans une once de miel liquéfié, faites-en quelques pilules, que vous avalerez le matin à jeun, trois heures après le dîner, et trois heures après le souper, et continuez plusieurs jours.

Recevez souvent dans la bouche, avec un entonnoir renversé, la fumée de feuilles de pas-d'âne séchée dans la poche, ou au-dessus d'un four, mise sur des charbons.

On peut aussi fumer ces feuilles dans une pipe.

Ou bien prenez une once de feuilles de pas-d'âne sèches, trois dragmes de feuilles de romarin, deux dragmes de tabac de Brésil, et demi-once de poudre d'ambre jaune, si vous en avez. Mêlez le tout ensemble, et fumez-en, avec une pipe, le matin à jeun, et loin du repas, quand la difficulté de respirer vous presse.

Le tabac fumé seul est bon aussi.

Le suc de buglosse mêlé avec du miel est excellent.

Plusieurs malades chez lesquels tous ces moyens avaient échoué ont été guéris de leur asthme au moyen de l'électricité.

Les personnes qui sont sujettes aux accès

d'asthme doivent suivre une hygiène très-sévère. Elles habiteront des lieux élevés et bien aérés : elles éviteront avec le plus grand soin les habitations humides. Elles ne mangeront jamais le soir, elles se nourriront d'aliments doux et de facile digestion. Elles porteront constamment un gilet de flanelle sur la poitrine, immédiatement en contact avec la peau. Elles prendront fréquemment des lavements émollients et laxatifs, préparés avec l'eau de son, de guimauve, et 60 grammes d'huile d'olives.

§ 16. *Dyspnée nerveuse. — Suffocation.*

Prenez par cuillerée à bouche, d'heure en heure une potion composée avec :

Eau de pouliot.	100 grammes.
Assa fœtida.	4 grammes.
Esprit de Mindérérus. . .	15 grammes.
Sirop de fleurs d'oranger.	30 grammes.

Un remède excellent est la racine de valériane dans l'éther. Il est spécialement recommandé par Baldinger. Ce médecin veut qu'on fasse digérer pendant 24 heures, 15 grammes de racine de valériane dans 180 grammes d'éther et que l'on conserve cette liqueur dans un flacon bien bouché. On en prend 20 gouttes avant l'accès.

L'eau de laurier-cerise à la dose de 15 ou 20 gouttes dans une forte infusion de feuilles d'orauger, suffit souvent pour calmer un accès de suffocation.

On retirera encore de bons effets de quelques gouttes de liqueur d'Hoffmann dans un verre d'eau sucrée.

§ 17. *Angine de poitrine.*

Les cigarettes de feuilles de belladone, jusquiame et datura stramonium que nous avons recommandées pour l'asthme (voyez ce mot) réussissent aussi très-bien dans l'angine de poitrine. On pourrait également employer les cigarettes de camphre.

Un moyen très-efficace contre l'angine de poitrine, c'est l'aimant. Le malade doit porter sur la poitrine, deux plaques d'acier fortement aimantées : l'une est placée en avant de la poitrine et l'autre en arrière. Il faut avoir soin que les pôles soient opposés, c'est-à-dire que le pôle nord de l'une des plaques regarde le pôle sud de l'autre plaque.

Dans cette maladie il est très-important de tenir habituellement le ventre libre et même de se purger fréquemment, soit avec la teinture de jalap (de 15 à 30 grammes) dans un bouillon aux herbes, soit avec un purgatif moins énergique comme la tisane royale.

On doit recommander aux malades affectés d'angine de poitrine, de suivre un régime sévère, de ne faire aucun excès, d'habiter des appartements peu élevés, parce que la montée les fatigue ordinairement beaucoup, de porter de la flanelle.

§ 18. *Hoquet.*

Tenez longtemps vos mains dans de l'eau chaude.

Mâchez trois ou quatre grains de poivre.

Il faut retenir longtemps son haleine, boucher ses deux oreilles, tenir la tête renversée, et la bouche ouverte, se faire éternuer.

Avalez une cuillerée de vinaigre.

Mâchez et avalez de la semence d'anis.

Buvez beaucoup d'eau chaude ou froide, ou de la tisane.

Un très-bon moyen de guérir le hoquet consiste à faire une surprise à la personne qui en est affectée ; ou bien encore à lui jeter de l'eau fraîche par le visage.

§ 19. *Maladie de Poitrine. — Phthisie.*

Quand une personne née de parents phthisiques, est sujette à s'enrhumer et à cracher quelquefois le sang, il faut lui conseiller de ne jamais travailler ni loger dans des endroits humides, d'habiter un pays chaud et sec et dans lequel il y ait peu de variations atmosphériques, de porter constamment sur la poitrine un gilet de flanelle, de ne jamais déclamer ni chanter, d'éviter toute espèce d'excès.

La boisson ordinaire hors des repas sera la tisane de lichen d'Islande. Il faut continuer l'usage de cette tisane pendant cinq ou six mois.

Plusieurs auteurs, dit Deckers, préfèrent la conserve et le sucre rosat à tous les autres remèdes, et Rivière assure que ce sucre seul a guéri une infinité de phthisies. Un jeune homme d'environ vingt-cinq ans, dit le même Deckers, fort maigre, affligé d'une fièvre continue et d'une grande insomnie, rejetait des crachats purulents et sanguinolents ; les cheveux lui tombèrent, il et s'éleva sur tout son corps des pustules rouges. Il fut guéri par des pilules de cynoglosse, un looch pectoral, et une décoction de chou rouge, dans laquelle on mettait dissoudre un peu de sucre rosat.

La fumée du tussilage ou pas-d'âne, est souveraine dans la phthisie et les ulcères des poumons. On fait brûler sur les charbons une quantité suffisante de feuilles et de racines de tussilage bien desséchées, et le malade en tire la fumée par la bouche, au moyen d'un entonnoir renversé. Dioscoride dit que ce remède guérit la toux sèche, la difficulté de respirer, et rompt les vomiques de la poitrine. M. de Mayenne observe que plusieurs personnes préfèrent la vapeur du tussilage à la fumée ; on prend, dit-il, la plante entière, fraîche cueillie, on la met dans un vaisseau de terre sans liqueur, et après l'avoir bien bouché avec de la pâte, on le met dans le four et on le laisse le temps qu'il faut pour que l'herbe cuise; ensuite ayant retiré et débouché le vaisseau, le malade en reçoit dans la bouche la vapeur par le moyen d'un entonnoir; ce qui le fait beaucoup cracher, et débarrasse sa poitrine.

Les escargots des bois, bien lavés et nettoyés de leur bave, cuits dans du lait de vache nouvellement trait, avec l'herbe de pas-d'âne hachée menu, sont un bon aliment pour les phthisiques.

Un paysan, dit Rivière, a guéri un gentilhomme atteint d'une fièvre étique, et abandonné des médecins, par un bouillon continué quelques jours, dans lequel il faisait cuire des limaces rouges sauvages, nettoyées, éventrées et lavées dans de l'eau rose ou une autre liqueur de même vertu , et lui donnait à boire ce bouillon. Ce paysan s'était ainsi guéri lui-même.

Trois ou quatre filles menacées de phthisie, s'en sont préservées en usant de lait du vache, mêlé de moitié d'eau d'orge, au lieu de lait d'ânesse, dont elles n'avaient pas le moyen d'user.

Une cuillerée du jus d'agripaume, prise tous les matins à jeun, avec un peu de sucre , est un très-bon remède pour les étiques et les pulmoniques.

La purgation et la saignée sont nuisibles dans la phthisie, aussi bien que les eaux vitriolées; l'usage des sirops doit être modéré, parce que le sucre et le miel, qui fermentent et se putréfient facilement, sont contraires à l'estomac.

13

Prenez une bouteille demi-pleine de boisson, et quelques allumettes que vous tiendrez allumées dedans, jusqu'à ce que la bouteille soit remplie de fumée ; alors vous la boucherez, et vous la remuerez pour unir la vapeur sulfureuse avec la liqueur, après quoi la vapeur disparaît, et la boisson ne sent rien. Cette boisson soufrée est admirable aussi dans les maladies malignes, et elle fut d'un grand secours dans la grande peste de Londres, où il mourait plus de neuf cents personnes par jour. Cette boisson est bonne aussi contre la toux et les maux de poitrine. La fumée de soufre même, attirée par la bouche, était le remède d'un médecin irlandais, qui a guéri par ce moyen plusieurs phthisiques désespérés, ainsi que le remarque M. Boyle dans sa Philosophie Expérimentale.

Il faut prendre, une poignée de pulmonaire, attachée sur l'écorce des vieux chênes, la bien laver et éplucher, mettre dessus trois pintes d'eau, dans un pot de terre, faire bouillir le tout jusqu'à réduction de moitié, et le passer dans un linge blanc, et sur chaque chopine de décoction mettre demi-pinte de miel blanc ou de Narbonne, si on en a ; on fera bouillir la décoction avec le miel pendant un demi-quart d'heure, et on l'écumera. Qu'on en prenne un bon verre tous les matins, jusqu'à parfaite guérison, c'est-à-dire un demi-setier. On ne mangera que trois heures après ce verre de tisane ; le soir on

en prendra autant, trois heures après le souper;
qu'on ne boive point de vin, ou très-peu; qu'on
le trempe du moins avec la tisane d'orge. *Je tom-
bai malade à vingt-deux ans*, dit une religieuse
qui a communiqué ce remède au public; *j'ai été
fort mal huit à neuf ans, je crachais du pus et
du sang, j'avais une toux continuelle, je crachais
aussi quelquefois comme de petites pierres, souvent
on m'a crue morte. Les remèdes ordinaires, comme
le lait d'ânesse et autres, ne me soulageaient point;
j'ai usé de cette tisane pendant un an; au bout de
deux mois je fus fort soulagée, et au bout de huit
mois et demi j'ai été parfaitement guérie.* Cette
tisane lâche le ventre, purge la poitrine, et,
pendant qu'on en use, il ne faut point faire
d'autre remède. Les personnes qui ont la poitrine
faible, et qui sont menacées de pulmonie, se ga-
rantiront, en usant de cette tisane chaque année de la manière ci-dessus décrite, tout le mois
de mai et tout le mois de septembre. Il y a deux
sortes de pulmonaires, savoir : celle de chêne,
qui est la meilleure, et l'autre qui est une herbe
qui a les feuilles parsemées de taches blanches,
et qui vient dans les bois; à défaut de celle de
chêne, on peut se servir de celle-ci.

Faites bouillir des feuilles de pulmonaire,
d'ache, d'alleluia, de chacune une poignée, et
demi-poignée de fleurs sèches de pas-d'âne, avec
quatre pintes d'eau, à la réduction du quart,
et usez de cette tisane pendant quelque temps,

comme de la précédente. Plusieurs personnes abandonnées des médecins, en ont été guéries.

Prenez dix ou douze livres de farine d'orge, la plus belle, la plus fine et la plus blanche qu'on pourra trouver, entièrement purgée de son et d'écorce. On en remplira un sac de coutil, ou de quelque bonne toile neuve bien serrée; on observera de bien battre et de bien enfoncer cette farine, et ensuite on coudra le sac à petits points ; on y fera deux petites brides aux deux bouts pour y attacher deux cordes, l'une pour le suspendre, et l'autre pour y attacher un poids de fer, afin qu'il reste suspendu dans l'eau du chaudron , et qu'il ne touche point au fond; faites bouillir pendant quinze heures , ayant de l'eau chaude pour remplir à mesure qu'elle s'évaporera. Au bout de quinze heures on retirera le sac , et on le fera sécher à chaleur lente, jusqu'à ce que la farine soit tout-à-fait sèche; pour lors on coupe le sac, et on trouve une masse dure, en forme de pain de sucre, qu'on garde en lieu sec, pour s'en servir de la manière suivante. On rape environ une cuillerée de cette farine, pour en faire une bouillie claire avec un demisetier de lait de vache, dans laquelle on met le poids d'un gros de sucre rosat. On prend cette bouillie en se couchant au lieu de souper, ou du moins quatre heures après avoir soupé. On en continue l'usage pendant trois ou quatre mois.

Les pulmoniques, les étiques et les asthmatiques peuvent s'assurer que cet aliment médicamenteux est un souverain remède pour adoucir la masse du sang par une digestion fort aisée, et pour tempérer les ardeurs de la poitrine qui se rétablit par ce moyen, quelque faible et altérée qu'elle puisse être.

Prenez des feuilles de pulmonaire, d'ache et de véronique mâle rampante, de chacune une poignée, faites-les bouillir dans trois pintes d'eau, à la réduction du tiers; passez par un linge, et mêlez dans la colature une livre de bon miel blanc. Prenez un verre de cette liqueur le matin à jeun, et autant trois heures après le dîner, et continuez jusqu'à quarante jours, s'il est besoin.

Incorporez bien de l'herbe de pas-d'âne, hachée avec du lard et le jaune d'un œuf frais, faites-les bouillir ensemble dans une poêle, et en mangez neuf ou dix matins de suite à jeun, vous en verrez l'effet pour la pulmonie, la phthisie ou maigreur, et le crachement de sang.

On a guéri quelques phthisiques en appliquant aux bras et sur la poitrine plusieurs cautères.

Tout récemment un médecin de Bordeaux a cité un grand nombre de faits desquels il résulte que l'huile de foie de morue est très-bonne aux phthisiques. On en prend d'abord une cuillerée à bouche par jour, et graduellement on va jusqu'à **3** et **4** cuillerées. A défaut d'huile de foie de morue, qui coûte cher, on peut se servir avec avantage d'*huile de poisson*.

§ 20. *Asphyxie*.

On appelle asphyxie la suspension des phénomènes de la respiration, et par suite celle des fonctions du cerveau, du cœur et de tous les autres organes.

On distingue plusieurs espèces d'asphyxie :

1° L'asphyxie par des gaz non respirables (vapeurs du charbon, des fours à chaux, des cuves de raisins, des liquides en fermentation, des mines de charbon, acide carbonique, oxide de carbone).

2° L'asphyxie par des gaz délétères (gaz des fosses d'aisance, des puisards, des égoûts, acide hydro-sulfurique).

3° L'asphyxie par privation d'air (submersion, strangulation).

4° L'asphyxie par défaut d'action des muscles de la poitrine (froid, chaleur, foudre).

SECOURS A DONNER AUX PERSONNES ASPHYXIÉES (1).

1° *Asphyxie par les gaz non respirables.*

Les personnes asphyxiées par *la vapeur du char-bon,* par *celle des fours à chaux, des cuves de rai-sin, des vins ou autres liquides en fermentation ;* par *celle des marais, des mines de charbon,* ou *enfin par l'acide carbonique et le gaz oxyde de carbone,* seront d'abord soustraites à la cause qui aura produit l'asphyxie ; puis, s'étant assuré que la mort n'est pas réelle, on exposera le sujet au grand air ; on le déshabillera, ou du moins on fera en sorte qu'aucune partie de son corps, surtout la poitrine, ne soit comprimée par les vêtements. On placera le corps sur un lit ou sur tout autre plan incliné, garni, soit d'un matelas, soit d'une couverture de laine, d'une boîte de paille ou de foin ; on aura soin que la tête et la poitrine soient un peu plus élevées que le reste du corps. On éloignera toutes les personnes inutiles. On aspergera le visage et la poitrine avec de l'eau vinaigrée froide ; on frictionnera le corps, sur-tout l'épigastre et le bas ventre, avec des mor-ceaux de flanelle imbibés de liqueurs alcooli-

(1) Extrait du *Formulaire des médecins-praticiens,* par M. Foy.

ques et aromatiques, telles que l'eau-de-vie
camphrée, l'eau de Cologne (alcoolat de citron),
l'eau des Carmes (alcoolat de mélisse composé),
etc. Quelques minutes après (4 ou 5) on essuie-
ra les parties mouillées avec des serviettes chaudes, et on fera de nouvelles frictions. On irritera
la plante des pieds, la paume des mains et tout
le trajet de la colonne vertébrale, avec une forte
brosse de crin.

On fera respirer, avec précaution, du gaz acide sulfureux, en dirigeant dans le nez les vapeurs
d'une allumette enflammée et en soulevant un
peu la tête du malade ; le gaz ammoniacal, la vapeur du vinaigre ou de l'alcool, peuvent être
également employés. On irritera l'intérieur des
narines avec les barbes d'une plume ou un autre corps léger; on cherchera à faire avaler, à
l'aide d'une sonde de gomme élastique introduite
dans l'œsophage, quelques cuillerées d'eau vinaigrée (vinaigre 1 partie, eau 3), ou bien l'on administrera un premier lavement d'eau froide également, contenant en solution 2 ou 3 onces de
sel de cuisine et 1 once de sel d'Epsom (sulfate
de magnésie). On insufflera de l'air dans les poumons, soit avec la bouche, soit avec le soufflet
de Gorcy, la canule de Pia, le tube laryngien de
Chaussier, la sonde laryngienne, etc. ; on préfère généralement ce dernier moyen qui fournit
un air plus pur et qui est moins répugnant. Cette
insufflation doit être faite doucement; car cette

opération, si salutaire en elle-même, pratiquée sans intelligence, avec force, peut devenir funeste.

Insufflation de l'air dans les poumons. — La base de la langue étant déprimée avec le doigt indicateur de la main gauche, on place dans le larynx la petite extrémité du tube laryngien de Chaussier (nous supposons qu'on ait fait choix de celui-là), en ayant la précaution de bien poser sur l'ouverture du larynx la tranche de peau de buffle ou d'agaric; on place dans sa bouche l'autre extrémité du tube, et on aspire les mucosités qui peuvent être dans les bronches. Cette première indication étant remplie, on adapte à l'extrémité buccale du tube une vessie remplie d'air ou un petit soufflet; on pousse de l'air peu à peu et par saccade de manière à imiter la respiration; en même temps on pratique des frictions sur le ventre et sur la poitrine avec un morceau de drap ou de flanelle.

Si l'on n'a pas à sa disposition le tube laryngien dont nous venons de parler; si l'on ne peut, à l'aide de leviers en buis ou en ivoire, parvenir à écarter les mâchoires du malade, on insuffle de l'air dans les poumons à l'aide d'une sonde en gomme élastique que l'on introduit par le nez dans le larynx; enfin si l'épiglotte est tellement appliquée sur le larynx qu'il soit impossible de la relever en tirant la langue en avant et l'abaissant à sa base, on fait une incision à la trachée-artère. Tous ces moyens échouentils, le sujet est-il plongé dans l'assoupissement, ses yeux sont-ils saillants, ses lèvres gonflées, son visage rouge, on pratiquera une saignée du pied, ou mieux de la jugulaire.

Le sujet est-il revenu à lui-même, on le place dans un lit chaud, dans un appartement vaste et aéré, dont les fenêtres sont ouvertes ; on ne laisse auprès de lui que les personnes absolument nécessaires. On administre quelques cuillerées de vin de Malaga, d'Alicante, de Madère, etc., ou de vin chaud sucré, d'eau distillée aromatique ou de potion éthérée. Quelques tasses d'eau émétisée sont données, si des envies de vomir se manifestent ; mais il vaut mieux avoir recours à un lavement purgatif et irritant, préparé avec le sel de cuisine et le sel d'Epsom.

Nota.—Tous ces secours dont l'ensemble tend 1° à rétablir la respiration, la circulation et la chaleur ; 2° à réveiller l'action nerveuse, la sensibilité et l'irritabilité de l'estomac et des intestins, doivent être administrés avec promptitude et continués pendant plusieurs heures. On a vu des asphyxiés n'être rappelés à la vie qu'après 5 ou 6 heures de soins continuels. Parmi les moyens propres à rétablir l'irritabilité et la sensibilité des intestins, tels que la fumée de tabac, les vapeurs des plantes aromatiques, le gaz acide carbonique, l'air chaud, les lavements purgatifs, etc., dirigés dans le rectum, le premier, le tabac, encore conseillé par quelques médecins, est rejeté par le plus grand nombre à cause de ses effets narcotico-âcres. Toutefois cette substance peut être conservée dans les boîtes de secours, et employée dans les cas seulement où les autres moyens auront échoués.

2° *Asphyxie par le gaz des fosses d'aisances, des puisards, des égoûts.*

Contre cette asphyxie on aura recours au grand air, aux aspersions avec l'eau vinaigrée, aux frictions sèches, à l'inspiration du chlore, à l'émétique, à l'ipécacuanha ou à une petite tasse d'huile, pour chasser de l'estomac les matières que le malade aura pu avaler; à une ou deux saignées du bras (proportionnées à la force du sujet), si les moyens ci-dessus sont insuffisants et les battements du cœur désordonnés; au bain froid, aux antispasmodiques, pour calmer les accidents nerveux; enfin aux frictions sur tout le corps, aux sinapismes sur les extrémités, etc., si le malade reste sans connaissance, sans mouvement.

3° *Asphyxie par submersion, ou noyés.*

C'est ici qu'il faut se hâter d'apporter les secours de l'art, et les continuer, quelque peu nombreuses que soient les chances du succès; car on a vu des noyés revenir à la vie après être restés assez longtemps sous l'eau, et sept ou huit heures après en avoir été retirés. Si rien ne s'y oppose, on commencera le traitement sur le bord

du rivage; dans le cas contraire, on placera le
corps avec précaution et sans secousse sur un
brancard ou sur une civière, ou bien encore
sur les mains jointes de deux ou quatre personnes et on le transportera, placé sur le côté droit,
la tête un peu élevée, dans l'endroit le plus
proche et le plus convenable. Là, on enlève les
habits du noyé, s'il en est couvert, en les cou-
pant avec des ciseaux pour ne pas perdre de
temps; on le revêt d'une chemise et d'un bonnet de laine; on le couche autant que possible
et toujours sur le côté droit, la tête un peu haute, sur un lit plutôt un peu élevé (pour la com-
modité des secouristes) que bas, garni d'un matelas et modérément chaud; on débarrasse la
bouche du mucus et des autres corps étrangers,
en tenant la tête un peu penchée et les mâchoires écartées; on s'assure de l'état de la surface du
corps et si une blessure mortelle n'a pas été reçue,
ce qui rendrait inutile toute tentative propre à rappeler le sujet à la vie. La mort n'étant qu'apparente, on aspire les liquides contenus dans la
tranchée et dans les bronches à l'aide d'une
petite seringue garnie d'une canule en gomme
élastique, que l'on introduit dans l'une des narines, tandis que l'on ferme l'autre et l'ouverture de la bouche. On fait respirer des odeurs
fortes; on réchauffe lentement et progressivement le malade en promenant sur les diverses
parties du corps des vessies pleines d'eau

chaude, un fer à repasser échauffé ou une bassi-noire également échauffée, des sachets remplis de cendres chaudes; en plaçant une brique chaude sur les pieds, aux aines, au creux des aisselles; en pratiquant d'abord des frictions sèches, puis des frictions avec des liqueurs alcooliques, éthérées, camphrées ou alcalinées; on exerce encore de légères compressions alternativement sur la poitrine et sur le bas-ventre, afin de simuler les mouvements du thorax pendant la respiration naturelle. On titille les fosses nasales et le gosier avec une longue plume sèche ou imbibée d'alcali volatil affaibli, et on fait quelquefois pénétrer cette dernière dans le pharynx pour étendre l'irritation dans toute l'étendue de ce conduit et jusqu'à l'estomac.

On insuffle de l'air dans les poumons; on donne un lavement purgatif; et, si l'état du noyé ne s'améliore pas, on applique quelques moxas sur le creux de l'estomac, sur les cuisses et sur les bras.

Le sujet revient-il à lui, la déglutition est-elle rétablie, on administre toutes les cinq minutes une cuillerée d'un liquide diffusible quelconque. Dans le cas contraire, c'est-à-dire, si le noyé, loin de se rétablir, reste sans connaissance; si le visage est rouge, violet ou noir; si les yeux sont étincelants; si, en un mot, il y a tous les signes d'une congestion cérébrale, une contusion ou une fracture à la tête, et que les membres soient flexibles et chauds, on pratique une saignée au bras, ou mieux à la jugulaire : cette saignée ne doit pas être faite si le corps est froid et si les membres sont raides.

Si les boissons que l'on a pu faire prendre au malade donnent lieu à des envies de vomir ; si la langue est chargée, la bouche pâteuse, l'estomac rempli d'aliments, on facilite les vomissements à l'aide de 2 ou 3 grains d'émétique dissous dans un verre d'eau chaude. Si au contraire les médicaments procurent des selles, on donne quelques cuillerées de vin chaud. Enfin, on n'abandonne le malade que lorsqu'il n'y a plus d'espoir de le rappeler à la vie ; et, je le répète, sept ou huit heures de soins assidus sont quelquefois nécessaires.

Le galvanisme, l'électricité[1], le magnétisme, l'électro-puncture, l'urtication, la flagellation, l'ustion même, ont encore été mis en usage avec succès chez les noyés.

4° *Asphyxie par strangulation , ou pendus.*

On se comportera à peu près comme nous venons de le dire pour les noyés ; seulement il est inutile de réchauffer le corps, à moins qu'il ne soit pendu depuis longtemps et tout-à-fait refroidi : on coupera le lien qui aura servi à la pendaison, on desserrera le nœud et on pratiquera une saignée du pied ou mieux de la jugulaire, à cause de l'engorgement des vaisseaux du cerveau déterminé par la pression du cou.

5° *Asphyxie par le froid.*

Après avoir transporté le malade enveloppé dans une couverture et la tête découverte, du lieu où il a été trouvé, dans l'endroit où il peut être soigné, on se hâte de le réchauffer, mais lentement et par degrés : pour cela, on le déshabille, on le plonge dans la neige ou dans de l'eau très-froide, dont on élève peu à peu la température par de l'eau dégourdie, puis moins froide et enfin tiède.

Le malade ainsi placé dans un bain, on le frictionne depuis le ventre jusqu'aux extrémités ; on lui fait des aspersions d'eau sur le visage, on chatouille les lèvres et l'intérieur des narines avec un corps léger ; on insuffle de l'air dans les poumons, et on fait respirer des odeurs fortes.

Une fois que le corps commence à se réchauffer, on place le malade dans un lit bien sec, mais non bassiné ; on administre un lavement irritant : on donne des boissons acidulées, aussitôt que la déglutition est possible, et des aliments quand le sujet est complètement rétabli.

Nota. — Quand la congélation n'est que partielle, c'est-à-dire quand les membres seuls ont été gelés ou menacent de l'être, on a recours au même traitement qu'on localise ; ainsi on ne plonge dans le bain, on ne frictionne que les parties malades, et on donne des sudorifiques à l'intérieur.

6° *Asphyxie par la chaleur.*

Placer le sujet dans un lieu frais, le déshabiller, couper tous les liens qui peuvent gêner la circulation du sang, donner des limonades végétales, un lavement d'eau salée, appliquer quelques sangsues sur les régions temporales; faire une saignée du pied ou mieux de la jugulaire, si la respiration est comme anéantie, etc. (Voyez *Asphyxie par le charbon.*) Tels sont les moyens à l'aide desquels on doit espérer sauver l'asphyxié par la chaleur.

7° *Asphyxie par la foudre.*

La foudre anéantit souvent avec une promptitude effrayante toutes les fonctions de la vie; quelquefois heureusement elle se borne à suspendre les phénomènes de la respiration et les mouvements volontaires.

Dans ces derniers cas, il faut se hâter de faire des frictions excitantes sur toute la surface du corps, de plonger ensuite le malade dans un bain, de le soumettre à l'action d'une machine électrique si l'on peut s'en procurer une, d'insuffler de l'air respirable dans les poumons et de donner un lavement purgatif.

8° *Asphyxie des nouveaux-nés.*

Voyez *Maladie des enfants.*

CHAPITRE XIII.

MALADIES DES PAROIS DE LA POITRINE.

§ 1. *Plaies de poitrine.*

La première chose à faire chez un individu qui a reçu une blessure dans la poitrine, consiste à pratiquer l'extraction des corps étrangers qui peuvent se trouver dans la plaie. Cette extraction une fois pratiquée, on rapproche les bords de la plaie à l'aide de bandelettes agglutinatives et on applique autour de la poitrine un bandage de corps pour maintenir en place le pansement, puis on met le malade à la diète et on le condamne à un repos absolu.

Que la plaie intéresse seulement les parties extérieures ou qu'elle pénètre dans la cavité de la poitrine, la conduite à tenir est la même. Il ne faut pas, sous prétexte que le sang qui s'est épanché comprime le poumon, ouvrir la plaie et donner issue à ce liquide. Qu'il y ait hémorrhagie ou non, la prudence exige qu'on bouche hermétiquement l'ouverture faite à la poitrine et qu'on empêche l'air de pénétrer dans sa cavité.

L'emplâtre d'André de la Croix, dont voici la

composition, convient pour consolider ou hâter la cicatrice d'une plaie de poitrine.

Prenez douze onces de résine de pin, quatre onces de gomme élémi, deux onces de térébenthine de Venise, autant d'huile de laurier. Après avoir brisé la résine et la gomme élémi, les avoir fait fondre ensemble sur un feu doux, et y avoir ajouté la térébenthine et l'huile de laurier en remuant sans cesse, passez à travers une toile pour séparer les ordures qui pourraient y être mêlées ; laissez refroidir l'emplâtre, coulez-le dans un pot vernissé, et conservez-le pour l'usage.

Pour se servir de cet emplâtre, on l'étend sur de la peau ; on en couvre la plaie, on fait une ouverture au milieu pour donner un libre passage aux matières.

L'eau miellée, composée de deux parties d'eau de rivière, et d'une partie de miel, prise en breuvage, ou injectée dans la plaie (quand cette injection ne présente pas de dangers), convient dans les plaies de poitrine.

Voyez ce que nous avons dit des *plaies de l'abdomen.*

§ 2 *Contusion de la poitrine.*

Quand on a reçu une contusion sur la poitrine il faut appliquer sur la partie qui est le siége du mal une compresse trempée dans un mélange fait à parties égales d'eau froide et de teinture d'arnica, qu'on renouvellera dès qu'elle se sera réchauffée.

A défaut de teinture d'arnica on peut se servir d'eau de boule de Nancy, d'eau blanche, d'alcoolat vulnéraire.

Il faut avoir soin en outre de porter un bandage de corps assez fortement serré. On fait ce bandage avec un mouchoir ou une serviette dont on entoure la poitrine. Ce moyen soulage beaucoup les douleurs, quelquefois très-vives, qui suivent les contusions de la poitrine, douleurs qui s'exaspèrent sensiblement pendant les mouvements d'inspiration et d'expiration.

§ 3. *Fracture de côtes.*

Ces fractures comme toutes les autres exigent impérieusement la présence d'un chirurgien pour pour mettre les fragments dans de bons rapports. En attendant l'arrivée du chirurgien, il convient de mettre le malade au lit, de le faire coucher sur le côté sain, d'appliquer sur le lieu correspondant à la fracture des compresses trempées dans l'eau de Goulard ou la teinture d'arnica, et de rendre immobiles les côtes avec un bandage de corps fait suivant les précautions indiquées dans l'article précédent.

§ 4. *Carie des côtes.*

Cette maladie est presque toujours le résultat

d'un vice interne ; en conséquence il convient non seulement d'appliquer des remèdes locaux sur le siège du mal, mais encore de donner des remèdes intérieurs pour améliorer la santé générale.

Les remèdes locaux que l'expérience a démontré être les meilleurs dans ces cas, sont des compresses trempées dans le baume du Commandeur, la poudre d'euphorbe mélangée avec de l'aloès, la décoction de suie, le vin aromatique, la bonne eau-de-vie.

Les remèdes intérieurs sont: l'huile de poisson à la dose de deux cuillerées à bouche par jour; l'iodure de potassium (50 centigrammes par jour) dans un demi litre de tisane de saponaire; la décoction de salsepareille, l'infusion de douce amère, de houblon, les eaux sulfureuses.

CHAPITRE XIV.

MALADIES DES SEINS.

Les seins ayant des rapports directs, sous le rapport de leur siége, avec les parois de la poitrine, nous pensons qu'il est naturel de placer ici les maladies de ces organes.

§ I. *Inflammation du sein.*

Recouvrir le sein malade de cataplasmes préparés avec la farine de graine de lin ou bien avec du riz cuit dans du lait. Ces cataplasmes seront arrosés d'eau blanche laudanisée, ou bien encore de baume tranquille.

On appliquera autour de la poitrine un mouchoir pour soutenir convenablement le sein.

La femme se tiendra couchée sur le côté droit si c'est le sein gauche qui est malade, et *vice versâ.* — Si les deux seins sont enflammés, elle devra se coucher à plat sur le dos.

Quelquefois l'inflammation du sein est très-intense et alors elle nécessite l'emploi d'une dizaine de sangsues autour de l'organe.

On peut éviter l'emploi des sangsues en faisant matin et soir des onctions sur le sein avec gros comme une noisette de graisse mercurielle Cette graisse est très-résolutive.

Prenez une bonne quantité de feuilles d'agrimoine, de mauve, guimauve et séneçon ; cuisez-les dans suffisante quantité d'eau, et à une livre de ce cataplasme mettez deux onces de graisse de porc et autant de beurre frais, mêlez le tout ensemble et étendez-le sur des étoupes pour l'appliquer sur le mal ; renouvelez deux fois et vous verrez un très-bon effet. Ce cataplasme empêche les mamelles de suppurer.

Le cataplasme de farine de fèves cuite dans l'oxycrat et remué souvent, parce qu'il se dessèche en peu de temps, a ôté, dit Rivière, en 12 heures l'inflammation à une mamelle, et en peu de jours a dissipé une tumeur qui était avec tension et pulsations.

En même temps qu'on applique des remèdes locaux il faut donner à l'intérieur, pour abattre la fièvre, de la tisane d'orge, de chiendent et de racines de guimauve, et faire prendre à la malade des lavements laxatifs préparés avec la décoction de son et de graines de lin, à laquelle on ajoute 60 grammes de miel mercuriale ou d'huile fraîche de ricin.

§ 2. *Engorgement laiteux du sein. — Poil.*

Dans cet engorgement qu'on observe assez souvent chez les nouvelles accouchées, soit par ce que le lait ne s'écoule pas librement à l'intérieur, soit parce que la femme a été soumise imprudemment à l'impression du froid, il faut commencer par mettre la malade à la diète, à l'usage des boissons chaudes et capables de provoquer la transpiration, comme les infusions de tilleul, de bourrache, de fleurs de sureau et enfin à l'usage des lavements laxatifs préparés avec la décoction de racines de guimauve à laqu'elle on ajoute 30 grammes de sel d'Epsom, ou bien 60 grammes d'huile d'olives. Ces moyens ont la propriété de diminuer la sécrétion du lait.

S'il y a une grande quantité de lait accumulé dans la mamelle, le meilleur moyen pour diminuer l'engorgement et éviter la suppuration consiste à faire téter la femme soit par son mari, soit par un enfant robuste, soit par un petit chien.

Quelquefois la succion est insuffisante ou trop douloureuse pour être continuée. Dans ces cas on couvre le sein malade d'une peau de cygne ou d'agneau : de plus on fait des onctions très-douces avec de l'axonge ou du beurre frais.

Si l'engorgement n'est pas accompagné de douleur on se trouve bien de recouvrir le sein d'un cataplasme préparé avec du cerfeuil haché, ou bien d'un cataplasme de farine de riz, enduit d'onguent mercuriel.

Le célèbre chirurgien Boyer conseillait dans

ces cas de faire des frictions avec un liniment volatif additionné de jaunes d'œufs.

M. Velpeau conseille le mélange suivant : camphre 2 grammes (1/2 gros), ammoniaque liquide, 4 grammes (1 gros), jaune d'œufs 30 grammes (1 once). Ce mélange s'emploie en frictions douces répétées matin et soir.

Si les deux seins sont affectés de poil, il est évident que la femme ne doit pas nourrir.

Une femme en couche, attaquée d'une tumeur fort dure à la mamelle par le caillement du lait, après s'être servie inutilement de divers remèdes, fut guérie, dit Rivière, en prenant un gros de la poudre de cloportes, lavée dans du vin blanc, puis séchée au soleil et prise dans un bouillon pendant trois jours.

§ 3. *Contusion du sein.*

Il faut surveiller avec le plus grand soin la marche de ces contusions, parce qu'elles peuvent devenir l'origine de tumeurs mauvaises.

Quand une femme a reçu un coup sur le sein, elle doit, si le coup est léger, appliquer sur le sein une compresse trempée dans de la teinture d'arnica étendue de deux fois son volume d'eau, ou bien dans de l'eau blanche additionnée de laudanum.

Si la douleur est très-vive, il faut appliquer quelques sangsues autour du sein, mettre sur le siège du mal des cataplasmes de roses de Provins, arrosés d'huile de morphine.

Broyez ensemble des feuilles d'artichaut et du sucre, appliquez ce mélange sur le mal ; renouvellez-le au bout de deux jours et vous obtiendrez une guérison rapide.

Les meurtrissures du sein cèdent encore très-vite à l'application d'un cataplasme préparé avec du persil bien pilé avec du sel et arrosé d'eau-de-vie.

§ 4. *Douleurs dans les seins.*

Il y a des femmes qui éprouvent dans les seins des douleurs extrêmement vives et lancinantes sans qu'il y ait aucune trace de tumeur ou d'inflammation.

Pour faire disparaître ces douleurs on graisse trois fois par jour le sein malade avec la pommade suivante : axonge, 30 grammes (I once) extrait de belladone et de datura stramonium, de chacun 5 grammes. Chaque fois on laisse en place une couche de la pommade.

Prenez des feuilles de jusquiame, mettez-les dans du beurre frais, enveloppez-les dans des feuilles de chou, faites les cuire sous la braise, puis appliquez-les sur le sein douloureux en forme de cataplasme.

Si la douleur est rebelle à l'emploi des moyens qui précèdent, appliquez un vésicatoire volant sur le siège du mal.

14

§ 5. *Glandes dans le sein.*

Portez habituellement sur le sein une peau de cygne, ou à défaut une ouate de coton cardé.

Faites trois fois par jour de douces onctions avec le liniment suivant : sel de saturne, 4 grammes ; huile d'olives et de camomille, de chacun 30 grammes; laudanum, 2 grammes.

On a vu quelquefois des glandes disparaître après l'application d'un emplâtre de ciguë renouvelé tous les huit jours.

L'hydriodate de potasse est un bon résolutif de ces tumeurs ; mais il faut l'employer avec prudence.

La meilleure manière de s'en servir consiste d'une part à faire matin et soir des frictions sur la glande avec gros comme une noisette d'une pommade composée avec : axonge, 30 grammes (I once); hydriodate de potasse, 2 grammes (1/2 gros); et d'une autre part à faire boire à la malade, chaque jour entre les repas , un demi-litre d'infusion légère de douce amère , dans laquelle on aura fait dissoudre 25 centigrammes (5 grains) du même sel.

La compression faite sur la tumeur avec des rondelles d'agaric est un excellent adjuvant pour faire fondre ces tumeurs.

Enfin un autre moyen résolutif auquel M. Canquoin assure devoir plusieurs moyens, consiste à mélanger par parties égales de fleurs de sureau, des capsules de camomille romaine et des pétales de coquelicot pulvérisés , et à en faire des sachets qu'on fait chauffer sur la cendre entre deux vases, avant de s'en servir, et dont on enveloppe le sein malade. On renouvelle ces sachets trois fois par jour.

§ 6. *Squirrhe ou cancer du sein.*

Le squirrhe ou cancer est une tumeur maligne, ronde, inégale, accompagnée souvent de veines bleuâtres et de douleurs lancinantes , produites par un vice interne, ne guérissant jamais quand on l'abandonne à elle-même , et ayant pour caractères spéciaux de s'accroître indéfiniment, de s'exaspérer par les irritants de toute espèce et de se reproduire fréquemment après qu'on les a enlevés.

Voici les moyens que l'expérience a démontré être le plus souvent efficaces contre cette terrible maladie.

Si la tumeur succède à une inflammation du sein produite par un coup, et qu'il y ait de vives douleurs accompagnées de chaleur, il sera convenable d'appliquer quelques sangsues autour du sein.

On appliquera ensuite sur le sein du fromage nouveau dissous et mêlé avec de l'eau de morelle et de plaintain.

Dans ces dernières années un célèbre praticien de Paris , M. Récamier, a cité des cas de cancer guéris par là simple compression du sein malade avec des rondelles d'agaric et des bandes faisant le tour du corps. Ce moyen convient surtout quand la tumeur est unique et bien isolée. Pour réussir il faut qu'il soit appliqué d'une manière très-exacte et méthodique.

On a souvent employé avec succès contre les cancers du sein les préparations de ciguë. Il faut les employer simultanément à l'extérieur et à l'intérieur. On enveloppe le sein malade d'un cataplasme préparé avec des ciguës fraîches préalablement hachées, qu'on renouvelle tous les jours, et tous les soirs en se couchant on prend une pilule contenant 10 centigrammes (2 grains) d'extrait de ciguë et 5 centigrammes (1 grain) d'extrait de jusquiame.

Les cataplasmes de pulpe de carotte jaune, qui jouissent d'une grande vogue dans le public, n'ont aucune efficacité.

Corvisart, médecin de Napoléon, traitait ainsi les cancers : il faisait prendre le matin à jeun, 3 onces de suc exprimé de chicorée, de cerfeuil, de cresson et de laitue, mélangé avec la même quantité de petit lait clarifié. Tous les quatre ou cinq jours on augmentait d'une demi-once le suc d'herbes, jusqu'à six onces, la proportion du petit lait restant la même. On en suspendait l'usage vers les grandes chaleurs de l'été, pour les reprendre à l'automne. Pendant tout le temps de cette administration, le malade prenait deux bains tièdes par semaine ; et chaque jour avant le dîner , deux à trois pilules contenant chacune six grains de savon médicinal, et un quart de grain d'aloès. — On buvait aux repas qui devaient être légers , du vin coupé avec trois quarts d'eau de chiendent. Dès le commencement du traitement , un cautère était établi au bras du côté affecté ; et en le supprimant, au bout d'une année , terme moyen , les malades étaient purgés, deux fois , à huit jours d'intervalle , avec le minoratif suivant :

<pre>
    follicules de séné   . .   8 grammes.
    manne en larmes   . . 45 grammes.
    sel de Glauber   .   .   .   4 grammes.
    sel d'Epsom .   .   .   . 12 grammes.
    sirop de chicorée   . . 30 grammes.
</pre>

A prendre en deux fois dans un verre de décoction de chicorée.

M. Martinet, curé de Poulaines, assure avoir guéri plusieurs cancers occultes par l'usage tant interne qu'externe d'ammoniaque liquide étendue d'eau. A l'intérieur il faisait prendre dans un verre d'eau fraîche quelques gouttes de cet alcali, dont il répétait cinq ou six fois la dose pour le courant de la journée ; de plus il appliquait localement des compresses imbibées de la même solution, mais plus concentrée.

Les vers de terre pilés et incorporés, dans un mortier de plomb, avec l'eau de morelle, ou la décoction de plantain , et un peu de sel de saturne, sont d'un grand effet, ainsi que le fromage tout frais mêlé avec de la poudre d'écrevisses.

Appliquez de douze en douze heures, sur la tumeur, des feuilles de douce-amère, après les avoir pilées dans un mortier de plomb.

Les feuilles de marrube blanc bouillies dans du vin blanc et un peu de sel peuvent être appliquées en fomentations sur les cancers ulcérés.

Il est dit dans les éphémérides de Leipsick que le jus de grande éclaire, appliqué avec de la charpie, guérit les cancers.

Un cataplasme fait avec de la farine, de la bière et un peu d'eau, peut arrêter les progrès d'un cancer ulcéré ; on en dit autant de la farine de seigle et du baume fait avec l'huile d'olives et le tabac à feuilles tondes ; mais, nous le répétons, l'opération seule offre quelque chance de guérison ; encore faut-il que le malade n'ait pas trop attendu.

Quand on s'aperçoit que les remèdes fondants ne produisent aucun effet et que au contraire le mal fait toujours des progrès, malgré leur emploi, il faut avoir le courage de se décider à l'opération, c'est-à-dire l'extirpation de la tumeur. Il ne faut pas attendre pour prendre ce parti que le cancer soit largement ulcéré, car alors l'opération elle-même ne suffit plus pour détruire le germe du mal.

§ 7. *Gerçures du bout des seins.*

Prenez 30 grammes de cire, 60 grammes de beurre frais et 120 grammes de vin rouge, faites bouillir le tout ensemble pendant demi-heure.

Cet onguent est très-utile contre les gerçures des seins.

La poudre de gomme adragant mise sur l'écorchure, est un remède assuré.

L'onguent rosat est bon aux fentes et aux crevasses des mamelles, aussi bien que les feuilles de lierre terrestre broyées et appliquées.

On applique aussi avec succès les feuilles de pied-de-pigeon, espèce de *géranium*, après les avoir froissées entre les doigts, ou de coton trempé dans le jus de cette herbe.

Il faut laver le bout de la mamelle qui est écorché, avec du vin, puis le poudrer de sucre fin.

On peut encore se servir avec avantage de pommade de concombres, du beurre de cacao, d'onguent populéum.

Tout récemment on a découvert qu'un moyen très-sûr et-très rapide pour guérir ces gerçures consiste à faire des onctions ser le mamelon avec la pommade suivante; oxyde de zinc, 2 grammes, laudanum, 1 gramme; axonge, 30 grammes.

L'allaitement exaspère vivement les douleurs produites par ces gerçures. Il est donc nécessaire quand la femme allaite, de faire tèter son enfant à l'aide d'un *bout de sein* artificiel. Aujourd'hui on en trouve de très-commodes chez tous les bons pharmaciens.

§ 8. *Croûtes au bout du sein.*

On commence par faire tomber ces croûtes avec de petits cataplasmes de farine de lin, puis on applique sur la partie excoriée une couche soit des remèdes prescrits dans le précédent paragraphe, soit de la pommade suivante : axonge, 40 grammes ; précipité blanc, 4 grammes. — Ce dernier moyen a été souvent expérimenté par M. Velpeau qui s'en est très-bien trouvé.

§ 9. *Mamelon trop aplati.*

Quand le mamelon est trop court et trop plat l'allaitement devient très-difficile, quelquefois même impossible.

On peut remédier à cet inconvénient en appliquant sur le mamelon de petites ventouses sèches, deux fois par jour. On fait le vide dans la ventouse soit à l'aide d'une pompe, soit, ce qui est plus simple, en faisant brûler dans son intérieur un petit morceau de papier. A mesure que le vide s'opère, on voit le bout du sein se gonfler, s'allonger et faire saillie dans la ventouse.

On peut encore arriver au même résultat à l'aide d'une pipe. On l'applique sur le mamelon, et on aspire par le tuyau. Cette aspiration prolongée pendant un instant fait également le vide dans l'intérieur de la pipe et allonge le mamelon.

Avant d'employer ces moyens mécaniques qui sont toujours plus ou moins incommodes, il faut commencer par enduire les bouts du sein de bon miel. On a vu des femmes qui étaient sur le point de renoncer à l'allaitement sous prétexte qu'elles n'avaient pas les bouts de sein convenablement longs, pouvoir donner à téter dès qu'elles eurent recours à ces onctions de miel.

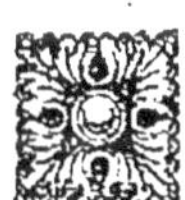

CHAPITRE XV.

MALADIES DES ORGANES DE LA CIRCULATION.

§ 1. *Palpitations de cœur.*

Quand ces palpitations existent chez un homme jeune, fort et sanguin, le meilleur de tous les remèdes consiste à faire pratiquer une saignée du bras.

Quand au contraire elles existent chez une personne faible et nerveuse, il faut s'abstenir des saignées, car, dans ces cas, plus on saigne plus on augmente les palpitations.—Ce qui convient alors de faire, c'est : 1° de prendre trois fois par jour une infusion de tilleul et de feuilles d'oranger, à laquelle on ajoute de 5 à 8 gouttes de teinture éthérée de digitale, et d'autant d'eau de laurier-cerise; 2° d'appliquer sur la région du cœur un emplâtre d'extrait de belladone; 3° de boire chaque jour un demi-litre de tisane de racines de fraisier ou de pariétaire qui augmente la sécrétion urinaire ; 4° de s'abstenir avec le plus grand soin de tous les excitants et surtout du café, du thé et des liqueurs alcooliques;

3° d'éviter autant que possible les émotions pénibles, et les excès d'études.

Le sirop de pointes d'asperges est aussi un
bon remède contre les palpitations de cœur. Le
docteur Broussais qui l'employait très-souvent,
en a retiré chez un grand nombre de malades,
de très-heureux résultats.

Les jeunes filles qui sont affectées de *pâles
couleurs* ont souvent de violentes palpitations de
cœur. Ce moyen le plus assuré pour les faire
disparaître, est l'usage des préparations ferrugineuses. (Voyez *Pâles couleurs*).

Flairez fréquemment des clous de girofle. Usez
de temps en temps de la décoction aqueuse d'a-
gripaume.

Appliquez à la région du cœur, un cataplasme de pain détrempé en bon vin, ajouter
poudre de roses, de marjolaine, de noix muscades et de girofle.

Faites un breuvage avec deux onces de jus de
buglose ou de bourrache, clarifié au feu, et
deux gros de sucre blanc, mêlés ensemble, et
buvez le tiède chaque soir en vous couchant.

Portez demi-once de camphre pendu au cou,
enveloppé dans un morceau de taffetas cramoisi.

On emplit un sachet de mélisse verte, ou avec
partie égale de fleurs de bourrache ; on le trempe
dans de l'eau rose et du vinaigre, et on l'applique sur le cœur ; ce qui ne manque point de
réussir.

§ 2. *Anévrisme du cœur.*

Cette maladie très-difficile à guérir quand elle n'est pas bien traitée dès son début exige impé-rieusement les soins d'un médecin.

Tout ce que nous devons dire ici , c'est que les personnes qui sont menacées de cette affection doivent suivre un régime très-sévère , ne jamais boire de café, de thé, de liqueurs, même de vin, à moins qu'il ne soit étendu de 5 ou 6 fois son volume d'eau , manger peu et se nourrir princi-palement de végétaux, à moins que la maladie ne soit déjà très-ancienne et qu'elle ne soit ac-compagnée d'une grande faiblesse ; vivre dans un repos aussi complet que possible ; éviter les grandes courses , les travaux pénibles ; habiter un rez-de-chaussée on un premier étage, etc.

Les accès de colère, les passions concentrées, les émotions sont contraires à ceux qui ont un anévrisme du cœur.

§ 3. *Abondance trop grande de sang dans le système sanguin.* — *Pléthore.*

La pléthore est caractérisée par la rougeur de la peau , le gonflement des vaisseaux les plus su-perficiels, la dureté du pouls, une augmentation incommode de chaleur, la pesanteur de tête , la rougeur des yeux et de la face.

Les individus qui sont dans cet état doivent se faire saigner, ou bien appliquer des sangsues à l'anus.

Ils doivent en outre se mettre à l'usage des boissons délayantes, comme la décoction d'orge, de chiendent, de réglisse, le petit lait, la limonade. — Manger peu de viandes et surtout s'abstenir de bœuf, de mouton et de ragoûts épicés, se nourrir par conséquent de viandes très-légères, comme celle de volailles, et de légumes herbacés, comme l'oseille, l'épinard, les bettes, etc.

Ils auront soin de ne pas rester longtemps renfermés dans un appartement chaud, de faire beaucoup d'exercice en plein air, et de prendre de temps en temps des lavements d'eau pure avec addition d'une cuillerée de sel commun.

Si la tête est pesante, et s'il y a des envies de dormir dans la journée, il sera utile de prendre tous les soirs en se couchant pendant une semaine, deux pilules écossaises d'Anderson.

§ 4. *Appauvrissement du sang. — Anhémie. — faiblesse générale.*

Cette maladie est l'état opposé à la pléthore ; aussi réclame-t-elle l'emploi des remèdes fortifiants, tandis que la pléthore, comme nous l'avons vu, réclame des remèdes affaiblissants.

Pour rendre au sang la richesse qu'il a perdue on doit avant tout suivre un régime substantiel et capable de réparer les pertes qu'on a faites. — On se nourrira donc d'abord de bons consommés, de gelées de viandes, de potages aux fécules, puis un peu plus tard de viandes même bouillies, grillées et rôties , en commençant par les plus légères comme celles des volailles, de veau, puis arrivant par gradation à celles plus nutritives , comme la chair de mouton et de bœuf. — Pour boisson aux repas on prendra du bon vin coupé avec trois ou quatre fois son volume d'eau ferrée.

Les préparations de fer sont excellentes contre l'appauvrissement du sang, et les meilleures sont les plus simples. Ainsi l'eau ferrée , rend tous les jours de grands services dans la maladie en question. Cette eau ferrée se prépare en laissant séjourner pendant 24 heures une poignée de clous neufs au fond d'une carafe remplie d'eau ordinaire. Au bout de ce temps on passe l'eau et on la boit, comme nous l'avons dit, mélangée avec un peu de vin.

On se trouvera bien encore de prendre chaque jour 25 centigrammes (5 grains) de poudre de limaille de fer, dans un peu de potage.

Les substances amères secondent merveilleusement l'action du fer; La tisane de chicorée sauvage , celles de gentiane, de germandrée, de petite centaurée, de quassia amara, de houblon, sont recommandées dans ce but par tous les médecins expérimentés.

Le sirop de quinquina à la dose de deux cuillerées à bouche par jour est quelquefois mieux supporté et conduit à des résultats aussi heureux.

Dans cette maladie les précautions hygiéniques

sont presque aussi importantes que les remèdes. Nous avons déjà parlé du régime ; il nous reste à dire que les anhémiques doivent autant que possible habiter la campagne , parce qu'ils ont besoin d'un air pur et vivifiant , qu'ils doivent faire de l'exercice en plein air et surtout au soleil , monter souvent à cheval , se promener en voiture , se vêtir chaudement pour peu que le temps soit froid ou humide , porter habituellement de la flanelle , et se faire frictionner les membres matin et soir avec une brosse ou avec un morceau d'étoffe de laine.

§ 5. *Pâles couleurs.—Chlorose.*

Le traitement que nous avons prescrit dans l'article précédent , convient en tous points à la chlorose qui a avec l'anhémie ou appauvrissement du sang, la plus grande analogie.

Ainsi dans la chlorose , le fer, les amers et le régime tonique sont les plus efficaces de tous les remèdes auxquels on puisse avoir recours.

Mais dans la chlorose il est quelques circonstances qui se présentent fréquemment et dont il faut toujours tenir un compte très-exact pour le traitement.

La chlorose, par exemple , qu'on observe presque exclusivement chez les jeunes filles ou chez les jeunes femmes, coincide souvent avec un dérangement des règles, dérangement qui a sur la maladie la plus grande influence, et que par conséquent il faut combattre.

Quand les règles, ce qui est le plus ordinaire, sont très-peu abondantes et décolorées, il faut prendre chaque jour matin et soir, pendant toute la semaine qui précède leur apparition, une pilule composée avec : aloès 5 centigrammes (1 grain) ; tartrate de potasse et de fer 15 centigrammes (3 grains).

Si au contraire, ce qui s'observe aussi quelquefois, l'écoulement des règles est trop considérable, il faut joindre à l'usage du fer, celui des préparations toniques et astringentes, comme l'infusion théiforme de cachou, la décoction de ratanhia.

Le café de glands de chêne pris en infusion après chaque repas est très-bon dans la chlorose. Il rend le sang plus riche et plus coloré.

Le sirop d'écorces d'oranges jouit aussi d'une réputation méritée dans cette maladie.

Le fer qui est, comme nous l'avons dit, le plus puissant de tous les remèdes antichlorosiques ne doit pas être donné indistinctement dans tous les cas. Il faut bien savoir qu'il ne convient pas aux personnes qui toussent habituellement ; en sorte que chez elles on doit surtout insister sur les amers, l'exercice, le bon air et le régime fortifiant.

§ 6. *Défaillance.—Syncope.*

Frottez le front et les tempes avec de l'éther ou bien avec du vinaigre aromatique. — En même temps placez sous le nez un linge trempé dans ces liqueurs.

De quelque cause que provienne la syncope, placez le sujet dans un lieu spacieux, bien aéré ; détachez les liens et les vêtements qui entourent le corps, jetez de l'eau froide à la figure, soufflez dans le nez quelque poudre sternutatoire , pratiquez de fortes frictions sur les membres et sur la poitrine , et faites respirer des odeurs fortes.

La syncope peut être soulagée par un peu de bonne eau-de-vie, introduite dans la bouche, ou appliquée sur les tempes. On peut aussi donner un peu de bon vin à boire , dans lequel on délaiera un gros d'écorce d'orange ou de citron râpée ou mise en poudre.

Quand la syncope survient après la saignée , on rappelle le malade à lui-même en le couchant la tête basse , lui fermant la veine avec le doigt pour un moment , et lui faisant avaler un verre d'eau , et lui faisant respirer quelqu'odeur forte, telle que celle de vinaigre, de l'ammoniaque liquide, etc.

La syncope, la défaillance et l'évanouissement étant, le plus ordinairement du moins, l'effet de la peur, de la frayeur, de la vue d'une chose repoussante ou dégoûtante , de l'inspiration d'une odeur fétide ou méphitique, du défaut d'air respirable quand on est renfermé dans une salle de bal, de spectacle, de concert, etc. ; de l'action lente ou subite d'une chaleur trop vive ou d'un froid trop rigoureux, d'une abstinence trop prolongée, d'une perte de sang trop abondante, etc., il est très-facile de voir de suite ce qu'il y a à faire contre tous ces accidents. Supprimez les causes, et l'effet cessera d'avoir lieu.

§ 7. *Hémorrhagies.*

Nous ne traiterons dans cet article que de l'hémorrhagie en général, renvoyant aux articles *Saignement du nez, crachement, vomissement, pissement de sang, hémorrhoïdes, perte par la matrice,* ce que nous avons à dire sur le traitement des hémorrhagies en particulier.

Pour arrêter une hémorrhagie il faut d'abord recourir aux moyens fournis par la médecine, et s'ils ne suffisent pas, il faut réclamer ceux que fournit la chirurgie.

1° On place le malade dans un lieu frais et bien aéré, on enlève tous les liens et tous les vêtements qui peuvent gêner sa respiration.

2° Si l'hémorrhagie est spontanée, independante de toute blessure et que le sujet soit jeune, vigoureux et le pouls fort, on fera pratiquer une saignée générale.

3° On aura recours aux réfrigérants. On appliquera sur le lieu même de l'hémorrhagie, s'il est visible, des compresses trempées dans l'eau froide ou dans de l'eau aiguisée de vinaigre, on en appliquera également sur d'autres parties plus ou moins éloignés, comme le dos, les cuisses, les bourses, les seins, etc.

4° On appliquera des cataplasmes de moutarde sur les bras, les cuisses, les coudes-pieds et les mollets.

5° On fera usage pour boisson de limonade au citron, d'eau vinaigrée et glacée, d'une décoction froide de ratanhia ou d'une infusion froide de cachou.

6° Ces premiers moyens restant inefficaces, on fera usage de préparations plus astringentes On appliquera sur la surface saignante des compresses trempées dans la solution suivante : infusion de roses rouges 500 grammes, alun, sulfate de zinc de chaque 20 grammes ; et l'on fera prendre à l'intérieur, matin et soir, une pilule composée avec tannin 10 centigrammes (2 grains) extrait de ratanhia 5 centigrammes (1 grain).

On pourrait encore obtenir un bon résultat en saupoudrant les surfaces saignantes avec la poudre hémostatique de Bonafous, ainsi composée : colophane en poudre 100 grammes, gomme arabique, poudre de charbon de bois, de chaque 25 grammes.

Le plâtre appliqué seul en poudre, ou incorporé avec le blanc d'œuf, est aussi convenable.

Le colcothar mis en poudre sur une plaie saignante , ou une compresse trempée dans une dissolution aqueuse de vitriol de Chypre, arrêtent le sang.

Faites dissoudre une once de sucre de saturne dans une livre d'eau de plantain ou d'eau commune , et appliquez des étoupes trempées dans cette liqueur, un bandage par dessus. Toutefois il ne faut appliquer ces topiques résolutifs qu'autant qu'on a jugé de l'opportunité d'empêcher le sang de s'épancher.

7° Le suc d'ortie a une efficacité reconnue contre les hémorrhagies spontanées. Il se prend à la dose de 2 à 4 cuillerées à bouche par jour.

8° Il est des cas où tous ces moyens sont complètement inutiles ; alors il devient nécessaire d'avoir recours , comme nous l'avons dit , à des procédés chirurgicaux , tels que la *compression* des vaisseaux d'où sort le sang à l'aide de tempons de charpie (voyez *saignement de nez, perte par la matrice*) ou bien à la *cautérisation*, pour boucher ces vaisseaux.

Quand le sang s'écoule par un jet considérable et saccadé , il faut en toute hâte aller chercher un chirurgien et appliquer, en l'attendant sur la blessure un tampon de charpie bien serrée ou bien plusieurs doubles de compresses sur lesquelles on exerce une forte pression.

§ 8. *Moyens d'arrêter le sang qui s'écoule par les piqûres de sangsues.*

Le plus ordinairement ce sang s'arrête de lui-même, ou à l'aide de quelques lotions fraîches, avec de l'eau froide, par exemple. Mais, chez les personnes dont la peau est fine et délicate, comme chez les enfants, on a quelquefois beaucoup de peine à fermer les petites ouvertures qui laissent couler le sang. Les gens du monde sont dans ces cas très-embarrassés, cependant on en vient toujours à bout avec des moyens très-simples, pourvu qu'on mette de la perséverance et du soin dans leur emploi.

On commence par appliquer sur les piqûres un morceau d'amadou qu'on maintient en place à l'aide d'un bandage convenablement serré.—L'amadou peut être remplacé par des linges brûlés, de la poudre de gomme ou de colophane.— Si ces moyens échouent, on saisit entre le pouce et l'index la portion de peau sur laquelle se trouve l'ouverture qui laisse couler le sang, et on la comprime pendant quelques minutes.

Un autre très-bon moyen consiste à appliquer dans les piqûres béantes de petits cônes de cire ou d'amadou, saupoudré d'alun, et à les maintenir en place avec les doigts.— Il faut quelquefois continuer cette pression pendant 20 minutes, mais avec un peu de patience on vient toujours a bout d'arrêter l'hémorrhagie.

Cependant s'il se présentait quelques cas rebelles à tous les moyens énoncés ci-dessus, il faudrait faire cautériser l'ouverture avec un crayon de nitrate d'argent.

CHAPITRE XVI.

INFLAMMATIONS DES REINS ET DE LA VESSIE

§ 1. *In ammation des reins, nephrite.*

Cette inflammation s'observe surtout chez les personnes rhumatisantes ou goutteuses. Quand elle est aiguë et très-intense, il faut avant tout faire appliquer 15 ou 20 sangsues sur la région des reins, ou bien à l'anus, se mettre au repos et à la diète absolue. On joindra ensuite à ces premiers moyens l'emploi des cataplasmes émollients et narcotiques (farine de graine de lin, délayée dans une forte décoction de têtes de pavot, de morelle et de jusquiame), des grands bains prolongés, des boissons adoucissantes (eau d'orge, décoction de chiendent, racines de guimauve, reglisse, etc.) des lavements d'eau de mauve et tête de pavot.

Coupez un concombre ou une citrouille en plusieurs tranches, et appliquez-les sur les reins entre deux linges fins ; renouvelez cette application de temps en temps.

Prenez une once de pulpe de casse bien mon‑ ée, une pinte d'eau commune et un peu de ré‑

glisse. Mettez le soir, avant de vous coucher, la casse dans un plat, faites bouillir l'eau avec la réglisse, jusqu'à ce qu'elle soit réduite à la moitié ; jetez cette eau toute bouillante dessus la casse, coulez-la le lendemain, et buvez en guise de médecine.

Pour le mal de reins invétéré, faites bouillir quatre onces de cendre de sarment dans un demi-setier d'eau commune pendant un quart d'heure, puis laissez-la reposer toute la nuit ; le lendemain, versez-la dans un pot par décantation : laissez reposer la liqueur deux heures, puis passez-la au travers d'un linge double. Vous en boirez un verre à jeun, froid ou tiède, puis vous vous promènerez durant trois heures, et ensuite vous prendrez un bouillon ; le lendemain, réitérez la même chose, et vous serez soulagé.

L'inflammation est elle-passée à l'état chronique, et est-elle accompagnée d'urines purulentes, faites appliquer un cautère dans la région des reins.

Pour boisson, prenez de l'eau de Seltz, de St-Galmier, de Luxeuil, de Contrexille ou de Vichy, pure ou coupée avec du lait.

Tous les soirs prenez un lavement composé avec : eau de mauve et de tête de pavot 150 grammes, camphre 25 centigrammes, et un jaune d'œuf dans lequel on délayera le camphre.

Dans ces cas on se trouve quelquefois très-bien de faire usage des capsules gélatineuses de copahu, à la dose de quatre par jours loin des repas.

Portez constamment de la flanelle sur la peau. Suivez un régime doux, mais pas trop débilitant. Les aliments doivent être choisis dans les viandes tendres et dans les légumes herbacées.

§ 2 *Colique néphrétique.*

La colique néphrétique se connaît par la douleur fixe dans la région des reins, par le vomissement qui l'accompagne toujours, et la difficulté d'uriner.

La saignée est nécessaire au bras et au pied; des lavements seront préparés avec la décoction de racines de guimauve, feuilles de pariétaire, semences de lin et fleurs de camomille, et deux onces d'huile de lin. A cette médication vous joindrez les grands bains, les fomentations, les cataplasmes, etc., sur la région des reins.

Vous purgerez après la saignée avec un gros de séné et six grains de scammonée que vous aurez fait bouillir avec une infusion de racines de réglisse, de pruneaux, etc.

Si le vomissement et les douleurs continuent après la purgation, on donnera pour tisane une macération faite avec une once de semence de lin, deux onces de racines de guimauve et un peu de réglisse.

Une longue expérience a fait connaître que

la poudre de cloportes est un excellent remède;
elle se prépare en faisant évaporer au four le vin
blanc dans lequel on a mis infuser ces cloportes.
Vous donnerez depuis un demi-dragme jusqu'à
un dragme de cette poudre, avec un peu de vin
blanc, dans lequel vous aurez fait bouillir auparavant des baies de genièvre concassées : vous
pourrez aussi vous servir, dans le même but, de
vin blanc dans lequel vous aurez fait bouillir les feuilles et les fruits d'alkékenge; un demi-
verre dudit vin sera donné chaque matin à jeun.

Quand la douleur néphrétique est très-forte,
on donne au malade un lavement anodin. On
ajoute à ce lavement de la térébenthine, ou bien
on se contente d'un lavement d'urine pure. On
évitera au commencement les diurétiques, lithon-
triptiques, et tous les remèdes actifs; mais quand
la douleur aura été un peu calmée, les premières voies purgées , les diurétiques convien-
dront; tels sont ceux dont nous allons parler.

Les personnes sujettes à la colique néphrétique pourront prendre le matin à jeun, après une
légère purgation avec la casse, un dragme de
poudre de l'une des drogues suivantes, infusée
du soir au matin dans un verre de vin blanc,
savoir: des semences de grande bardane, de carottes sauvages, de fenouil, de feuilles de verge-d'or, de véronique mâle, de lierre de-terre,
d'orties piquantes ou non piquantes , d'argentine , de baies de genièvre , de fruits rouge,

d'épine blanche , d'écorce de racines d'arrête-
bœuf, de chardon-roland , de racines d'aunée.

Prenez racines d'arrête-bœuf et de chiendent,
une poignée de chaque, tiges sèches de fèves,
aussi une poignée : lavez bien les racines sans
les ratisser, jetez le tout dans un pot de terre,
plein d'eau, vernissé et semblable à ceux où l'on
fait le bouillon ; faites bouillir jusqu'à la diminution de la moitié de l'eau, coulez à travers un
linge blanc, et prenez-en un verre le matin à jeun.

Prenez une poignée de racines d'orties piquantes, et autant de celles d'oseille ; lavez-les sans
les ratisser ; mettez-les dans quatre pintes d'eau,
faites-les bouillir jusqu'à évaporation de la cinquième partie ; ôtez le pot du feu, et aussitôt
mettez dedans deux onces de miel blanc de Narbonne, puis laissez réfroidir ; après, passez le
tout dans un linge fin, et versez la colature
dans des bouteilles. Vous en prendrez à jeun
tous les matins, soit au lit ou au lever, deux
verres ordinaires, à un demi-quart d'heure l'un
de l'autre, et deux heures après vous pourrez
déjeuner.

Il faut user de cette tisane pendant trois
semaines, au commencement d'avril, autant au
commencement de juin, et autant au commencement de septembre.

Usez d'une tisane faite avec les racines de
petit houx, de chardon-roland, de fraisier, de
chiendent et de graine de lin.

Avalez à jeun un demi-verre de jus de parié-taire.

Pilez, dans un verre de vin blanc, sept, huit ou même davantage de baies d'alkékenge; laissez-les tremper quelques temps, puis faites-les bouillir une fois ou deux, ensuite passez dans un linge, mettez un peu de sucre ou de canelle, et faites avaler au malade. Arnault de Ville-neuve dit qu'un cardinal, à Rome, fut délivré d'une rétention d'urine par ce remède; et que le méd cin qui lui donna cette potion devint ensuite fort célèbre.

Mettez douze ou quinze livres de cerise, aigres, mondées de leurs queues et de leurs noyaux, dans un demi-muid de bon vin blanc, contenant cent quarante pintes, mesure de Paris, et bou-chez bien le vaisseau. Au bout d'un mois ou de cinq semaines, on peut commencer d'en user. Ce vin a une couleur agréable, un goût déli-cieux, une qualité rafraîchissante et apéritive très-prononcée.

Les eaux de St. Galmier, de Luxeuil, de Con-trexeville et de Vichy que nous avons conseil-lées dans l'article précédent sont aussi très-bon-nes aux personnes qui sont sujettes à la colique néphrétique.

§ 5. *Gravelle.*

La gravelle est une maladie qui survient sur-tout chez les personnes qui se nourrissent bien et principalement chez celles qui se nourrissent de viandes riches, de bœuf, de mouton, de gibier, etc.. et qui boivent du vin pur. On l'observe au contraire très-rarement chez celles qui vivent de végétaux, de viandes blanches, de laitage, et qui boivent beaucoup d'eau.

Il y a plusieurs espèces de gravelle. Celle qu'on rencontre le plus fréquemment est la *gravelle rouge* qui ressemble à de la brique pilée. Ceux qui en sont affectés doivent diminuer la quantité de leurs aliments, se nourrir de lait, de chocolat, de viandes blanches, de riz, de pommes de terre, de pain de seigle, et s'abstenir entièrement de vin pur et de liqueurs alcooliques.—En outre ils doivent prendre, en grande abondance, des boissons aqueuses et diurétiques, comme les tisanes de chiendent, de pariétaire, de queues de cerise, de raisins d'ours, nitrées, la bière légère étendue d'eau, l'eau de St. Galmier.—Enfin pour favoriser la dissolution des graviers ils prendront chaque jour 1 ou 2 grammes de bicarbonate de soude dans un verre d'eau une heure avant de manger.—L'eau de Vichy remplit la même indication.—On peut encore prendre dans le même but des pastilles de Darcet, à la dose de 2 après chaque repas, ou bien enfin le remède de Mlle Stephens qui a joui d'une vogue considérable et qui n'est autre chose que des coquilles d'œufs calcinées et porphyrisées.

La *gravelle blanche* exige le même régime; mais comme dissolvant, il faut choisir l'eau de Seltz et celle de Contrexeville.

La *gravelle jaune* demande encore un régime peu animal et des boissons aqueuses en grande quantité, mais elle présente une indication spéciale, à savoir l'abstinence des herbes acidules comme l'oseille. — On a vu des malades chez lesquels la gravelle revenait toutes les fois qu'ils faisaient usage d'oseille, et chez lesquels elle disparaissait au contraire dès qu'ils s'abstenaient de cette herbe.

Les graveleux doivent éviter avec soin l'humidité, habiter des appartements bien aérés et porter habituellement de la flanelle.

§ 4. *Inflammation de la Vessie. Cystite.*

Le traitement de cette maladie diffère peu de celui de l'Inflammation des reins, déjà exposé.

Si l'Inflammation est intense, elle sera attaquée dès le début par les saignées et par des applications plus ou moins nombreuses de sangsues au bas du ventre, au périnée et à l'anus.

Ces émissions sanguines seront secondées par des boissons rafraîchissantes, comme le petit lait, l'eau de poulet, la tisane d'orge ou de gomme arabique, par des grands bains prolongés; des cataplasmes de farine de graines de lin bouillie dans une forte décoction de têtes de pavot, de morelle et jusquiame, appliqués sur le bas-ventre et sur le périnée ; des lavements préparés avec la décoction de racines de guimauve et l'huile d'olives.

Si la maladie est compliquée de rétention d'urine et si cette rétention n'a pas cessé après l'usage des grands bains, il est nécessaire d'appeler un chirurgien pour se faire sonder.

Il arrive souvent que l'inflammation de la vessie dépend d'une humeur rhumatismale, goutteuse, dartreuse ou autre portée sur cet organe, dans ces cas lorsque les moyens que nous venons de conseiller, n'ont pas procuré un prompt soulagement, il faut appliquer aux pieds et aux jambes des sinapismes, voire même des vésicatoires pour déplacer la cause qui s'est fixée sur la vessie.

§ 5. *Catarrhe de la vessie.*

Le catarrhe de la vessie peut être *aigu ou chronique.* — Le premier se reconnaît aux signes suivants : douleur vive dans le bas ventre, les reins et l'anus ; cette douleur augmente, quand le besoin d'uriner se fait sentir et pendant l'émission de l'urine. Celle-ci est chargée d'un sédiment muqueux qui se dépose au fond du vase en plus ou moins grande abondance.— Le traitement de ce catarrhe aigu est le même que celui de la cystite (voy. *l'article précédent*).

Dans le *catarrhe chronique de la vessie*, les douleurs du bas-ventre et du fondement sont plus obtuses ; le plus souvent elles ne se font sentir qu'avant et pendant l'excrétion des urines. Ce liquide est ordinairement trouble, exhale une odeur d'ammoniaque, et dépose un sédiment glaireux qui devient de plus en plus abondant à mesure qu'elle se refroidit. Cette maladie existe surtout dans les temps froids et humides ; elle attaque particulièrement les vieillards et ceux qui mènent une vie sédentaire et qui ont la fâcheuse habitude de retenir longtemps leur urine.

Les moyens propres à guérir ou du moins à calmer les symptômes du catarrhe chronique sont les suivants :

Si l'on a lieu de croire que la maladie soit produite par le transport d'un principe rhumatismal goutteux ou dartreux, il faut faire appliquer un cautère à l'une des deux cuisses ; et prendre pour tisane la décoction de scabieuse et de fumeterre, édulcorée avec le sirop de gomme.

C'est dans ces cas que Boyer assure s'être très-bien trouvé des frictions faites sur le ventre et sur les membres avec la *pommade d'Authenrieth*, laquelle produit de gros boutons semblables à ceux de la vaccine, qui tendent à porter à l'extérieur l'irritation portée sur la vessie.

Lorsque les mucosités glaireuses que dépose l'urine sont très-abondantes, on emploie avec succès la tisane de goudron, qu'on prépare simplement en faisant dissoudre 15 grammes de cette substance dans 1/2 litre d'eau ; l'infusion de bourgeons de sapin et de peuplier, de baies de genièvre, les eaux d'Enghien et de Barèges.

Le baume de copahu et la térébenthine ont souvent guéri des catarrhes de vessie qui avaient résisté à tous les autres moyens. Un moyen simple commode et efficace d'employer le copahu consiste à prendre chaque jour loin des repas quatre ou cinq capsules gélatineuses de Mothès.— Quant à la térébenthine on la prend sous forme de bols ou de pilules, à la dose de 50 centigrammes (10 grains) en l'élevant progressivement jusqu'à 2 grammes (1/2 gros) par jour.

Enfin on a quelquefois pratiqué avec le plus grand bonheur des injections dans la vessie, soit avec de l'eau froide, soit avec de l'eau d'orge, soit avec quelque liquide plus excitant : mais ce moyen ne doit être employé que par un médecin.

Un objet très-important dans le traitement du catarrhe de vessie, c'est le régime. Le malade doit se nourrir d'aliments doux, légers, faciles à digérer et qui contienent une grande quantité de principes nutritifs.—Il faut éviter avec soin les vapeurs humides des matins et des soirs ; porter habituellement de la flanelle en caleçon et en gilet ; faire des frictions en se levant et en se couchant sur les membres et sur le dos, avec un morceau de flanelle sèche, imprégnée de vapeur de baies de genièvre.

§ 6. *Pierre dans la vessie.*

Les vieux livres de médecine contiennent une foule de remèdes pour faire dissoudre la pierre dans la vessie. Il faut bien que l'on sache que de tous ces remèdes il n'en est pas un seul qui ait la moindre efficacité. Jusqu'à présent l'on n'a trouvé aucun moyen capable de dissoudre les calculs de la vessie, pas plus la décoction d'argentine, de verge d'or, de petite-éclaire, que la tisane de saxifrage, de bétoine, de coriandre, etc., etc., qui ont été vantées d'une manière absurde et dangereuse.

Les eaux de Vichy et de Contrexeville sont les seules boissons dont on puisse se servir raisonnablement dans les cas de pierre vésicale. Encore devons nous dire qu'on en a singulièrement exagéré les effets dans ces derniers temps. Ces eaux ont réellement une grande efficacité dans la gravelle ; elles peuvent aussi empêcher une pierre de grossir, mais elles n'ont pas une action dissolvante assez énergique pour qu'on puisse espérer, à leur aide, d'obtenir la dissolution d'un calcul déjà formé.

Quand l'existence d'une pierre a été parfaitement constatée, il faut de toute nécessité la faire extraire par une opération. Aujourd'hui on y parvient par deux méthodes, qui se disputent la préférence et qui sont : la *Lithotritie* et la *Taille.*

La lithotritie, dont la découverte ne remonte

qu'à ces dernières années, consiste à broyer la pierre dans la vessie, à l'aide d'instruments qu'on y fait pénétrer par les voies naturelles. — Dans la taille on extrait le corps étranger en pratiquant une ouverture à la vessie.

Il est inutile d'établir ici un parallèle entre ces deux méthodes. Il n'y a qu'un chirurgien habile qui puisse déterminer quand il faut pratiquer le broiement et quand il faut avoir recours à la taille. Nous nous bornerons à dire en deux mots et d'une manière générale que le broiement convient surtout aux adultes et aux vieillards, quand le calcul n'est pas très-volumineux et que la vessie est saine, et que la taille convient au contraire chez les enfants, et chez les adultes quand il y a plusieurs pierres dans la vessie et quand cet organe est très-irritable.

§ 7. *Rétention d'urine.* — *Ischurie.*

Quand cette rétention est complète, la première indication à remplir consiste à faire sonder le malade pour évacuer le liquide contenu dans la vessie. — Si l'on n'est pas habitué à pratiquer cette petite opération il faut nécessairement s'adresser à un chirurgien habile, sans cela on pourrait se faire beaucoup de mal.

Il arrive souvent que la rétention d'urine soit accompagnée de vives douleurs dans la région de la vessie et au périnée : dans ces cas, avant d'introduire la sonde, il faut appliquer dix ou douze sangsues au fondement et se plonger ensuite dans un grand bain tiède. Ces seuls moyens peuvent faire cesser la rétention d'urine si elle n'est pas occasionnée par la présence d'une tumeur ou d'une pierre au col de la vessie.

Moyens adjuvants : faites un cataplasme avec pariétaire, seneçons et têtes d'ail cuits dans du vin et appliquez-le sur le bas-ventre.

Prenez des cloportes pilés avec du vin blanc, ou de leur poudre mise avec du vin blanc, ou ces deux dernières préparations en guise de tisane.

Lavez bien dix ou douze pieds de la plante appelée *nasturtium verrucosum* ; essuyez-les ; pilez-les dans un mortier ; laissez-les tremper environ deux heures dans un petit verre de vin blanc, passez dans du linge avec expression, et buvez la colature.

Un dragme de poudre de zestes noix séchés au four, avalé avec du bouillon ou du vin blanc, fait uriner, et chasse la gravelle.

Pour une rétention d'urine, mêlez demi-verre de jus d'ortie avec autant de vin blanc, avalez-le tout à jeun, et réitérez jusqu'à guérison.

On peut également boire un demi-verre de suc d'ognon blanc mêlé avec autant de vin blanc. Appliquez sur la région de la vessie du cresson de fontaine pilé.

Une dame qui avait une suppression d'urine et que plusieurs remèdes ne pouvaient soulager, fut guérie par une femme qui lui conseilla de couper la peau d'une anguille par morceaux , de mettre sécher lesdits morceaux sur des charbons dans un pot de fer couvert, de les réduire en poudre, et d'avaler de cette poudre avec du vin d'Espagne. On peut se servir de vin blanc au défaut de l'autre.

La position longtemps assise , les excès de table et des plaisirs vénériens , les maladies secrètes (syphilitiques), la gravelle, la grossesse, le spasme de la vessie ou de son col , la présence de graviers dans les reins, etc.,sont les principales causes de l'ischurie rénale et vésicale.

L'usage habituel de lavements laxatifs , de petit-lait clarifié , d'eau de pruneaux, de bains de siége, d'aliments végétaux ; la privation de vin pur, de liqueurs fortes , d'excès vénériens, sont les meilleurs moyens de prévenir l'ischurie dite inflammatoire. Mais quand cette affection a pour cause la présence de graviers ou calculs dans les reins ou la vessie; la grossesse, une constipation opiniâtre, les excroissances ou tumeurs syphilitiques dans les organes génito-urinaires, il faut recourir aux lumières d'un médecin, et aux moyens de traitement ci-dessus exposés.

§ 8. *Strangurie, ou écoulement d'urine goutte à goutte, avec douleur avant et après.*

Pilez deux écrevisses vivantes dans un mortier, versez dessus un peu d'eau, exprimez-en le suc, et faites-le avaler au malade. Ce remède est bon, ainsi que le suivant.

Prenez un ognon haché menu , mettez-le infuser dans de l'eau simple durant vint-quatre heures, buvez de cette eau.

Essayez la fumigation suivante; on fait cuire avec du vin un raifort haché dans un vaisseau bien couvert ; on fait mettre le tout bien bouillant dans une chaise percée , et le malade s'expose à nu à la vapeur.

La chair de quatre à cinq grosses pommes de reinette cuites devant le feu, bouillies dans une pinte d'eau de fontaine, constitue une boisson diurétique excellente.

Pour la strangurie causée par la boisson de la bière, avalez une cuillerée d'eau de vie ou autant de bon vinaigre.

La strangurie est souvent l'effet d'une vive inflammation du canal de l'urètre par suite d'un commerce avec une femme malsaine ; un traitement spécial est alors nécessaire.

La strangurie inflammatoire se traite comme l'ischurie. *Voyez* ci-dessus.

§ 9. *Dysurie, ardeur d'urine, ou urine rendue difficilement et avec douleur.*

La dysurie, ou *chaleur d'urine,* difficulté d'uriner, est accompagnée de grandes douleurs, de chaleurs, etc.; il semble que l'urine brûle l'urètre en passant.

Les remèdes convenables dans la dysurie, sont les boissons émollientes, l'eau d'orge miellée et nitrée, les bains généraux et locaux, les sangsues au périnée, les émulsions camphrées et nitrées, etc.

La conserve de fleurs de mauve a guéri une dysurie accompagnée d'un pissement de sang.

Le sirop de mauve est estimé également.

Buvez de la décoction de mauve avec du sirop de violettes, du lait de vache coupé avec de l'eau de guimauve, de l'eau d'orge, de graines de lin, etc.

Prenez feuilles de guimauve une poignée et demie, beurre frais deux dragmes, miel demi-livre; faites bouillir le tout dans deux pintes et demie d'eau, jusqu'à la diminution de la troisième partie, passez ensuite ce qui reste, et donnez à boire chaud.

Voici un mélange qui calme d'une manière rapide le sentiment d'ardeur causé par la dysurie: huile d'amandes douce 20 grammes, gomme arabique 10 grammes, jaune d'œuf 50 grammes, sirop diacode 30 grammes, eau de chaux 100 grammes. — On prend ce mélange par cuillerée à bouche toutes les heures.

§ 10. *Incontinence d'urine.*

Cette maladie peut dépendre de causes très-diverses : aussi le traitement varie-t-il suivant la nature de la cause.

Le plus souvent elle tient à une faiblesse, ou à une paralysie de la vessie. Dans ces cas prenez matin et soir un bain de siège dans de l'eau froide, pendant un quart d'heure.

Appliquez sur le bas-ventre et sur le périnée des compresses trempées dans un mélange fait à parties égales d'eau et d'alcool ou bien encore d'eau et de baume de fioraventi.

Prenez tous les matins un demi lavement avec la décoction de 8 grammes de quinquina et 25 centigrammes de camphre délayés dans un jaune d'œuf.

Buvez aux repas de l'eau ferrée, coupée avec du bon vin de Bourgogne ou du Beaujolais.

Appliquez des ventouses sèches, ou mieux encore des vésicatoires volants, au périnée ou dans la région des reins.

Si tous ces moyens échouent, ce qui arrive souvent quand la maladie est ancienne, il faut passer à des remèdes plus énergiques et que l'expérience a prouvé être souvent efficaces, à savoir : la teinture de cantharides et l'extrait de noix vomique.

La teinture de cantharides doit se prendre avec précaution. On l'emploiera d'abord à la dose de 5 à 6 gouttes par jour dans un demi litre de de tisane de graine de lin, et graduellement on en élèvera la dose jusqu'à 10, 15, et même 20 gouttes.

L'extrait de noix vomique se prendra sous

forme de pilules, à la dose de 2, 3, 4 et 5 centigrammes par jour.

Quelquefois l'incontinence est au contraire le résultat d'une irritabilité trop grande de la vessie qui ne peut pas garder l'urine. On doit alors employer les grands bains tièdes, les lavements de racines de guimauve, la tisane de graines de lin, et un régime doux.

Quand un enfant pisse au lit involontairement pendant la nuit, il ne faut pas le faire souper de bonne heure, mais lui donner peu à boire le soir, et le réveiller plusieurs fois, dans le cours de la nuit, pour le faire pisser.

L'incontinence d'urine nocturne se guérit presque toujours d'elle-même. Quand elle se continue jusqu'à l'âge où la raison commence à se développer, on fait honte aux enfants devant le monde, et surtout devant leurs camarades, on les prive de plaisirs, et on les menace de châtiments; en même temps on leur fait suivre le traitement tonique que nous avons conseillé au commencement de cet article.

§ 11. *Pissement de sang.*

Si le malade est sanguin et que le pissement de sang paraisse lié à l'omission d'une saignée habituelle, à la suppression des règles ou d'un écoulement hémorrhoïdal, il faut faire pratiquer une saignée du bras, appliquer des sangsues au fondement, ou à la partie supérieure des cuisses, donner pour boisson les tisanes de chiendent, de pariétaire, de queues de cerises, l'eau de Seltz, le petit-lait.

Lorsque le pissement de sang est assez abondant pour épuiser les forces du malade, il devient très-urgent de l'arrêter et alors il faut avoir recours aux moyens suivants : on expose le corps à l'air froid, — on donne pour boisson de l'eau froide aiguisée de quelques gouttes d'acide sulfurique, ou bien du petit-lait aluminé : — on applique sur le ventre, sur les cuisses et au périnée des compresses trempées dans de l'eau glacée qu'on renouvelle dès qu'elle se réchauffent; — on donne des lavements préparés avec eau froide 5 parties, vinaigre 1 partie; — on plongera le malade dans un bain de siége, très-froid. — enfin l'on donnera à l'intérieur quatre ou cinq cuillerées à bouche de suc d'orties, et un peu de conserve de roses à laquelle on ajoutera 4 grammes d'extrait de ratanhia.

Les remèdes les plus constants contre toutes les hémorrhagies et le pissement de sang sont le pourpier, la grande consoude, l'aigremoine la mille-feuille à fleur blanche, la sanicle pilée, etc. ; on donne toutes ces plantes en infusion dans du vin blanc, à la dose d'une petite tasse ou deux, le matin à jeun.

La décoction de racines et de feuilles de mauve guérit le pissement de sang et les douleurs de vessie.

Râclez avec un couteau du savon de Venise, mettez-en dans une petite cuiller autant qu'elle en pourra contenir sans le presser, c'est-à-dire près d'un dragme ; ajoutez-y quelque véhicule qui remplisse les places vides de la cuiller, prenez la même quantité deux ou trois fois par jour, s'il est besoin. Plusieurs personnes qni ne pouvaient aller à cheval ou marcher un peu sans pisser le sang ont été guéries avec ce remède.

Prenez dans un bouillon un dragme de poudre de feuilles de vigne séchées au four.

Les décoctions de renouée, de pourpier, de prêle, et de sommités de ronce, sont très-efficaces contre ce mal : et si on y ajoute un peu de jus de grenade aigre, ou de coing, elles seront meilleures.

Usez entre les repas d'une tisane faite avec les racines de grande consoude et la gomme arabique.

§ 12. *Diabétes sucré.*

Cette maladie est caratérisée particulièrement par une sécrétion excessivement abondante d'urine plus ou moins chargée d'une matière sucrée cristallisable. Cette affection est accompagnée pour l'ordinaire d'un appétit vorace, d'une soif inextinguible, d'un amaigrissement rapide, etc.

Prenez trois fois par jour une pilule composée avec alun et extrait de ratanhia, de chacune 10 centigrammes (2 grains).

Pour boisson choisissez la tisane de simarouba,

de quinquina ou de columbo, et ajoutez à chaque litre de cette tisane 4 grammes de sel marin.

La térébenthine et le baume de copahu ont été aussi recommandés par certains médecins comme très-efficaces dans le diabète. La meilleure manière d'employer la première consiste à en prendre chaque jour d'abord 1 gramme, puis 2, 3 et 4 grammes, mélangés avec autant de magnésie calcinée. — Pour le baume de copahu, on peut le prendre sous la forme de capsules de Mothès, à la dose de 4, 5 et 6 par jour.

M. Courbette assure s'être très-bien trouvé de l'emploi de l'iodure de fer à la dose de 1 gramme, divisé en quatre pilules.

Le régime dans cette maladie est plus important que les remèdes. Le malade se nourrira presque exclusivement de bouillon gras, de viandes grillées et rôties et de légumes non féculents, il mangera très-peu de pain, ou du moins celui-ci devra être fait avec du gluten et contenir seulement un sixième de fécule.—La boisson aux repas sera du bon vin coupé avec de l'eau ferrée.

Ce régime sera secondé par beaucoup d'exercice, le séjour à la campagne, l'usage des vêtements de flanelle, les frictions sèches sur la peau.

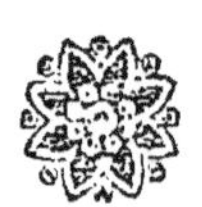

CHAPITRE XVII.

MALADIES AU FONDEMENT.

§ 1. *Hémorroïdes.*

Les hémorroïdes constituent une affection qu'il faut le plus souvent respecter ; quand elles n'entraînent pas de graves désordres dans la santé générale, on doit les abandonner à elles-mêmes, et surtout il faut bien se garder de les supprimer brusquement, car tous les jours on voit des maladies très-graves suivre leur disparition.

Les personnes sujettes aux hémorroïdes doivent se borner, à moins de douleurs très-intenses ou de flux immodéré, à des moyens hygiéniques, lesquels consistent dans un régime alimentaire très-doux, l'abstinence du vin pur, du thé, du café, des liqueurs fortes, l'exercice actif, le coucher sur un lit dur. Elles se tiendront plus souvent debout qu'assises, se serviront de siéges de cuir, de crin ou de paille.

Quand les hémorroïdes sont le siége de douleurs vives, on les calme 1° en prenant des grands bains tièdes ; 2° en appliquant sur les tumeurs des cataplasmes préparés avec la mie de pain bouillie dans du lait ; 3° en faisant des onctions fréquemment répétées avec l'onguent populeum ; 4° en entretenant la liberté du ventre avec des lavements laxatifs.

Si les tumeurs sont très-engorgées et que le malade soit jeune et sanguin, on appliquera quinze à vingt sangsues, dans le voisinage.

Faites fondre du beurre frais, mêlez-y du jus de morelle ou une forte décoction de seconde écorce de sureau et oignez-en la partie.

Quand les hémorroïdes sont internes, il faut porter l'onguent ci-dessus sur le mal avec une canule de bois semblable à celles des seringues, mais un peu plus ouvertes.

Appliquez sur le mal de la poudre de racine de grande scrophulaire séchée et incorporée avec du beurre frais, ou la même racine fraîche pilée avec ce beurre.

Oignez le mal avec de la poudre fine d'ardoise ou de corne de pied de cheval, ou d'écailles d'huîtres calcinées dans le feu, pilées et passées au tamis, et incorporées à froid avec du beurre nouveau battu, non lavé ni salé.

Mettez du liège dans le feu, réduisez-le en charbon, laissez-le éteindre, pilez-le et mêlez le avec du bon beurre frais ; oignez-en le mal.

Beaucoup de malades ont été sensiblement soulagés par l'application de compresses trempées dans une décoction concentrée de coquilles de noix.

Enfin il est des cas où les hémorrhoïdes sont tellement volumineuses, fatigantes et doulou_ reuses qu'il devient urgent de les faire disparaître. Pour cela il faut avoir recours à une opération chirurgicale qu'un homme de l'art seul pourra exécuter.

On empêche le retour des hémorrhoïdes par un régime adoucissant et des saignées générales si l'individu est sanguin ; par une nourriture tonique, au contraire, composée de viandes rouges grillées et rôties, et par l'usage d'un vin généreux et des préparations de fer, si l'individu est faible. On aide encore à l'action du régime par l'emploi des sinapismes sur le dos, la région des reins et les membres, par la compression à l'aide de petits tampons de linge ou de rondelles d'agaric, par des poudres astringentes, telles que celles de noix muscades, de noix de galle, de de cachou et de ratanhia.

§ 2. *Flux excessif des hémorrhoïdes, le modérer.*

Ce flux doit être respecté toutes les fois qu'il n'est pas excessif et qu'il n'épuise pas le malade, seulement on donne à boire de l'infusion de mille-feuille ; mais quand il est trop abondant et qu'il compromet gravement la santé de celui qui en est affecté, il faut alors chercher à le diminuer. Dans ce but on applique sur les hémorrhoïdes du cerfeuil broyé et soupoudré d'alun, ou bien encore de la poudre de sang desséché.

La suie de four, mêlée avec un blanc d'œuf et des toiles d'araignée est aussi convenable.

Baignez la partie dans l'eau des forgerons et appliquez ensuite sur le siége du mal, de la poudre de liége brûlée, mêlée avec un blanc d'œuf.

Enfin si la perte de sang est considérable il faut appliquer des compresses trempées dans de l'eau à la glace, ou dans une forte solution d'alun et de vitriol blanc.

Pour tisane on donne l'infusion de cachou. (2 grammes pour 1/2 litre d'eau).

§ 3. *Moyens de rappeler le flux hémorroïdal, quand il a été supprimé.*

Nous avons déjà dit que la suppression des hémorroïdes amenait quelquefois des accidents graves ; dans ces cas il est urgent de les rappeler.

Pour cela on appliquera pendant plusieurs jours de suite 4 ou 5 sangsues à l'anus.

On prendra matin et soir un bain de siége très-chaud.

On appliquera sur le fondement des compresses trempées dans une infusion chaude de sauge et de romarin.

On prendra, chaque jour, deux pilules écossaises d'Anderson, ou autant de grains de santé du docteur Frank.

Enfin on choisira pour tisane l'infusion de safran (1 gramme pour 1/2 litre d'eau) ou bien l'infusion d'absinthe.

§ 4. *Abcès du fondement.*

On doit chercher à provoquer le plus tôt possible l'ouverture de ces abcès, afin de prévenir les décollements de la peau et les fistules qui percent l'intestin.

Dès que l'abcès est formé il faut se hâter de le recouvrir d'onguent de la mère ou de baume de soufre.

Un cataplasme préparé avec la farine de graines de lin et dans lequel on incorpore de la pulpe de lis, des feuilles d'oseille et de l'onguent basilicum, hâtera l'ouverture de l'abcès ; ce qui vaut encore mieux, c'est de le faire ouvrir par un chirurgien.

§ 5. *Fissures à l'anus. Ulcères dans le fondement.*

Introduisez matin et soir dans l'anus une mèche de coton ou de charpie enduite avec la pommade suivante :

    Cérat de saturne . . . 30 grammes.
    Extrait de belladone . 2 grammes.

Lavez fréquemment les parties malades avec de l'eau blanche.

Dans ces derniers temps un célèbre médecin M. Bretonneau (de Tours) a conseillé contre cette maladie les lavements de ratanhia, préparés de la manière suivante : Eau 150 grammes, extrait de ratanhia, 8 grammes, alcool, 2 grammes. Il

faut garder ce lavement le plus longtemps possible, et le répéter matin et soir.

On a souvent guéri des fissures ou ulcères de
l'anus en touchant tous les deux ou trois jours la
partie ulcérée avec un crayon de nitrate d'argent.

Introduisez dans l'anus un morceau de citron
coupé en forme de suppositoire, et renouvelez-le
souvent. Par ce moyen les Brésiliens, fort sujets
aux ulcères de l'anus, en apaisent les douleurs
et les guérissent.

Enfin on s'est quelquefois bien trouvé d'un
pansement fait avec une tente de charpie trempée
dans de l'eau de chaux, ou bien dans un mélange
fait avec de l'encens pilé et du lait.

Tous ces moyens sont quelquefois inefficaces;
dans ces cas il faut se confier aux soins d'un
chirurgien, car il est alors nécessaire pour obtenir la guérison de faire pratiquer une petite
opération.

§ 6. *Fistules à l'anus.*

Que la fistule soit récente ou ancienne, qu'elle
soit simple ou multiple, il faut de toute nécessité faire pratiquer une opération et s'adresser
pour cela à un homme de l'art. Les fistules ne
peuvent guérir qu'autant qu'elles sont converties
en plaies par une incision ; plus tôt on les fera
traiter, plus facile sera l'opération et plus la guérison s'obstiendra rapidement et d'une manière
sûre.

Il est cependant une circonstance qui contre-indique l'opération dont nous venons de parler, c'est quand le malade porteur de la fistule présente en même temps les signes de la phthisie pulmonaire. Dans ces cas l'expérience a démontré que l'existence de la fistule était une condition favorable à la maladie des poumons et que la suppression de la fistule était presque toujours suivie d'une aggravation très-rapide dans les symptômes de l'affection de poitrine.

§ 7. *Rétrécissement de l'anus.*

Le rétrécissement de l'anus peut être simplement spasmodique, ou bien être le résultat d'une inflammation chronique de l'extrémité de l'intestin, de cicatrices, de tumeurs, etc.

Le premier cas est de beaucoup moins grave. On en triomphe facilement par l'emploi persévérant de la pommade suivante.

Axonge . . . . 30 grammes.
Extrait de belladone.   4 grammes.

A l'aide de cette pommade on fait des onctions matin et soir sur l'orifice de l'anus ainsi qu'à sa partie intérieure, et chaque fois on en emploie gros comme une petite noisette.

Il serait encore plus avantageux d'introduire dans le fondement une petite mèche, enduite de la pommade et qu'on laisserait en place pendant 12 heures.

Si le rétrécissement est dû à un obstacle mé-

canique comme une bride de cicatrice, un gonflement des parois de l'intestin, il faut alors employer des moyens mécaniques pour dilater l'ouverture. — Dans ce but on peut se servir de
mèches de charpie graduellement augmentées
de volume, de bougies en cire ou en caoutchouc,
de cônes faits avec de l'éponge préparée à la ficel-
le. Ce dernier moyen est excellent pour agrandir
les ouvertures rétrécies. L'éponge qui a été préalablement très-fortement serrée se dilate sous
l'influence de la chaleur et de l'humidité et distend
d'une manière très-sensible les parties dans lesquelles elle a été engagée.

Pour dilater l'orifice de l'anus rétréci on pourrait encore se servir de l'instrument en bois dont
on se sert aujourd'hui très-communément dans
le commerce pour élargir les doigts des gants.

Ce traitement local sera insuffisant si la maladie qui occasionne le rétrécissement est entretenue par quelque vice intérieur, comme la syphilis, le cancer, etc. Il est évident que dans
ces cas il faut joindre au traitement topique
un traitement général spécifique.

Quand le rétrécissement est formé par une
lésion organique ou par une cicatrice, tous les
moyens ci-dessus prescrits peuvent échouer et
il devient nécessaire de faire pratiquer une incision sur le siége du mal.

§ 8. *Chute du fondement.*

Quand la chute du fondement est récente et peu considérable, il est facile d'en opérer la réduction avec les doigts enveloppés d'un linge fin, et d'en prévenir la récidive en pratiquant matin et soir des lotions sur le fondement avec une compresse trempée dans de l'eau froide pure, ou mieux encore dans une solution de 8 grammes d'alun dans 1/2 litre d'eau.

Un bon moyen consiste encore à introduire dans le fondement des suppositoires composés avec : beurre de cacao (quantité suffisante), extrait de ratanhia 2 grammes.

Un célèbre médecin, le docteur Schwartz assure avoir guéri un grand nombre d'enfants affectés de cette maladie, en leur faisant prendre chaque jour dans un demi-verre d'eau sucrée 5 gouttes de la solution suivante : eau pure 5 grammes, extrait de noix vomique 5 centigrammes.

Il ne faut pas négliger non plus l'usage des pelotes en gomme élastique ou des tampons de linge appliqués directement sur le fondement pour empêcher l'intestin de sortir.

Il y a des paysans qui se servent souvent du remède suivant :

Ils prennent du feu dans un réchaud, ils mettent par dessus du fumier de brebis, de façon que le feu ne s'éteigne pas ; quand ce fumier commence à fumer, le malade se met au dessus sur une chaise percée. Le malade se tient sur cette fumée deux ou trois heures : la même fumigation est continuée pendant deux ou trois jours. Cela guérit aussi les descentes de matrice dans leur commencement.

Faites cuire de la verveine avec du vin, et avec cette décoction chaude, mêlée avec un peu de lessive douce, lavez l'intestin.

Un enfant de quatre ans, ayant le fondement dehors, fut guéri en frottant le rectum avec de l'huile rosat chaude; ensuite on le fit asseoir dans un bain d'eau ferrée.

L'herbe d'aigremoine, pilée et appliquée, marc et jus, guérit la chute du fondement.

Quand le mal est ancien et que la réduction de l'intestin est devenue très-difficile il devient nécessaire de pratiquer une opération.

§ 9. *Condylômes, ou tumeurs dures du fondement.*

Il faut premièrement les amollir avec une décoction de fleurs de camomille ou mieux de mélilot, de feuilles de mauve, de guimauve, faite dans de l'eau.

Puis, pour les dessécher, mettre dessus l'onguent fait avec de l'huile de semence de lin et des jaunes d'œufs agités longtemps ensemble dans un mortier de plomb, ou avec des feuilles de plantin pilées, ou des feuilles de bouillon blanc.

Appliquez dessus des cendres de marrube blanc.

Faites cuire des feuilles de ronces dans du vin, à la réduction du tiers, et servez-vous de cette décoction pour en fomenter les condylômes et autres affections du fondement.

Appliquez tous les jours la millefeuille et la pariétaire pilées ensemble avec un peu de sel.

Les condylômes étant souvent des effets de la syphilis, il est bon d'en faire constater la nature par un chirurgien, qui se chargera alors d'en faire l'excision ou la cautérisation à l'aide de la pierre infernale (nitrate d'argent fondu), du nitrate acide de mercure, etc.

§ 10. *Rhagades du fondement.*

L'huile d'œuf, l'huile de lin, la graisse de porc, la moelle de bœuf sont d'un grand secours dans le pansement des rhagades.

Deux gros de litharge en poudre, une once d'huile de semence de lin, mêlés avec un œuf cru, constituent un topique convenable pour panser les fissures, condylômes et autres excroissances de l'anus.

Plusieurs auteurs vantent la racine du chardon à carder, cuite avec le vin jusqu'à consistance de miel.

Les onguents *nutritum*, de Thutie, sont également utiles; on les introduit dans l'anus avec une tente de linge ni trop longue ni trop grosse.

Ce que nous avons dit des condylômes, nous
le répéterons pour les rhagades, que ces affections sont le plus ordinairement de nature syphilitique, qu'il faut faire subir aux malades qui en
sont affectés un traitement appelé *anti-syphiliti-
que*, et qu'un médecin seul est apte à prescrire
et à modifier ce traitement selon l'âge, le sexe,
le tempérament du sujet, l'intensité du mal, les
ravages qu'il a déjà faits et qu'il peut faire encore
dans toute l'économie.

§ 11. *Verrues, crêtes de coq, choux-fleurs
ou poireaux pendants au fondement.*

Les poireaux, verrues, crêtes de coq,
choux-fleurs, pendants au fondement, et de nature non syphilitique, sont, sinon guéris, du
moins modifiés par la cendre du jeune bois de
la vigne, la cendre de saule brûlé, la fiente de
brebis, les feuilles de plantain pilées, etc. On
mêle ces substances avec du vinaigre, et on en
frotte les parties malades.

Si le fondement est attaqué par l'une ou l'autre de ces tumeurs ou excroissances, on peut y
appliquer l'onguent de racine de chardon à carder, décrit dans l'article précédent.

Ruland a souvent guéri les verrues pen-
dantes du fondement avec son baume de soufre.

On assure que la poudre de *verrucaria* est
bonne aussi contre toutes ces excroissances.

Nous répéterons encore ici ce que nous avons

dit dans les deux chapitres précédents , à savoir que ces maladies dépendent très-souvent d'une affection vénérienne , qu'il importe de combattre par des remèdes intérieurs appropriés.

§ 12. *Meurtrissure des fesses pour avoir été long-temps couché dessus.*

Bassinez trois fois par jour le siége du mal avec de l'eau de roses dans laquelle on aura fait dissoudre du sel de saturne.

Des compresses trempées dans une infusion de roses de provins dans du vin rouge et appliquées sur la meurtrissure l'empêcheront de s'agrandir et surtout de prendre un aspect gangréneux.

Quand la meurtrissure est ulcérée , qu'elle dégage une odeur fétide , et que sa surface est noirâtre, il faut alors la saupoudrer avec du quinquina.

CHAPITRE XVIII.

MALADIES DES ORGANES GÉNITAUX CHEZ L'HOMME.

§ 1. *Masturbation.— Onanisme.*

La masturbation est un vice honteux qui conduit à de graves maladies. Il est malheureusement très-répandu chez les enfants et chez les adolescents.

Les effets les plus légers résultant de cette mauvaise habitude, dit M. Georget, sont : la maigreur générale malgré un excellent appétit et des repas copieux, la pâleur de la face, une sorte de paresse intellectuelle, et d'inaptitude au travail, une susceptibilité nerveuse, avec palpitation, étouffement, penchant à la mélancolie, recherche de la solitude, maux de tête, douleurs d'estomac. A cette période la santé peut se rétablir complètement si l'habitude de l'onanisme cesse; mais si l'enfant continue à s'y livrer, il arrive un état général caractérisé par les phénomènes suivants: langueur générale, mémoire infidèle, vertiges, yeux entourés d'un cercle livide, pupilles dilatées, indifférence et aversion pour les objets qui excitent l'attention des autres, sommeil troublé par des rêves voluptueux, syncopes faciles, maladies nerveuses de toute espèce, etc...

Pour prévenir l'habitude de l'onanisme chez les enfants, les parents doivent les observer de bonne heure, ne point les laisser seuls, ne les faire coucher que lorsqu'ils ont envie de dormir, et les faire lever dès qu'ils sont éveillés.

Dès que les premiers effets de l'onanisme se font sentir il faut redoubler de surveillance, forcer les enfants à faire beaucoup d'exercice de la gymnastique jusqu'à la fatigue, surtout le soir, occuper continuellement leur attention, les distraire, leur faire prendre des bains froids dans l'eau courante si l'on est en été, et des bains de siége froids dans les appartements, si le temps ne permet pas de se baigner dans les rivières. Il faut en outre les nourrir d'aliments doux, composés de viandes blanches et de légumes, et leur interdire l'usage du vin pur, du café et de toute espèce de liqueurs. Le dernier repas sera pris plusieurs heures avant de se coucher.

Enfin, si l'on a affaire à des enfants indociles qui ne suivent pas les conseils qu'on peut leur donner et qui trompent toute vigilance, on a recours à des moyens de contrainte qui les empêchent d'abuser d'eux-mêmes : on leur lie les mains, ou bien l'on applique des appareils qui recouvrent les parties génitales, ou bien encore on enferme chaque main dans une espèce de gant sans doigts.

§ 2. *Inflammation du gland. — Balanite.*

Lotionner la partie enflammée trois fois par jour avec une compresse fine trempée dans une décoction de feuilles de mauve et de têtes de pavot.

Les bains locaux dans le même liquide, répétés matin et soir, doivent aussi être employés.

Quand l'inflammation a cédé, on passe à des moyens résolutifs et astringents. On enveloppe la partie malade avec des compresses trempées dans de l'eau blanche, dans une décoction de ratanhia ou de bistorte, ou bien encore dans la solution suivante: eau pure 100 grammes, sulfate de zinc 1 gramme.

S'il existe quelque éruption à la surface du gland on fera bien de les toucher légèrement avec un crayon de nitrate d'argent.

§ 3. *Corps étrangers entre le gland et le prépuce.*

Ces corps étrangers peuvent être formés par une matière blanche, caséeuse qui s'est accumulée faute de soins de propreté, ou bien ils peuvent être formés par de petites pierres.

Dans le premier cas il suffit de faire de petites injections avec de l'huile tiède ou bien avec une décoction de racines de guimauve, de prendre des bains locaux et de nettoyer soigneusement la partie.

Dans le second cas il est nécessaire de faire

pratiquer une petite opération pour faciliter l'issue du calcul.

§ 4. *Gonflement des bo rses.*

Quand les bourses sont enflées par une accumulation d'eau, comme cela arrive d'habitude, il faut les recouvrir de compresses trempées dans de l'eau de roses ou dans de l'eau blanche.

Le beurre frais en onction sur la partie gonflée est encore un moyen dont on a eu souvent à se louer.

Quand l'eau des bourses des enfants ou des adultes ne s'en va pas par absorption, on appelle un médecin ou un chirurgien pour savoir si la maladie n'est pas une *hydrocèle*. Dans ce cas, au médecin seul appartient le traitement de la maladie.

Si la grosseur des bourses n'est autre qu'une hernie, voyez *Hernies.*

Il arrive souvent que les bourses des enfants et même des personnes âgées deviennent extraordinairement enflées par un amas d'eau ou de vents, ou de tous les deux ensemble. On a vu des merveilles du cataplasme suivant, appliqué sur les parties. Prenez trois onces de farine de fêves, une pincée de fleurs de camomille, autant de roses rouges sèches, miel et eau, par égales portions, autant qu'il en faut, et trois onces d'huile de laurier. Si vous n'avez pas d'huile de laurier, prenez des feuilles ou des baies de laurier, concassez-les, faites-les cuire avec de l'huile d'olives, coulez cela avec expression, Faites cuire les farines et les fleurs dans l'eau et le miel jusqu'à la consistance de bouillie; ajoutez ensuite de l'huile de laurier. Etendez cette matière sur du linge et appliquez-la chaudement sur la partie, trois ou quatre fois le jour.

§ 5. *Bourses enflées par suite de coups, chutes, etc.*

Avant tout il faut soumettre lé malade à un repos absolu et recouvrir la tumeur de compresses trempées dans de l'eau vinaigrée, dans de l'eau de roses et dans de l'eau blanche souvent renouvelées. Ces compresses seront maintenues à l'aide d'un suspensoir.

Si le gonflement est considérable et douloureux, il faut appliquer une dizaine de sangsues au périnée ou bien au pli de l'aine.

Un homme reçut un coup de pied de cheval dans la région inférieure du ventre, et quatre heures après il survint une tumeur aux bourses, aussi grosse que la tête d'un enfant : le malade ayant été saigné, la tumeur fut dissipée dans dix jours par le cataplasme suivant : prenez farine d'orge et de fèves, de semence de cumin, de fleurs de camomille, de mélilot et de roses pulvérisées, faites cuire le tout dans l'oxycrat.

La farine de fèves, cuite en consistance de cataplasme dans l'oxycrat composé d'une partie de vinaigre et de quatre parties d'eau, est un bon remède contre l'inflammation et la tumeur des testicules causées par coups, chutes et contusions. Ce même cataplasme est aussi recommandé contre les tumeurs dures, squirrheuses des bourses.

Pour les enflures des bourses, prenez trois poignées de persicaire verte ou sèche, faites cuire le tout dans trois chopines de gros vin ; ajoutez-y une poignée de sel ; faites bouillir pendant quelques minutes ; appliquez sur le mal des compresses trempées dans cette décoction , ou même le marc des herbes, si vous voulez. Ce remède est très-bon.

Le cataplasme d'aigremoine est estimé contre la tumeur des bourses avec inflammation ; le cataplasme est meilleur quand on y ajoute des fleurs de sureau. Le même cataplasme est bon contre l'enflure des testicules.

§ 6. *Inflammation des testicules.*

La première chose à faire est encore ici de garder le repos au lit, d'appliquer des sangsues au pli de l'aine, et de soutenir la partie avec un suspensoir.

On applique en outre sur le testicule un cataplasme de mie de pain bouillie dans du lait et arrosé d'huile de morphine. Ce cataplasme doit être renouvelé trois ou quatre fois par jour.

Prenez une bouse de vache ou de bœuf toute récente, faites-la fricasser dans une poêle avec fleurs de roses, camomille et mélilot, et appliquez le tout en guise de cataplasme.

Pour l'enflure des testicules, prenez trois onces de farine de fêves, que vous mettrez sur le feu avec demi-verre de jus de lierre et d'yèble, et une once d'huile rosat; faites du tout un cataplasme que vous appliquerez bien chaud sur la partie; si la douleur y survient, appliquez de la bétoine broyée et bouillie dans de l'eau.

Un habile chirurgien de Paris emploie pour les tumeurs des testicules la farine de riz et de haricots, avec de l'oxycrat.

Pour les tumeurs des testicules avec grande inflammation, on prend des feuilles de jusquiame, on les met avec du beurre frais ou de la graisse, dans des feuilles de chou, avec lesquelles on les enveloppe; on les fait cuire sous la braise, et ensuite on les applique en forme de cataplasme. Le même cataplasme réussit contre les tumeurs des mamelles.

Un homme ayant le testicule droit enflammé et enflé, sans fièvre, s'est guéri en dix jours, dit Ruland, en l'oignant le matin, à midi et le soir, d'huile de soufre chaude, en mettant par dessus des linges chauds.

§ 7. *Gonflement du testicule.*

Enveloppez la partie engorgée d'un emplâtre de *Vigo cum mercurio* que vous renouvellerez toutes les semaines.

Si ce premier emplâtre ne produit aucun effet on le remplacera par un emplâtre de ciguë qu'on appliquera de la même manière.

On a guéri des gonflements du testicule qui
avaient résisté à l'emploi de toutes les pommades
et emplâtres fondants en les recouvrant avec de
la terre cimolée des couteliers.

Dans ces derniers temps on a vanté la compression exacte de la tumeur avec des bandelettes de diachylon qu'on renouvelle tous les
trois ou quatre jours.

En même temps qu'on emploie ces moyens
locaux, il ne faut pas négliger les remèdes intérieurs ; ainsi il est utile de purger de temps en
temps le malade avec de l'eau de Sedlitz, afin de
favoriser l'absorption de la partie engorgée.

Un remède fondant qui agit avec une grande
efficacité et qu'il convient encore d'employer
dans ces cas, c'est l'iodure de potassium, qu'on
prend à la dose d'un demi-gramme par jour,
dissous dans un verre d'eau sucrée.

§ 8. *Douleur nerveuse du testicule.*

Un homme qui ressentait des douleurs extrêmement vives dans le testicule, sans aucun signe
d'inflammation, n'a pu être soulagé que par
l'emploi de cataplasmes préparés avec des feuilles
de jusquiame, de belladone et de stramoine pilées
et bouillies avec de la farine de graines de lin.

Faites matin et soir des frictions sur la partie
douloureuse avec la pommade suivante :
axonge 60 grammes ; extrait de belladone et
extrait thébaïque, de chaque 8 grammes.

Quand les douleurs sont très-intenses on parvient souvent à les faire disparaître par l'application de compresses trempées dans de l'eau très-froide.

Il faut en même temps administrer des moyens calmants à l'intérieur, faire prendre matin et soir une pilule antispasmodique de Meglin; — prendre tous les jours un demi lavement avec l'infusion de 8 grammes de racines de valérianne.

Le camphre à la dose de 25 centigrammes 5 graines) par jour, suspendus dans une infusion de tilleul et de feuilles d'oranger, à l'aide d'un jaune d'œuf, produit aussi d'excellents effets.

§ 9. *Varicocèle* — *Dilatation des veines du cordon.*

Quand le varicocèle est léger, on se borne à l'usage d'un suspensoir en tissu de gomme élastique, on évite les marches forcées, les stations debout longtemps prolongées, la danse, l'équitation, les bains chauds : on prend pendant l'hiver des bains de rivière dans l'eau courante, et l'on fait matin et soir des lotions avec de l'eau pure froide, ou de l'eau alumineuse sur les bourses.

Quand le varicocèle est volumineux et qu'il gène par son poids, ces moyens palliatifs ne suffisent plus, et il faut alors recourir aux soins d'un chirurgien habile.

§ 10. *Hydrocèle.*

Quand l'hydrocèle est récente on peut espérer de la faire disparaître seulement à l'aide de moyens résolutifs ; mais quand elle est ancienne elle ne peut guérir sans le secours d'une opération.

Les moyens résolutifs qui réussissent le mieux à faire disparaître l'hydrocèle aiguë ou récente consistent à appliquer sur les bourses des compresses imbibées d'eau de saturne, d'eau-de-vie camphrée, d'eau salée, de teintures de scille et de digitale, d'iode, étendues d'eau.

On a quelquefois obtenu de beaux succès par l'usage de l'onguent napolitain dont on recouvre les parties, une fois par jour, et par l'usage d'une pommade composée avec : axonge 30 grammes, iodure de potassium 2 grammes, qu'on emploie de la même manière.

Un autre moyen dont on a eu beaucoup à se louer, consiste à faire sur les parties des fomentations avec la solution suivante : sel ammoniac 5 grammes, vin rouge 1/2 litre.

Enfin si tous ces moyens restent sans effet, il faut envelopper la partie distendue avec un large vésicatoire volant. M. Velpeau assure s'être très-bien trouvé de ce traitement.

Quand l'hydrocèle est ancienne c'est-à-dire passée à l'état chronique, tous les topiques ci-dessus prescrits sont inefficaces, et il faut, de toute nécessité se soumettre à une opération qu'on appelle l'injection de l'hydrocèle et qui réussit constamment quand elle est bien faite.

§ 11. *Pollutions, pertes séminales involontaires.*

Les personnes sujettes à cette maladie doivent éviter avec soin la lecture des ouvrages lascifs, faire beaucoup d'exercice, manger peu le soir, coucher sur un lit dur et se couvrir peu la nuit. Elles doivent prendre l'habitude de dormir couchées sur le côté et non sur le dos.

Elles prendront en outre matin et soir 15 ou 20 centigrammes (3 à 4 grains) de camphre en pilules ou suspendues dans une infusion de fleurs de nymphæa à l'aide d'un jaune d'œuf.

Wichmann a beaucoup vanté les douches d'eau froide sur le périnée, et M. Lallemand, célèbre chirurgien de Montpellier, les lavements frais. Le fait est qu'on a obtenu des guérisons par ces moyens.

M. Lallemand dit aussi avoir guéri un certain nombre de personnes par l'usage des bains sulfureux. On prépare ces bains en faisant bien lentement dissoudre 80 ou 100 grammes de sulfure de potasse dans de l'eau ordinaire. Il faut que la baignoire soit en bois ou en zinc.

Enfin il vante surtout la cautérisation, mais celle-ci exige l'intervention d'un chirurgien habile.

La plupart des personnes qui sont affectées de pertes séminales ont une santé faible, une constitution détériorée, il faut donc chercher à les fortifier. Pour cela on les nourrit de viandes grillées ou rôties , de légumes au gras, de fécules, etc. ; pour boisson on leur donne du bon vin étendu d'eau : on leur fait prendre encore du sirop de quinquina, de l'infusion de glands de chêne, ou bien de l'eau ferrée qu'on prépare avec une poignée de clous qu'on laisse séjourner pendant 24 heures dans une carafe d'eau ordinaire.

Quelquefois cependant ceux qui ont des pertes séminales ont une constitution vigoureuse. Ceux-ci doivent au contraire suivre un régime doux, se nourrir de laitage, de viandes blanches et de végétaux frais, boire de l'orangeade, éviter le vin pur, le café, les liqueurs et les ragoûts épicés.

§ 12. *Démangeaison des parties secrètes.*

Prenez tous les jours un grand bain tiède dans lequel vous ajouterez 60 grammes de sulfure de potasse. La durée de chaque bain sera d'une heure.

Faites tous les soirs, au moment de vous coucher, de douces frictions sur le siége de la démangeaison avec gros comme une noisette de la pommade suivante : axonge 60 grammes, calomélas 8 grammes.

L'eau alumineuse appliquée en compresses sur les bourses pendant toute la nuit et maintenue à l'aide d'un suspensoir a souvent produit de bons effets.

En cas d'insuffisance de ces premiers moyens il faut avoir recours aux lotions suivantes qui manquent rarement leur effet. On fait dissoudre 2 grammes de deuto chlorure de mercure dans un litre d'eau ordinaire à laquelle on ajoute 15 grammes d'alcool, et l'on bassine deux fois par jour les parties malades avec ce liquide. Au bout de deux ou trois semaines la démangeaison et l'éruption qui l'entretient ont ordinairement disparu pour toujours sous l'influence de ce remède.

En même temps il est bon de se purger toutes les semaines deux fois avec 60 grammes de sel d'epsom dans un bouillon aux herbes.

§ 13. *Blennorrhagie — Inflammation de l'urétre. Gonorrhée.*

Quand la blennorrhagie est à son début, qu'elle est simple et peu douloureuse, on peut la faire avorter par des injections faites avec une solution un peu forte de nitrate d'argent : mais ce traitement exige beaucoup de prudence, il expose à de graves inconvénients quand il est mis en usage par une personne inexpérimentée qui ne sait en régler l'emploi, et il n'y a qu'un médecin qui puisse le diriger d'une manière convenable.

Il est beaucoup plus prudent d'avoir recours aux moyens qui vont être indiqués. La marche de la maladie sera peut être plus-longue, mais la guérison sera beaucoup plus sûre.

Il faut d'abord se mettre au repos, et à un régime très-adoucissant, se priver de vin pur, café, thé, liqueurs, viandes de charcuterie, ragouts épicées, boire de l'eau d'orgeat ou de la tisane de graines de lin en grande quantité, prendre tous les jours un grand bain s'il y a douleur pendant l'émission des urines, et même si cette douleur est intense, appliquer une douzaine de sangsues au périnée.

Tant que les symptômes aigus persisteront on continuera l'emploi des moyens adoucissants que nous venons de prescrire.

Si le malade éprouve pendant la nuit des érections fatigantes, il prendra tous les soirs avant de se coucher une pilule composée avec : camphre 15 centigrammes, (3 graines) extrait d'opium I centigramme.

Quand les symptômes inflammatoires auront cédé, que l'émission des urines ne sera plus douloureuse, qu'il n'y aura plus d'érection pendant la nuit, on diminuera la sévérité du régime, on suspendra l'usage des bains tièdes et l'on diminuera la quantité de tisane. En même temps on commencera l'usage des remèdes dits *anti-blennorrhagiques*, c'est-à-dire propres à couper l'écoulement.

Un moyen bien simple et très-efficace consiste à prendre chaque jour cinq capsules gélatineuses de copahu qu'on a soin de prendre un peu loin des repas. Si ces capsules ne fatiguent pas l'estomac on peut graduellement en porter la dose jusqu'à huit par jour.

Le poivre cubèbe est un excellent remède anti-blennorrhagique, on prend chaque jour matin et soir 4 grammes de poudre de cette substance suspendue dans un peu d'eau. Il faut avoir soin pendant qu'on avale ce remède de fermer l'ouverture des narines : à l'aide de cette précaution on avale le cubèbe sans aucune répugnance.

Le baume de copahu et le poivre cubèbe sont les moyens les plus sûrs qu'on connaisse aujourd'hui pour couper les écoulements, mais ils ne sont pas les seuls ; on peut encore employer l'alun, la poudre de cachou, l'extrait de ratanhia, la coloquinte et la poudre à canon délayée, dont le peuple et surtout les militaires font un trop fréquent usage.

Quand le baume de copahu et le poivre cubèbe ne peuvent pas être supportés, ou bien quand ils sont inefficaces, il faut alors recourir à la méthode des injections. Celle-ci consiste à pratiquer plusieurs fois par jour, à l'aide d'une petite seringue, des liquides médicamenteux dans le canal de l'urètre. On commence par injecter trois fois par jour de l'eau froide pure, puis de l'eau coupée avec moitié de gros vin rouge, puis on passe à des liquides astringents ; parmi ces derniers on doit surtout préférer les suivants : acétate de plomb cristallisé 1 gramme, eau distillée 60 grammes, alun 30 centigrammes, eau pure 60 grammes, eau de plantain 60 grammes, sulfate de zinc 30 centigrammes.

Les injections doivent être continuées pendant une dizaine de jours, à mesure que l'écoulement s'affaiblit on diminue le nombre d'injections et la dose du remède actif.

Une précaution qu'il importe beaucoup de connaître, c'est qu'il ne faut jamais oublier de se laver avec soin les doigts quand on a touché la matière blennorrhagique. Sans cette précaution on pourrait transporter cette matière sur les yeux et déterminer une inflammation terrible de ces organes, que nous avons décrite sous le nom d'ophthalmie blennorrhagique (p. 31) et qui peut faire perdre la vue en moins de 48 heures.

§ 14 *Blennorrhée.* — *Inflammation chronique de l'urètre.*

Quand une blennorrhagie est passée à l'état chronique, il est quelquefois très-difficile de s'en débarrasser.

Cependant on en a guéri un très-grand nombre en pratiquant matin et soir avec une petite seringue en verre, une injection du liquide suivant : eau distillée 30 gram., nitrate d'argent cristallisé 5 centigram. Ces injections changent la nature du mal ; elles le font passer d'abord à un état plus aigu et bientôt l'amélioration se manifeste d'une manière progressive jusqu'à guérison complète.

Des malades qui avaient été traités inutilement par l'usage de ces injections se sont très-rapidement guéris en prenant matin et soir une pilule composée avec : aloès 10 centigrammes, thridace 5 centigr.

Le gros vin rouge auquel on ajoute 20 centigrammes (4 grains) de tannin par 30 grammes de liquide a été aussi très-souvent employé avec succès. On l'emploie en injection comme l'eau de nitrate d'argent.

Enfin la potion de Chopart compte d'innombrables guérisons. On en prend trois ou quatre cuillerées à bouche le matin à jeun, et au bout de quatre ou cinq jours l'écoulement a disparu le plus souvent d'une manière complète.

Du reste le baume de copahu et le poivre cubèbe que nous avons recommandés pour la fin des blennorrhagies aiguës, trouvent encore leur cas d'application dans les blennorrhagies chroniques.

§ 15. *Tumeurs dans l'aine. — Bubons.*

Quand on a une tumeur dans l'aine il est prudent de s'adresser à un homme de l'art, parce que ce genre de tumeur renferme plusieurs espèces de nature différente et qui exigent des traitements divers. Ainsi cette tumeur peut être formée par une hernie, par un abcès ou par un bubon vénérien. Un médecin peut seul connaître à laquelle de ces maladies l'on a affaire. — Nous ne parlerons que du traitement que réclament les bubons, parce que nous avons déjà décrit dans un autre chapitre (voyez *hernies*) les moyens qui conviennent aux hernies, et plus loin nous décrirons le traitement qui convient à tous les abcès (voyez *ce mot*).

Quand un bubon est superficiel, peu considérable et tout-à-fait à son début, on peut le faire avorter en le couvrant de glace pilée, appliquée sur la tumeur dans une poche de taffetas ciré ou dans une vessie de cochon et maintenue en place pendant 24 ou 48 heures.

Le bubon s'acompagne-t-il de vives douleurs et présente-t-il les signes d'une inflammation intense, il faut appliquer une dizaine de sangsues autour du siége du mal, et recouvrir la tumeur de cataplasmes de mie de pain bouillie dans du lait, fortement arrosés d'eau blanche.

Si le bubon est dur et peu douloureux il faut essayer de le faire fondre. Pour cela on l'enveloppe d'un emplâtre de *Vigo cum mercurio* qu'on renouvelle tous les cinq jours. En même temps on fait tous les matins des frictions à la partie interne des cuisses avec gros comme une noisette d'onguent mercuriel. On aura soin de suspendre ces frictions si la bouche devient douloureuse.

Enfin si la tumeur est molle et empâtée, elle contient du pus, et alors il faut de toute nécessité la faire ouvrir par un chirurgien.

§ 16. *Rétrécissement du canal de l'urètre.*

Cette maladie peut tenir à un état inflammatoire ou spasmodique du canal de l'urètre. Dans ce cas il faut se mettre à l'usage de boissons aqueuses et délayantes, comme la tisane d'orge, de chiendent, de graines de lin prises en grande abondance, pour rendre l'urine moins âcre et moins irritante : il faut en outre se mettre à un régime végétal, prendre souvent des grands bains tièdes et des quarts de lavement d'eau de mauve auxquels on ajoutera 5 gouttes de laudanum, et introduire dans le canal deux fois par jour une bougie en cire enduite avec la pommade suivante: axonge 30 grammes, extrait de belladone 5 grammes.

Mais si, comme cela arrive le plus souvent, on a affaire à un rétrécissement contre lequel tous les moyens généraux qui viennent d'être indiqués aient échoué, il faut avoir recours à d'autres méthodes; mais la seule que les gens du monde puissent employer sans l'aide d'un homme de l'art, c'est la *dilatation*, c'est-à-dire l'introduction de bougies en cire, d'un volume graduellement croissant.

Quand on introduit une sonde dans le canal il faut avoir soin de ne jamais forcer, afin de ne pas déchirer les parois de ce canal et de ne pas amener du sang; et quand la bougie a pénétré dans la vessie, il ne faut pas la laisser plus de 5 à 10 minutes.

Par l'introduction sagement exécutée de sondes flexibles, et continuée pendant longtemps , on peut guérir d'une manière sûre et non dangereuse des rétrécissements très-prononcés et très-anciens du canal de l'urètre.

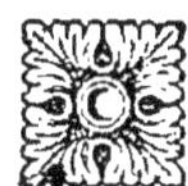

CHAPITRE XIX.

MALADIES DES ORGANES GÉNITAUX CHEZ LES FEMMES.

§ 1. *Démangeaison des grandes lèvres. — Prurit de la vulve.*

On commence le traitement par l'emploi des grands bains avec l'eau de son à laquelle on ajoute une livre de colle de Flandre. Ces bains seront répétés tous les jours pendant deux semaines.

Au bout de ce temps si la maladie reste stationnaire on remplace les bains précédents par des bains avec 100 grammes de sulfure de potasse.

Un grand nombre de femmes ont été délivrées du prurit de la vulve en pratiquant matin et soir sur cette partie, des lotions avec une éponge fine trempée dans le mélange suivant : Eau pure 25 grammes alun 10 grammes.

D'autres chez lesquelles cette lotion alumineuse avait échoué ont très-bien guéri en bassinant une fois par jour seulement les parties qui sont le siége de la démangaison avec l'eau de nitrate d'argent (Eau 200 grammes, nitrate d'argent 1 gramme.)

§ 2. *Inflammation des grandes lèvres.*

Contre cette espèce d'inflammation il faut mettre en usage.

1° Les grands bains dans l'eau de son prolongé pendant deux heures au moins chaque fois.

2° Les lotions sur la partie malade avec une compresse fine trempée dans une forte décoction de feuilles de mauve, racines de guimauve, tête de pavot, plantain, etc.— Ces lotions seront répétées toutes les heures.

3° Si le gonflement causé par l'inflammation est très-prononcé, il faut appliquer des cataplasmes de farine de graines de lin, arrosés d'eau blanche et quelques gouttes de laudanum.

4° Repos absolu au lit.

Enfin s'il se forme un abcès il faudra le faire ouvrir par un chirurgien et panser ensuite avec de la charpie trempée dans du vin aromatique.

§ 3. *Fleurs blanches — leucorrhée.*

Les Fleurs blanches s'observent habituellement, ou du moins plus abondamment chez les femmes des villes, dont la vie est molle, les mœurs relâchées et les habitudes oiseuses, dont les passions sont constamment animées et quelquefois exaltées, que chez les femmes de la campagne ; chez celles-ci, en effet, la tranquillité de l'esprit et de l'âme entretient la santé. Chez elles encore, les excès, les écarts de régime et de conduite sont trop peu nombreux, trop peu actifs pour déranger les fonctions générales de l'organisme.

Le traitement des fleurs blanches est autant hygiénique que pharmaceutique. Quand elles précèdent les règles de quelques jours, qu'elles succèdent à celles-ci pendant quelques jours aussi, qu'elles sont peu abondantes, le plus ordinairement les fleurs blanches se suppriment d'elles-mêmes. Les soins de propreté sont les seules indications à remplir.

Quand les fleurs blanches sont anciennes, habituelles, peu abondantes, peu âcres, peu irritantes, il vaut mieux se borner aux soins de propreté qu'à toute médication qui aurait pour but leur suppression totale ; cette suppression pourrait avoir des résultats fâcheux comme on en trouvera des exemples dans les auteurs. Les lotions ordinairement employées dans ces cas par les femmes du monde se préparent avec une partie d'eau de Cologne et cinq ou six parties d'eau ordinaire, froide, tiède ou chaude, selon les habitudes. L'eau froide, ou très légèrement dégourdie, est généralement préférable.

Quand les fleurs blanches tiennent à une affection locale de l'utérus, les avis d'un médecin sont nécessaires, d'abord pour déterminer la nature de l'affection, secondement pour indiquer le traitement à suivre. Dans ces derniers temps, on a employé avec beaucoup de succès, contre les fleurs blanches provenant du ramollissement du col de l'utérus, une décoction fortement concentrée de noix de galle, aromatisée avec l'eau de mélisse des Carmes (*Alcoolat de mélisse composé* des pharmaciens).

Les pertes blanches sont assez souvent le résultat d'un simple relâchement de la membrane qui tapisse le vagin et le col de la matrice. Dans ces cas on se trouve très-bien de l'emploi des injections astringentes faites avec l'infusion de roses rouges, l'eau alumineuse, la décoction de feuilles de noyer, ou bien encore avec une solution légère de sulfate de zinc. C'est encore dans ces cas qu'on se trouve bien de l'usage à l'intérieur de l'iodure de potassium (25 centigrammes par jour dans une tasse d'infusion de camomille ou simplement dans de l'eau sucrée).

Très souvent la leucorrhée se complique de douleur au creux de l'estomac, de faiblesse générale, de palpitations de cœur, d'un teint jaune de la face. Cet ensemble cède habituellement très bien à l'emploi des préparations de fer et des substances toniques. On prend tous les matins une pincée de limaille de fer dans un peu de soupe, ou bien l'on prend chaque jour 5 ou 6 pilules de Vallet dans un peu de bouillon, demi-heure avant de manger. — Pour tisane on boira de l'infusion de chicorée sauvage, de camomille romaine, de sauge, de germandrée, etc.

Le régime des femmes affectées de fleurs blanches doit consister dans une alimentation substantielle et tonique, plutôt animale que végétale. Elles se nourriront de viandes grillées et rôties, de légumes au gras, de consommés, de fécules, etc. Pour boisson aux repas elles prendront de l'eau ferrée coupée avec un peu de bon vin rouge. Elles s'abstiendront du café au lait.

Elles feront beaucoup d'exercice en plein air se couvriront de vêtements de laine, éviteront la vie sédentaire et surtout l'habitation dans des maisons humides, se lèveront de bonne heure et se coucheront tôt. Enfin elles s'abstiendront des chaufferettes, dont l'emploi est très-pernicieux.

§ 4. *Inflammation de la Matrice.—Metrite aiguë.*

Cette maladie doit être combattue par un traitement énergique. Il faut d'abord appliquer des sangsues sur le ventre et à la partie interne des cuisses, se mettre à la diète et garder un repos absolu.

Après la chute des sangsues on appliquera sur le ventre des cataplasmes de farine de graine de lin arrosés d'huile de morphine ou de Baume tranquille, qu'on renouvellera quatre fois par jour.

On prendra des grands bains tièdes prolongés pendant deux ou trois heures.

On fera des injections avec une décoction de racines de guimauve, de morelle, de jusquiame, de têtes de pavot, tiède. On répètera ces injections deux fois par jour.

Tous les matins on administrera un lavement

d'eau de son à laquelle on ajoutera 30 grammes d'huile d'olive fraîche.

Enfin pour boisson, le malade choisira des tisanes délayantes et tempérantes, comme la tisane d'orge, de chiendent, de racine de guimauve, l'eau de gomme, la limonade cuite.

§ 3. *Métrite chronique.*—*Engorgement de matrice.*

L'inflammation chronique de la matrice est une maladie très-répandue surtout chez les femmes qui ont eu des enfants. Elle est susceptible de guérison et ne ressemble en rien pour la gravité au squirrhe de matrice.

Un grand nombre de femmes affectées de Métrite chronique sont guéries toutes les années par l'usage des bains de mer et par les eaux minérales de Plombières.

Les bains de rivière dans l'eau courante, continués pendant toute une saison, et prolongés chaque fois pendant 10 ou 15 minutes seulement ont également produit dans maintes occasions d'excellents effets.

Les malades qui ne peuvent supporter l'eau froide, prendront des grands bains tièdes dans lesquels elles ajouteront 1 kilogramme de sel marin, ou mieux encore 100 grammes de sulfure de potasse.

Pour aider à l'action de ces moyens, il est utile de faire matin et soir des injections avec de l'eau blanche laudanisée, et de faire deux fois par jour des frictions à la partie interne des cuisses et sur le bas ventre avec la pommade suivante : axonge 60 grammes, iodure de potassium 4 grammes.

La flanelle sur le corps, un caleçon et un gilet, un exercice modéré, une nourriture substantielle mais non excitante, les frictions sèches sur les membres constituent des moyens hygiéniques qu'il est important de recommander aux femmes qui ont une inflammation chronique de matrice.

§ 6. *Perte de sang. Metrorrhagie.*

La teinture de canelle est un très bon remède contre les pertes de sang. On en prend 4 ou 5 grammes dans une infusion froide de roses rouges à laquelle on ajoute deux ou trois cuillerées à bouche de sirop de cachou.

Quand une femme perd beaucoup de sang par la matrice, il faut lui appliquer de la moutarde aux deux bras. L'application de ventouses sèches sur les mamelles contribue également beaucoup à arrêter l'hémorrhagie.

L'écorce de saule ou d'osier ratissée, mise en décoction, bue en forme de tisane, arrête les pertes.

Ou bien faites bouillir cette même écorce d'osier dans du gros vin rouge, et faites en boire à la malade.

On se sert encore fort utilement d'une tisane faite avec de la râclure de corne de cerf, et la moyenne écorce de saule.

Faites un sirop avec du jus de millefeuille, et donnez-en plusieurs cuillerées par jour à la malade.

On a arrêté des pertes de sang en introduisant des linges et des plumasseaux trempés dans des blancs d'œufs.

Prenez autant de toiles d'araignées qu'il en faut pour faire un gâteau de l'épaisseur et de la grandeur d'un écu ; faites-le frire dans un poêlon avec quatre cuillerées de vinaigre, jusqu'à ce que ce vinaigre soit évaporé, puis vous l'appliquerez sur le nombril, le plus chaud que le malade le pourra souffrir.

Donnez demi-once de suc de plantain, et autant de celui d'ortie, dans un verre de la décoction de ces plantes.

Donnez un dragme de poudre de fleurs de noyer desséchées, avec du gros vin chaud.

Appliquez sur les reins une livre de terre glaise, détrempée avec deux pintes de fort vinaigre.

Donnez deux ou trois prises de seigle ergoté en poudre : chaque prise pèsera 10 à 15 grains.

Les *pertes utérines* ou les *hémorrhagies utérines* peuvent avoir lieu par suite de coups, de blessures, d'ulcérations, déchirures après un accouchement, de fleurs blanches âcres, d'injections trop irritantes, d'excès dans les plaisirs vénériens, d'abus de la danse, d'émotions vives, de colères subites, de cris violents, de refroidissement étant en sueur, de bains de siège ou de bains de pieds pris dans un temps inopportun, ou pour rappeler des règles qui ne doivent plus revenir qu'après un temps voulu par la nature ; enfin une fausse couche, un corps étranger dans l'utérus ; tels qu'un polype, une tumeur, etc. , peuvent donner lieu à une hémorrhagie de la matrice.

La première indication à remplir dans cette hémorrhagie, comme dans tous les autres, c'est de s'assurer des causes, de les combattre ou de les faire cesser, puis, les accidents continuant, on impose à la malade un repos absolu au lit, on lui ôte ses oreillers afin que la tête ne soit pas plus élevée que le tronc, et on fait en sorte que celui-ci soit moins élevé que le bassin. Le lit sur lequel sera couchée la malade ne sera composé que d'un matelas, ou mieux d'un sommier de crin. Toute émotion vive, gaie ou chagrine sera interdite à la malade.

Déjà, à l'occasion des hémorrhagies en général, nous avons dit que ces affections demandaient des secours prompts et bien dirigés, et qu'un médecin était seul capable de les appliquer ou de les ordonner ; nous ne saurions trop le recommander encore à l'occasion des pertes chez les femmes.

Aux personnes du sexe sujettes aux pertes utérines, on doit recommander d'éviter tous les genres d'exercice un peu violents, et de faire usage des eaux minérales ferrugineuses, soit comme boisson ordinaire, soit dans leur vin pendant les repas.

§ 7. *Première apparition des règles.— Puberté.*

Dans notre climat les règles apparaissent pour la première fois entre la 14me et la 17me année; elles surviennent plus tôt dans les pays méridionaux, et dans les grandes villes chez les personnes qui mènent une vie sédentaire; plus tard au contraire chez les femmes de la campagne qui mènent une vie active.

On doit surveiller avec beaucoup de soin l'époque de la première apparition des règles chez les jeunes filles, parce que souvent l'état de tout le reste de la vie dépend de la manière dont s'est faite cette première menstruation.

Elle s'annonce ordinairement par un malaise vague accompagné d'un sentiment de lassitude générale, par des douleurs dans la région des reins, par des tiraillements incommodes dans les seins et aussi par la mélancolie et par la tristesse.

Pour bien comprendre tous les soins que réclame cette première éruption on cherchera d'abord à bien connaître le tempérament de la personne, car suivant qu'elle sera sanguine, nerveuse ou molle, il faut avoir recours à des moyens différents.

D'une manière générale on recommandera l'exercice actif en plein air, les études gymnastiques : celles-ci ainsi que la danse devront être interdites pendant l'écoulement des règles. On surveillera le régime avec attention, les aliments ne devront être ni trop abondants, ni trop excitants ; on s'abstiendra de café, de thé, de viandes de charcuterie, les repas seront convenablement réglés ; on se prémunira contre les atteintes du froid humide et contre toutes les transitions brusques de température. Enfin on évitera les lectures attachantes, et les émotions vives.

Quand la première éruption des règles se fait avec difficulté, les moyens hygiéniques ne suffisent plus, et alors il faut employer quelques médicaments, mais avec prudence. Ces médicaments seront variables suivant le tempérament de la jeune personne.

1° Si elle jouit d'un tempérament sanguin et qu'elle ait une forte constitution, on appliquera quelques sangsues à la partie interne des cuisses, on prendra des bains de pied chauds et l'on se nourrira de viandes légères et de légumes.

2° S'il existe un état opposé, si la personne est faible, pâle, très-impressionnable au froid, on aura recours à des moyens fortifiants et un peu excitants, on boira aux repas de l'eau ferrée, on prendra chaque jour trois ou quatre pilules de Vallet, on fera beaucoup d'exercice en voiture et mieux à cheval, on se nourrira de viandes de bœuf et de mouton grillées ou rôties. On pourra même boire tous les matins une cuillerée à bouche de vin de Bordeaux. Pour boisson hors des repas on prendra de légères infusions de mélisse et de fleurs d'arnica.

3° La jeune personne présente-t-elle les signes d'une grande mobilité nerveuse? Il faut alors mettre en usage les moyens réputés antipasmodiques, par exemple, on prendra tous les matins un lavement d'infusion de valériane auquel on ajoutera 4 grammes d'assa fœtida. — Dans la journée on prendra par cuillerées à bouche une potion faite avec l'infusion de tilleul et de feuilles d'oranger, 20 gouttes de teinture de castoréum et du sirop de pivoine.— Les grands bains à peine tièdes sont encore très-utiles.

§ 8. *Règles difficiles, dysménorrhée.*

Ici encore les indications à remplir sont très-différentes, suivant que la malade est d'une constitution forte ou quelle est débile.

Dans le premier cas on obtiendra de bons résultats en appliquant des sangsues à l'anus et des ventouses sèches aux cuisses, des cataplasmes chauds, arrosés avec l'huile de camomille camphrée sur le ventre, des lavements avec la racine de guimauve et une demi-tête de pavot. — L'extrait de jusquiame à la dose de 10 centigrammes par jour, en pilules, ou dans une potion, favorise l'écoulement des règles chez les personnes sanguines, sans avoir l'inconvénient de porter le sang à la tête.

Pour remédier à la dysménorrhée chez une personne faible et nerveuse, il faut au contraire la soumettre à un régime tonique, à l'usage des préparations de fer, des tisanes amères comme celle de chicorée sauvage, la bière de raifort, les bains froids dans l'intervalle des époques, les lavements de valériane et de camphre.

§ 9. *Suppression des règles, les provoquer.*

La cause la plus fréquente de la suppression des règles est, à coup sur, l'impression du froid humide. Il est donc très-important que les femmes évitent, pendant les règles, d'être mouil-lées par la pluie ; cela n'ayant pu être fait, elles se hâteront de changer promptement de linge et d'en mettre d'autre sur le corps , après l'avoir préalablement chauffé. On dira sans doute qu'il serait au moins ridicule, pour ne pas dire im-possible, dans les campagnes surtout d'observer ces dernières précautions : à cela nous ne ré-pondrons qu'une chose, c'est que toutes les femmes qui ont payé de leur santé et de leur vie la négligence des conseils que nous venons d'in-diquer, n'ont pu dire aux incrédules tous les re-grets qu'elles avaient éprouvés d'avoir si follement enfreint les lois de l'hygiène et de la raison.

Les émotions morales et les excès de régime sont encore des causes qui suppriment souvent l'écoulement des règles. Il est donc essentiel de les éviter avec soin.

Quand la menstruation s'est supprimée voici ce qu'on peut faire pour la rappeler.

Appliquez sur le bas ventre des cataplasmes de feuilles fraîches et bien hachées de chélidoine.

Prenez matin et soir une infusion d'absinthe ou de safran, à laquelle vous ajouterez 15 gouttes d'esprit de mindérérus.

Prenez le matin à jeun, pendant quelques jours, quatre doigts de jus d'armoise dans un verre.

Faites bouillir une bonne poignée de matricaire dans un pot de terre vernissé, tenant deux pintes d'eau; faites réduire aux deux tiers; donnez un bon verre tiède de cette décoction trois ou quatre matins de suite à jeun, vers le temps à peu près que les règles doivent venir.

Soumettez la femme à une fumigation d'aloès, d'armoise ou de souci, jetés dans un réchaud plein de feu, les vapeurs seront reçues par les parties sexuelles.

Il est inutile d'observer que les règles ne doivent être provoquées qu'autant que rien de naturel, qu'une grossesse présumée ou douteuse, par exemple, ne s'oppose à leur apparition habituelle. Non-seulement il y aurait faute, dans ce dernier cas, à donner des emménagogues, mais encore il y aurait crime, et crime sévèrement puni par les lois. La femme ou la fille qui ne reculerait pas devant l'emploi de médicaments pris dans le cas de grossesse commençante courrait elle-même les plus graves dangers pour sa santé.

§ 10. *Age critique.* — *Cessation des règles.*

Cette époque est de la plus haute importance dans la vie des femmes, cependant nous devons dire qu'en général on s'en exagère les dangers. L'expérience démontre que cette crise s'opère presque toujours sans accident chez les femmes qui ont mené une vie régulière. Quoiqu'il en soit, cette époque doit être surveillée et réclame quelques soins particuliers.

Dès qu'une femme à atteint 40 ans elle doit se condamner au régime et suivre les précautions que nous allons indiquer.

Elle surveillera son régime alimentaire, s'abstiendra complètement de café, de thé, de toute espèce de liqueurs excitantes, et boira au contraire une grande quantité d'eau.

Elle prendra trois fois par jour une tasse d'infusion de feuilles de vigne blanche qui jouit d'une propriété spécifique contre les accidents qui peuvent compliquer *l'âge de retour*.

Elle évitera les appartements trop chauds et tous les lieux où l'on respire un air vicié et non suffisamment renouvelé. Elle ne se servira jamais de chaufferettes.

Elle évitera encore les émotions vives et la vie sédentaire. Elle fera beaucoup d'exercice, se donnera du mouvement dans la maison, et s'adonnera aux soins du ménage. — Elle se couchera de bonne heure et se lèvera matin.

Deux fois par semaine, elle prendra un grand bain tiède pour porter à la peau un mouvement d'expansion salutaire. En outre elle prendra chaque matin une tasse de lait ou de bouillon de veau afin d'entretenir la liberté du ventre. — L'usage des lavements d'eau de mauve deviendra nécessaire s'il y a de la constipation.

Il faut se prémunir avec le plus grand soin contre les changements de température ; porter à cet effet de la flanelle en caleçon et en gilet, et porter des vêtements chauds et qui se ferment complètement.

Quelquefois il devient nécessaire de donner de légers purgatifs ou de faire pratiquer une petite saignée ; mais ces cas doivent être déterminés par un médecin.

§ 11. *Descente de matrice.*

Dans cette maladie, il y a deux indications à remplir : la première, de réduire l'organe déplacé ; la seconde, de le maintenir en place.

Si la descente est peu considérable, récente et non compliquée d'inflammation de la matrice, on peut y remédier en gardant le repos au lit, en prenant des bains de siège froids, de 15 à 20 minutes de durée, répétés tous les jours matin et soir, dans l'intervalle des règles, et en pratiquant trois ou quatre injections par jour avec la décoction de ratanhia ou de bistorte, l'eau alumineuse, une légère solution de vitriol blanc.

Si la chute de matrice est plus considérable et si cet organe est enflammé, on commence par combattre cette inflammation à l'aide d'injections calmantes avec l'eau de guimauve et de tête de pavot, et de bains émollients. Dès que l'inflammation est dissipée, il faut remettre la matrice en place, à cet effet on fait coucher la femme sur le dos, les jambes fléchies sur les cuisses et les cuisses sur le bassin, et le siège soulevé par un coussin. On refoule ensuite la matrice à l'aide de deux doigts enduits de beurre ou de cérat, et on le repousse de bas en haut.

Pour consolider la réduction une fois qu'elle est opérée, on garde un repos absolu, on introduit dans le vagin des sachets de poudre de cachou ou d'écorce de chêne, et si ces moyens ne suffisent pas on maintient la matrice en place, à l'aide de morceaux d'éponge ou mieux encore à l'aide d'un pessaire.

On doit retarder l'usage du pessaire, tant qu'il y a de la douleur au col de la matrice.

Les *pessaires* les plus commodes sont ceux qui sont faits en caoutchouc.

§ 12. — *Squirrhe de la matrice.*

Un bon moyen pour enlever les douleurs causées par le squirrhe de la matrice, consiste à pratiquer trois injections par jour sur le col de cet organe avec une forte décoction de morelle, de jusquiame, de stramoine, de têtes de pavot.

Appliquez sur le bas-ventre un large emplâtre de ciguë, qu'on renouvellera toutes les semaines.

Plusieurs femmes ont été guéries du cancer de matrice, en faisant un usage persévérant de l'extrait de ciguë à l'intérieur, à la dose de 10 centigrammes (2 grains) par jour seulement.

La liqueur de Fowler a été employée avec succès dans quelques cancers de matrice bien constatés. Cette liqueur se prend à la dose de 4 à 5 gouttes par jour dans une infusion de douce-amère. Nous recommandons aux personnes qui voudraient faire usage de ce remède de ne l'employer qu'avec beaucoup de prudence, parce que si l'on dépassait la dose que nous venons d'indiquer, on pourrait occasionner de graves accidents.

CHAPITRE XX.

GROSSESSE, ACCOUCHEMENT, SUITES DE COUCHES.

A la suite des maladies de matrice, et comme s'y rattachant d'une manière naturelle, nous croyons devoir parler de la grossesse, de l'accouchement, des suites de couches, et des soins qu'ils réclament.

§ I. — *Des soins relatifs à la grossesse.*

La femme enceinte est plus sensible que le autres au froid et aux variations de température, par conséquent elle doit y être soustraite, sous peine de contracter des rhumes très-graves, des pleurésies, des fluxions de poitrine, etc. Elle se gardera d'habiter des maisons nouvellement bâties.

Les bains *tièdes* conviennent parfaitement aux femmes enceintes; c'est une pratique des plus efficaces et sans danger. Les bains chauds ou froids sont au contraire très-dangereux.

Les vêtements doivent être larges et n'exercer aucune compression soit autour de la poitrine, soit autour du ventre.

C'est une erreur de croire que les femmes enceintes peuvent manger de tout impunément, et qu'on peut satisfaire toutes leurs *envies*, quelles qu'elles soient. Quand ces envies n'ont rien de contraire à la santé, on doit sans doute les satisfaire, mais il faut les repousser quand elles sont relatives à des substances qui ont des propriétés nuisibles, telles que les liqueurs fortes, le vinaigre, le charbon, etc. La femme enceinte doit manger peu à la fois et souvent, et choisir ses aliments parmi ceux qui lui plaisent, pourvu, comme nous l'avons déjà dit, que ces derniers n'aient pas des qualités nuisibles. L'eau pure est la boisson qui convient le mieux. Le vin, le thé, le café, et en général tout ce qui excite les nerfs, convient peu dans l'état de grossesse.

L'exercice est très-utile aux femmes enceintes, mais un exercice modéré. Les exercices violents, comme la danse, l'équitation, sont au contraire dangereux, parce qu'ils peuvent exposer aux fausses couches.

Il est important d'éviter les émotions vives, les spectacles tristes et la vue des objets dégoûtants; mais il ne faut pas croire, comme les gardes-malades se plaisent à le répéter, que l'imagination de la mère puisse répéter sur l'enfant l'image des objets qui l'ont effrayée pendant sa grossesse.

Enfin nous ne saurions trop nous élever contre la manie ridicule qu'ont les femmes de vouloir être saignées à quatre mois et demi de leur grossesse. La saignée n'est utile que lorsqu'il existe des maux de tête, des éblouissements, des vertiges, des palpitations, et que le pouls est fort et plein.

Souvent les femmes éprouvent au commencement de leur grossesse, non seulement du dégoût, mais une salivation abondante et des vomissements. On peut rémédier à ces symptômes, en prenant tous les matins 1/2 gramme (10 grains) de magnésie, ou 25 centigrammes (5 grains) de poudre de rhubarbe. Quant à la constipation qui s'observe très-souvent, on peut la combattre par des lavements ou par de légers laxatifs, comme les pruneaux, la pulpe de casse et de tamarin , la crême de tartre, etc.

§ 2. *Avortement, fausse-couche.*

C'est dans les 2me, 3me, 4me mois que l'avortement survient le plus facilement. Voici comment il s'annonce : douleurs dans les reins et dans le bas-ventre, flaccidité des seins, frissons dans le dos, sentiment de pesanteur dans le bassin, envies d'uriner, fièvre, écoulement glaireux puis sanguin par les parties sextuelles.

Les causes les plus ordinaires des fausses couches sont une frayeur vive, un violent chagrin, un coup, une chute, un refroidissement, des mouvements brusques, les courses en voiture et à cheval, l'abus des plaisirs de l'amour.

On doit faire tous les efforts pour prévenir l'avortement, car celui-ci ayant eu lieu une fois, la femme conserve une disposition fâcheuse à de nouveaux avortements dans les grossesses suivantes :

La chose la plus importante pour prévenir l'avortement c'est de *garder un repos absolu uu lit* depuis le moment où les premiers symptômes se manifestent, jusqu'à leur disparition complètes. S'il y a de la fièvre et des étourdissements on fera pratiquer une saignée du bras, on portera une ceinture autour du ventre pour supporter le poids de la matrice, on pourra prendre quelques bains frais, on fera des lotions sur le ventre et sur la partie inférieure des reins avec de l'esprit de matricaire chaud, enfin s'il y a quelques symptômes nerveux et des douleurs intenses dans le ventre on fera bien de prendre une emulsion huileuse dans laquelle onajoutera 5 centigrammes (1 grain) d'extrait de jusquiame.

L'avortement peut-il être forcé? Peut-il être l'effet d'un crime ,d'un homicide volontaire? Oui, malheureusemeut ! Mais dans cette action indigne et coupable, la vie de l'enfant n'est pas séule compromise; celle de la mère l'est également, et beaucoup plus , peut-être. En effet, combien de maladies organiques ou générales, de douleurs aiguës et poignantes, ne sont-elles pas la suite névitable de toutes les tentatives, de toutes les manœuvres, de toutes les substances mises en usage pour expulser de la matrice le produit d'un amour illicite, d'un commerce réprouvé par nos mœurs et nos habitudes sociales! Que d'exemples terribles et nombreux ne pourrait-on pas citer à l'appui de cette vérité !

§ 3. *De l'accouchement.*

Quand l'accouchement est naturel, il n'y a rien à faire qu'à attendre la fin du travail. Dans ces cas, la première personne venue, douée de l'intelligence la plus ordinaire, suffit autour de la femme pour lui donner les secours et les soins dont elle a besoin. Quand, au contraire, l'accouchement est difficile, laborieux, que des circonstances extraordinaires, graves, se présentent, que des convulsions, des hémorrhagies ont lieu, etc., etc. Un homme de l'art, une sage-femme instruite, doivent être appelés, et à eux seuls appartiennent les secours, les manœuvres à mettre en usage pour hâter le travail de l'accouchement, assurer la vie de la mère et de l'enfant.

Dès que le travail est réellement commencé, on prépare le lit sur lequel la femme doit accoucher : ce lit sera composé : 1° d'un matelas placé sur un lit de sangle étroit et appuyé, par l'une de ses extrémités à un point fixe, un des murs ou un des meubles de l'appartement; 2° d'un oreiller; 3° d'une toile cirée recouverte d'un drap; 4° d'une couverture; ce lit doit être placé de manière à ce qu'on puisse facilement circuler sur les trois côtés. Un autre lit sera disposé dans la même chambre ou très près pour recevoir la femme après l'accouchement.

La température de la chambre où se fait l'accouchement doit être modérée et toujours égale, et surtout l'air doit être exempt de toute mauvaise odeur.

Les soins dus à la femme pendant le travail de l'accouchement se bornent à lui donner quelques tasses d'eau panée, ou de tilleul, ou du vin coupé s'il y a de la faiblesse, quelques légers bouillons si le travail dure longtemps, plusieurs jours, comme cela se voit quelquefois; à la faire marcher dans la chambre en la soutenant sous les bras ; à la mettre dans le bain si le travail languit, etc. Toutes ces choses peuvent être faites en attendant l'accoucheur, qui, d'après toutes les règles de la prudence, ne doit pas tarder d'arriver. Une saignée a souvent été nécessaire pour hâter le travail de l'accouchement, et souvent celui-ci s'est effectué aussitôt après une saignée pratiquée au bras, aussitôt après avoir fait prendre un grand bain.

La femme qui accouche ne doit avoir auprès d'elle que son accoucheur ou sa sage-femme, et les personnes qui lui plaisent et qu'elle aime, encore celles-ci ne doivent-elles pas être en trop grand nombre, car un air pur est nécessaire autour de l'accouchée.

L'accouchement étant accompli, les soins des

assistants doivent être partagés en deux; les uns s'occuperont de la mère, les autres de l'enfant. Nous abandonnons la mère aux soins de l'accoucheur, qui s'assurera s'il n'y a pas hémorrhagie, si l'utérus n'est pas renversé, s'il n'y a pas eu de déchirure, etc., etc.

Une personne se chargera de l'enfant après que le cordon ombilical aura été lié par l'accoucheur, et cette ligature doit être faite aussitôt que l'enfant sera hors du sein de la mère. L'enfant (nous supposons que rien ne s'oppose à ses cris, à ses premiers vagissements, qu'il est parfaitement bien conformé, que sa vie commence avec toute sa liberté, tous les signes certains d'une longue existence) sera lavé, s'il est nécessaire de le faire, avec un peu d'eau tiéde, ou avec un peu d'huile ou un peu de beurre pour enlever le sédiment qui le recouvre; il sera ensuite habillé, coiffé, etc., mais de manière à ce que les mouvements de ses bras soient libres, à ce que sa tête ne puisse être renversée en arrière par son propre poids. Aucune épingle ne sera employée dans ses vêtements; partout des cordons pour tenir attaché ce qui doit l'être. Cette précaution ne saurait être négligée, si l'on veut être certain que le moindre cri, la moindre douleur, la plus petite plainte portée par l'enfant, ne soient dus ni à une piqûre, ni à une déchirure du corps, comme cela peut arriver et être redouté quand on s'est servi d'épingles.

L'enfant ne donne-t-il aucun signe de vie ? sa face est-elle violacée ? son corps noir et vergeté ? en un mot est-il asphyxié ? (Voyez *Asphyxie des nouveau-nés.*)

§ 4. *Suites de couches.*

Aussitôt que la délivrance est terminée on lave la femme avec une éponge et de l'eau tiède ; on lui passe une serviette médiocrement serrée autour du ventre et on la porte dans le lit où elle doit rester tout le temps des suites de couches, lequel lit sera convenablement garni afin d'empêcher les matelas d'être imprégnés par les lochies qui doivent s'écouler : on lui recommande de tenir les cuisses rapprochées, et l'on soutient les seins avec une serviette. on fait de douces frictions sur le ventre pour favoriser le retrait de la matrice sur elle-même ; on change de temps en temps les linges placés entre les cuisses et on s'assure que le sang ne s'écoule pas en grande abondance, auquel cas il faudrait avertir en toute hâte l'accoucheur.

Les femmes nouvellement accouchées doivent éviter avec le plus grand soin l'impression du froid. Leur appartement doit être convenablement chauffé ; cependant il ne faut pas, comme on le fait si souvent, qu'il soit chauffé comme une étuve. Il ne faut pas non plus les charger de couvertures trop épaisses. Sous prétexte de prévenir les fraîcheurs on étouffe les femmes, on les prédispose aux rhumes, à la fièvre miliaire et aux affections rhumatismales.

Le calme du corps et de l'esprit, la plus grande propreté, une alimentation légère sont nécessaires à la nouvelle accouchée. Pendant les premiers jours on évitera de faire du bruit autour d'elle, de leur apprendre de fâcheuses nouvelles, de les exposer à des émotions vives.

Si la femme ne nourrit pas son enfant, on lui donnera seulement le premier jour du bouillon et de la tisane de mauve et violette. Le 2me on donnera quelques légers potages. Pendant la fièvre du lait la femme sera tenue à une diète sévère, dont on ne la relâchera qu'après la cessation de la fièvre. Alors on donne par degré des potages puis des aliments plus solides, de la volaille bouillie ou rôtie, et toujours quelque boisson chaude sucrée. — Aux femmes qui nourrissent on accorde plutôt des aliments : dès le 4me jour on peut leur donner de la viande ; mais il faut leur interdire les légumes farineux et les herbes préparées au gras.

Si la malade n'est pas allée du ventre vers le 4me jour on lui donnera un lavement d'eau de guimauve avec 4 ou 5 cuillerées d'huile d'olives.

Si elle éprouve dans le ventre des tranchées douloureuse on lui donnera une légère infusion de fleurs de camomille et de tilleul.

Si les seins sont très-gonflés et douloureux on fera sur eux matin et soir des onctions avec de la graisse blanche, du beurre frais ou de l'huile d'olives. Sous prétexte de faire passer le lait il ne faut pas couvrir le sein de ouates volumineuses de coton. C'est le plus sûr moyen d'augmenter l'engorgement des seins.

Les femmes du peuple ont l'habitude vers le 4me ou 6me jour de prendre de la tisane de pervenche, de canne de Provence ou du bouillon de cerfeuil pour faire passer le lait. Cet usage peut être respecté, mais il est bon que les femmes sachent que ces substances sont loin d'avoir l'efficacité qu'elles leur supposent et que d'ailleurs on s'exagère beaucoup les effets de la résorption du lait. Quand on veut diminuer la secrétion du lait, le moyen le plus sûr est de prendre, deux ou trois jours de suite, 5 grammes de sel de Duobus ou dans du bouillon aux herbes.

Les femmes en couches doivent garder le lit pendant 8 ou 9 jours au moins pour donner à la matrice le temps de bien se remettre en place, et elles doivent garder la chambre pendant 20 jours au moins avant de sortir. Leur sortie aura lieu par un beau temps, au milieu du jour, et ne durera pas plus d'une heure ou deux. Enfin nous croyons ne porter aucune atteinte à leurs intentions religieuses en leur conseillant de ne pas suivre l'exemple de celles qui sortent de leur chambre toujours chaude pour aller s'enfermer pendant un temps plus ou moins long dans une église, lieu toujours froid et humide. Cet usage

a souvent occasionné des accidents terribl
chez les femmes nouvellement accouchées.

Enfin nous dirons qu'il est du devoir des fen
mes d'allaiter leurs enfants, toutes les fois qu
leur santé ou leur position dans le monde l
leur permettent.

§ 5. *Des lochies.*

De l'écoulement facile ou difficile des lochies,
matières muqueuses glaireuses et sanguinolentes
qui sortent des parties génitales de la femme,
après l'accouchement, dépendent les suites heu-
reuses ou fâcheuses des couches. Quand les lochies coulent facilement, rien n'est à craindre,
et au bout de douze à quinze jours les femmes
ont repris une grande partie de leurs habitudes;
quand le contraire a lieu, le rétablissement de
la femme est long et pénible, la santé générale
se trouve ébranlée, et les conséquences les plus
funestes en sont quelquefois la suite. Il est donc
de la plus grande importance d'éviter tout ce
qui pourrait suspendre ou arrêter l'écoulement
des lochies.

On facilitera l'écoulement des lochies en tenant l'appartement de l'accouchée à une température plutôt un peu élevée que trop basse; on
lui donnera toujours des boissons tièdes, on lui
appliquera sur les cuisses et sur les jambes des
cataplasmes tièdes et émollients, en évitant les
courants d'air froids, le contact des corps froids,

et tout ce qui pourrait la blesser, la chagriner ou l'irriter. Les aliments de facile digestion seront permis, si la malade en ressent un besoin impérieux, et ceux-ci seront en petite quantité.

§ 6. *Absence du lait dans les mamelles chez les nouvelles accouchées. — Agalactie.*

Cette maladie dépend quelquefois d'une vive émotion, mais alors elle est ordinairement passagère : d'autres fois elle tient à une faiblesse de la constitution qui la rend incurable.

Pour se mettre à l'abri d'un pareil inconvénient, les nourrices doivent éviter les excès dans les plaisirs et les veilles prolongées, et toutes les impressions qui résultent de la crainte, de la tristesse et de la colère.

On remédiera d'ailleurs à l'agalactie, en couvrant les seins de sachets faits avec des plantes aromatiques pulvérisées, la sauge, le thym, la lavande, etc. — Des cataplasmes chauds préparés avec de la mie de pain bouillie dans du lait et arrosés d'huile de camomille sont encore très-utiles.

Enfin on fera des succions modérées et répétées toutes les heures pour attirer le lait dans les seins et exciter les vaisseaux qui le conduisent au mamelon.

Quand l'absence de lait tient à la faiblesse de la constitution, ce qu'il y a de mieux à faire c'est de donner à l'enfant une autre nourrice.

§ 7. *Ecoulement surabondant de lait par les mamelles.* — *Galactirrhée.*

Il faut, dans cet état, maintenir les seins avec une serviette convenablement pliée, et exercer sur eux une légère compression, diminuer l'allaitement si la femme nourrit; se nourrir d'aliments peu substantiels, de viandes légères et surtout de légumes, et boire chaque jour un demi-litre d'infusion chaude de bourrache, de tilleul, de canne de Provence.

Si ces premiers moyens sont inefficaces, on donnera à la malade tous les matins pendant quelques jours un ou deux verres de petit lait de Weiss, et l'on fait de douces onctions sur les seins avec de la graisse blanche ou de l'huile camphrée.

Chez les femmes qui ne nourrissent pas, on peut agir plus hardiment. On purgera tous les deux jours pendant une semaine avec 10 grammes de sel de Duobus dans une tasse de bouillon aux herbes, on appliquera de la moutarde aux bras, on pourra même recouvrir les seins de sachets faits avec des roses rouges.

§ 8. *Stérilité.*

Il est le plus souvent très-difficile de connaitre la cause de la stérilité et de la guérir, cependant il est des moyens à l'aide desquels on a obtenu de très-nombreux et de très-remarquables succès.

Nous placerons en première ligne les bains de mer : il est incontestable que beaucoup de femmes ont été guéries de la stérilité par l'usage de ces bains , mais pour qu'ils aient ces heureux effets il faut qu'ils soient pris froids.

On peut faire des bains de mer artificiels en faisant dissoudre 1 kilogramme de sel commun dans une baignoire remplie d'eau ordinaire, mais ces bains sont loin d'avoir les mêmes propriétés que les bains de mer naturels.

Quelquefois la stérilité dépend d'une faiblesse de constitution , dans ces cas on peut y remédier par l'usage des préparations ferrugineuses en bains et en boissons.

Enfin quelques femmes ont été guéries par l'usage des bains savonneux et sulfureux.

CHAPITRE XXI.

MALADIES DE LA PEAU.

§ 1 *Erysipèle.*

Il ne faut pas recouvrir les parties affectées d'érysipèle de cataplasmes chauds. Ceux-ci ont l'inconvénient d'appeler le sang et d'augmenter l'inflammation.

On fait tous les jours avorter des érysipèles en pratiquant sur les parties affectées des onctions avec l'onguent napolitain. Ces onctions doivent être renouvelées toutes les deux heures.

Un célèbre chirurgien de Paris, M. Velpeau, a employé avec beaucoup de succès contre les érysipèles des compresses trempées dans la solution suivante : Eau 1 litre, sulfate de fer 30 grammes (I once). Les compresses doivent être souvent renouvelées et fixées par quelques tours de bande.

Dans les érysipèles très-simples, il suffit pour empêcher le mal de faire des progrès de recouvrir la partie malade de saindoux ou de pommade de concombres.

§ 2. *Urticaire.*

Cette maladie est caractérisée par une éruption de taches rouges ou pâles produisant une démangeaison semblable à celle que causent les piqûres d'orties.

Quand elle se développe à la suite de l'ingestion dans l'estomac d'écrevisses, de moules, de poissons de mer, il faut se faire vomir si l'estomac est surchargé, et avoir recours à quelque boisson légèrement acidulée comme la limonade, l'eau de groseilles froide.

Quant à l'urticaire simple qui survient spontanément, sans cause connue et qui s'accompagne d'un peu de fièvre, on le traite par la diète, la tisane d'orge de guimauve ou de réglisse et des lotions froides sur la peau avec un mélange de trois parties d'eau et une partie d'eau de vie.

A la fin de la maladie qui est ordinairement très-courte on fera bien de se purger avec une bouteille d'eau de Sedlitz.

§ 3 *Petite vérole. —Variole.*

Quand cette maladie est simple et régulière, il n'y a que des soins hygiéniques à lui opposer et presque point de remèdes : mais si l'on doit peu agir il faut observer avec attention et se tenir en garde contre les accidents qui peuvent survenir dans la marche du mal.

Le régime à prescrire à ceux qui vont avoir

la petite-vérole est très-simple. Il suffit de tenir
le malade dans une température douce, de le
mettre à l'usage des boissons tièdes et délayantes,
telles que l'eau de violettes, de tilleul ou d'orge
miellée, etc.; de le couvrir légèrement, de ne pas
l'exposer au bruit, aux secousses violentes. Le
repos au lit n'est pas toujours nécessaire. On voit
souvent des enfants dans la campagne, atteints
de la petite-vérole, n'interrompre ni leurs jeux
ni leurs habitudes ordinaires, et se livrer sans
aucun accident, à leur appétit accoutumé. Mais
ces cas ne sont que des exceptions qui n'infirment
nullement les précautions qu'il est toujours sage
et prudent d'avoir pendant toutes les maladies
éruptives, et en particulier pendant la durée de
la variole.

Aussitôt que les boutons de la petite-vérole seront sortis, on se hâtera de séparer les malades
des enfants ou des sujets encore jeunes qui n'en
seront pas atteints ; on les couchera séparément
dans des lits tenus proprement; on se gardera
bien de les gorger de cordiaux de toute nature,
de liqueurs alcooliques, etc., comme on a quelquefois la mauvaise habitude de le faire, sous
prétexe de les faire suer; on se contentera, pour
maintenir la peau moite et entretenir une douce
transpiration, de leur donner des boissons tièdes,
sucrées ou miellées, préparées avec des fleurs de
bourrache, de tilleul, de violettes ou de coquelicot; on renouvellera souvent les linges qui se-

ront salis autour des malades, et les linges nouveaux devront être choisis doux et secs.

Le traitement à suivre dans la petite-vérole
varie suivant les degrés de la maladie, et suivant
les périodes ou époques de l'éruption. Quatre
périodes étant admises dans le début, la marche,
la durée et la terminaison de la variole, quatre
modes particuliers de traitement seront également
mis en usage.

Vers le début, nous l'avons déjà dit, on se
borne à prescrire le repos, la diète, les boissons
adoucissantes, des cataplasmes sinapisés autour
des pieds si les douleurs de tête sont très-violentes; une saignée du bras s'il y a une congestion
sanguine au cerveau ou à la poitrine ; quelques
lavements émollients, ou légèrement laxatifs, s'il
y a de la constipation, etc.

La seconde période, celle de l'éruption, se
traite à peu près de la même manière que la première, avec cette différence que le régime et la
médication antiphlogistique sont plus sévères
qu'ils ne l'étaient d'abord. Les calmants sont mis
en usage s'il y a de l'insomnie, de l'agitation, du
délire, etc. ; dans ces cas, les saignées locales,
ou générales sont indiquées. Les complications
telles que la strangurie, la dysurie, assez com-
munes dans cette période de la maladie, fixe-
ront l'attention des personnes qui entoureron
les malades. Les boissons légèrement tempérantes, telles que l'eau de groseilles (préparéa

avec des fruits ou la gelée de groseilles délayée dans de l'eau : une cuillérée à bouche pour deux verres d'eau), alterneront avantageusement les boissons adoucissantes. Les lavements laxatifs ou même purgatifs seront également prescrits afin de s'opposer à la constipation. Survient-il des pétéchies? on donnera, dans la journée, quelques cuillerées à bouche d'une infusion de quinquina acidulée avec de l'eau de Rabel faite dans les proportions suivantes : quinquina gris concassé, une demi-once; eau, un litre; eau de Rabel, un gros; sirop de sucre ou sucre blanc une once.

Les boutons s'affaissent-ils, au lieu de grossir et de se remplir d'une matière purulente? ou en d'autres termes, la petite-vérole *rentre-t-elle?* on appliquera un vésicatoire aux membres inférieurs, et on se comportera comme dans toutes les maladies éruptives répercutées.

La troisième période, celle dite de suppuration celle qui est la plus dangereuse de toutes, car il peut y avoir résorption du pus, exige les plus grands soins et la plus grande prudence. On évitera donc autour des malades les courants d'air; l'on s'attachera aux soins de propreté; on veillera à ce que les boissons soient toujours tièdes, que le ventre soit libre, que les boutons ne soient point écorchés ni déchirés par les malades, etc.

Le pouls devient-il plus vif, plus dur, plus fort qu'il ne l'était d'abord? on pratique une ou deux saignées suivant la force et l'âge du sujet, suivant l'intensité de la fièvre

Les pustules deviennent-elles subitement pâles, les extrémités froides? on a recours aux vésicatoires, à quelques cuillerées de vin ou de boissons fortifiantes, comme l'eau de cannelle orgée; l'eau de menthe poivrée, sucrées et additionnées de quelques gouttes, par tasses, de teinture de cannelle, de ratafia de ménage, etc.

Enfin les boutons sortent-ils avec peine; leur suppuration est-elle difficile, rare, peu abondante? On se trouvera bien d'ouvrir ces derniers avec la pointe d'une lancette, de recouvrir les surfaces qui en seront chargées de cataplasmes émollients ou de linges trempés dans de l'eau concentrée chaude de racines de guimauve, de graines de lin, de feuilles de mauve, etc.; toutefois, cette opération, toujours douloureuse, peut être remplacée avec avantage, quand la volonté des parents ou des malades eux-mêmes s'oppose à son exécution, par quelques potions laxatives, ou quelques lavements purgatifs.

Le temps de la dessiccation de la variole, ou quatrième période de cette maladie, n'exige que les soins de régime et d'hygiènc qui doivent être suivis dans toute fin de maladie et dans toute convalescence. Après la dessiccation, si l'appétit ne revient pas facilement, on conseille un léger purgatif. Survient-il des abcès, on les traite avec des cataplasmes maturatifs. Enfin, pendant cette

période de la variole, la saison est-elle froide et
humide, on prendra les plus grandes précautions
pour éviter la toux, les maux de gorge, les inflammations des paupières, etc., qui surviennent
facilement chez les varioleux. On engagera donc
ces derniers à ne pas sortir sans être chaudement vêtus, à ne pas boire froid, à éviter les
changements brusques de température, etc., etc.

§ 4. *Petite-vérole volante.*

La *petite-vérole volante* ou *variolette*, souvent
confondue avec la petite-vérole discrète et béni-
gne, en diffère cependant, et voici quelles sont
ces différences :

La fièvre qui précède l'éruption est très-légère,
elle ne dure guères que vingt-quatre heures. Le
malade se plaint d'un léger malaise, d'une simple
courbature, d'un peu de mal à la tête. L'éruption
se fait souvent du premier au second jour, rarement au troisième; on voit cesser de suite la
fièvre et toutes les autres causes d'indisposition.
Les pustules sont peu nombreuses, jamais con-
fluentes, jamais dangereuses ; elles ne contiennent que de la sérosité souvent limpide, et elles
disparaissent au plus tard le quatrième jour.

Cette variole n'exige d'autres remèdes qu'une
ou deux purgations quand les boutons sont desséchés; on peut même se dispenser de donner des
boissons délayantes ou émollientes au malade ;
mais il faut cependant éviter la répercussion des

pustules peu nombreuses qui ont paru çà et là sur la peau. Si, par extraordinaire, la petite-vérole volante devenait plus sérieuse qu'elle ne l'est habituellement, on se comporterait comme si on avait affaire à une variole discrète et grave.

§ 5. *Rougeole.*

Quand la maladie marche d'une manière régulière, ce qui est assez ordinaire, le traitement est très-simple et doit se borner comme celui de la petite-vérole à l'usage des boissons tièdes, telles que l'eau de gomme, les infusions de mauves, de violettes, de coquelicots, de tussilage, de bouillon blanc, de bourrache, adoucies avec les sirops de gomme, de guimauve, etc.. On prescrira, dès le principe de la maladie, pour favoriser l'éruption quelques bains de pied à la moutarde, l'on calmera la toux par l'administration d'un looch blanc auquel on ajoutera 20 ou 30 grammes de sirop de pavot blanc, et l'on combattra la douleur de gorge par des cataplasmes chauds autour du cou et par des gargarismes préparés avec l'eau d'orge, le sirop de mûres et le sirop de diacode.

Lorsque les écailles de la peau commencent à tomber, il est bon d'administrer au malade un léger purgatif, 50 grammes de mauve, par exemple, dans une tasse de lait, ou 30 grammes d'huile fraîche de ricin dans un bouillon aux herbes. A cette époque les purgatifs ont l'avantage de faire cesser la toux et d'éviter les hydropisies.

Lorsque l'éruption disparait d'une manière brusque il faut appliquer des vésicatoires ou des sinapismes aux membres inférieurs et donner 5 grammes par jour d'esprit de mindérérus dans de l'infusion de tilleul.

La convalescence de la rougeole exige beaucoup de soins : on soumettra le malade à un régime sévère et surtout on le tiendra à l'abri des refroidissements qui sont très-dangereux à la suite de cette maladie, car ils produisent des maux d'yeux très-graves, des surdités très-rebelles, des toux qui peuvent dégénérer en phthisie, etc.

Tant que dure la rougeole il importe d'isoler le malade des personnes qui ne l'ont pas eue, car elle est contagieuse.

§ 6. *Scarlatine — fièvre rouge.*

Quand une épidémie de scarlatine règne dans un endroit, il faut faire prendre chaque jour aux enfants qui n'ont pas eu la maladie, 5 ou 6 gouttes de teinture de belladone. Ce remède a été beaucoup vanté en Allemagne comme préservatif de la scarlatine. Il faut en continuer l'usage pendant 10 à 12 jours.

La scarlatine est-elle déclarée, placez le malade dans une chambre dont la température soit douce et modérée ; mettez-le à une diète absolue, et donnez-lui quelque tisane émolliente et adoucissante, comme l'eau de gomme, de mauve, de violettes, et des gargarismes préparés avec l'eau d'orge coupée avec du lait.

Si, comme cela arrive fréquemment, le mal de gorge est intense, appliquez 8 ou 10 sangsues en bas et sur les cotés du cou.

Il est des cas où le mal de gorge se complique d'une espèce de gangrène, il faut alors faire toucher le fond de la gorge avec un pinceau trempé dans de l'acide hydrochlorique, mais cette application ne peut être faite d'une manière convenable que par un médecin.

Vers la fin de la maladie on administrera, comme dans la rougeole, pour prévenir les hydropisies quelques légers purgatifs, de l'huile de ricin, de la manne, du sel d'Epsom.

Enfin dans la convalescence le malade doit être entouré de précautions hygiéniques nombreuses. On veillera à ce qu'il ne soit pas soumis à l'impression du froid et de l'humidité, on le couvrira de flanelle, on l'empêchera de trop manger, on lui fera prendre quelques lavements huileux.

§ 7. *De la Gale.*

Une foule de remèdes divers ont été vantés contre la gale, au premier rang il faut placer le soufre qui réussit seul dans un grand nombre de cas et qui entre dans la composition de presque toutes les préparations usitées dans le traitement de cette maladie.

On peut très-bien guérir la gale en prenant
chaque jour à l'intérieur 50 ou 60 centigrammes
de fleurs de souffre enveloppées dans un morceau de pain à chanter ou bien mélangés avec du
sucre et arrangés sous forme de pastilles. Ce dernier remède est très-commode pour les enfants.

La pommade soufrée simple, qui se fait avec
5 parties de graisse blanche et J partie de fleurs
de soufre bien mélangées, est un moyen très-efficace. Il guérit, terme moyen, en 15 jours les malades qui s'en servent. On fait avec cette pommade
des onctions, deux fois par jour, sur les parties
qui sont le siège de boutons. Ce moyen a encore
l'avantage de couter peu et de ne donner lieu à
aucun accident.

La pommade d'helmerich, *la pommade citrine*
et *la pommade sulfuro-alcaline* sont encore d'excellents topiques. Elles sont même plus actives
que la *pommade soufrée.*

Toutes les pommades ont l'inconvénient de
salir le linge. Sous ce rapport il vaut mieux employer les bains sulfureux ou la *solution* de *Dupuytren.*

Les bains sulfureux se préparent avec 100
grammes de sulfure de potasse qu'on fait dissoudre dans une baignoire pleine d'eau.

On prend un de ces bains tous les jours pendant deux ou trois semaines. C'est un moyen
assez dispendieux.

La *solution de Dupuytren* constitue un remède simple, économique, très-efficace et qui n'a aucune espèce d'inconvénients ; pour s'en servir on trempe dans cette solution une éponge fine et on lave matin et soir, pendant demi-heure, les parties couvertes de boutons.

En Lorraine on se guérit de la gale en 8 ou 10 jours en se frottant les parties affectées avec de l'huile de chenevis ou de navette qu'on a fait bouillir avec la seconde écorce de l'aune noir.

M. Raspail assure qu'on se délivre très-rapidement de la gale, en s'oignant de la tête aux pieds d'huile camphrée ou de pommade au goudron, d'huile imprégnée de tabac ou de térébenthine.

Il est une multitude d'autres remèdes qui ont été conseillés contre la gale, comme la staphysaigre, l'opium, les anémones, la vermiculaire brûlante, etc., mais leur effet est beaucoup moins sûr que celui des moyens que nous avons déjà cités.

La gale étant contagieuse, il importe que les personnes qui en sont affectées ne touchent pas celles qui les entourent. — Il est également indispensable pour assurer la guérison de la gale, de passer à la vapeur du soufre tous les vêtements qui auront été portés avant ou pendant la durée de la maladie.

Enfin les personnes qui ont la gale doivent suivre un régime doux et boire dans la journée quelque tasses de bardane, de patience ou de scabieuse.

21

§ 8 *Dartres.*

On comprend en général sous le nom de dartres des maladies dont les symptômes et dont la cause sont en général très-différentes. Voici les caractères qui peuvent les faire reconnaître. Elles sont formées par de petits boutons ou par des pustules qui causent de la démangaison, qui sont réunies en plaques plus ou moins larges, sur lesquelles se formeront ensuite des écailles , des croûtes et quelquefois des ulcérations.

Voici les remèdes que l'expérience a demontré être les plus efficaces contre cette maladie.

Mettez infuser de la racine de patience sauvage coupée en rouelles dans du vinaigre blanc , et frottez les dartres avec cette racine, réitérant souvent.

La suie de cheminée et le vinaigre mêlés ensemble sont très-bons en application.

Faites fondre du sucre candi dans du vinaigre blanc, et oignez-en les dartres du visage ou autres.

La Moutarde broyée dans du fort vinaigre, c'est-à-dire telle qu'on s'en sert à table pendant l'hiver, a guéri une dartre rebelle à tous les remèdes.

Lavez de la térébenthine en plusieurs eaux, et incorporez-y ensuite en forme d'onguent une suffisante quantité de poudre de soufre. C'est un bon remède pour toute sorte de dartres.

L'huile de fleurs de bruyère par infusion ou par

coction, est excellente pour les dartres du visage.

Frottez les dartres du visage avec les giroflées jaunes des murailles.

Une femme ayant des dartres par tout le corps, après avoir usé inutilement d'une infinité de remèdes ordonnés par de très-habiles médecins, a été guérie avec les bouillons d'anguille, qu'on préparait en faisant bouillir des anguilles dans de l'eau avec un peu de sel.

Un chirugien hollandaïs a dit qu'étant en son pays, il faisait dissoudre des coquilles de mer dans le suc de citron, que tout le monde prenait pour un lait de perles; qu'il s'en servait pour les dartres du visage, et que cela les guérissait ordinairement.

Frottez les dartres avec les feuilles vertes de l'alliaire.

Hippocrate recommande le vinaigre où on aura fait tremper de la pierre-ponce et du soufre vif ; ou bien l'huile de froment extraite sur une enclume avec une pelle rougie au feu, dont on frotte les dartres jusqu'à ce qu'elles soient guéries.

Mâchez des jaunes d'œufs frais durcis, étant à jeun, et en mettez sur les dartres.

Pilez et passez au tamis de la poudre à canon ; mêlez-la avec du beurre frais, et frottez en les dartres.

Quand la dartre fournit un liquide sereux ou purulent, plus ou moins abondant, il est utile d'appliquer un cautère à l'un des membres.

Les plantes avec lesquelles on prépare des

tisanes pour les dartres sont la douce amère, la saponaire, la chicorée sauvage, la bardane, la patience, le fumeterre, le houblon, la petite centaurée, etc.

Les personnes affectées de dartres doivent suivre un régime très-doux, s'abstenir entièrement de café, thé, vin pur, liqueurs alcooliques, ragoûts épicés; se nourrir principalement de légumes, de lait, et de viande blanche; prendre souvent des grands bains tièdes et se purger de temps en temps avec 30 grammes de sel d'Epsom dans un bouillon aux herbes.

Toutes les dartres ne sauraient être traitées, guéries, sans de graves inconvénients. Il y en a, en effet, qui sont dites *salutaires*, et celles-là se reconnaissent à l'altération plus ou moins grande qui ne tarde point d'avoir lieu dans la santé générale du sujet, toutes les fois que les dartres sont amendées sous l'influence d'un régime et d'un traitement employés. Aussi on se gardera bien de donner sa confiance à tous les *guérisseurs* de profession qui, ne voyant que le mal local, se hâtent d'appliquer leur remède afin de recevoir le salaire de leur ignorance et de leur cupidité. Celui-là qui, en médecine pratique, ne considère jamais l'état du malade, qui ne voit jamais que la maladie, n'est ni médecin ni homme utile à la société; c'est un médicastre dangereux, passible de toute la sévérité des lois.

§ 9. *Teigne.*

La teigne est une maladie contagieuse. Il importe donc beaucoup d'empêcher tout contact des enfants teigneux avec ceux qui ne le sont pas. Il importe surtout de veiller à ce que les bonnets qui ont servi à couvrir la tête des premiers ne soient jamais appliqués sur la tête de ceux qui n'ont point de mal.

La teigne est extrêmement difficile à guérir ; pour obtenir sa guérison d'une manière sûre et radicale il faut de toute nécessité épiler le cuir chevelu, c'est à dire faire tomber les cheveux qui recouvrent les parties malades.

Pour cela, le meilleur procédé est incontestablement l'emploi de la poudre des frères Malcon, qui se prépare de la manière suivante : dans seize cuillerées à bouche d'axonge mêlez intimement trois cuillerées à bouche de chaux éteinte. Faites deux frictions par jour vers les parties que vous voulez épiler avec gros comme une petite noix de cette pommade.

La lotion de Barlow et la graisse de Banger comptent aussi de nombreux succès.

Lotion de Barlow. — Prenez gros comme une noix de sulfure de potasse (foie de soufre), autant de savon blanc râpé ; triturez ces deux substances avec une cuillerée à bouche d'eau-de-vie très-forte dans un vase de faïence, ajoutez deux petits verres de cabaret d'eau de chaux. On lave les parties malades avec cette solution.

Graisse de Banger. — Dans une livre d'axonge, une demi-livre de térébenthine de Venise, mêlez exactement une demi-cuillerée à bouche de litharge pulvérisée, une cuillerée à bouche d'alun (sulfate d'alumine et de potasse) en poudre ; une demi-cuillerée à bouche de calomel porphyrisé (proto-chlorure de mercure.) Faites usage comme ci-dessus.

Suivant M. Raspail, pour guérir la teigne, il faut 1° appliquer une couche épaisse de camphre sur toute la partie envahie, et pardessus une couche épaisse de pommade camphrée, le tout recouvert d'une calotte de taffetas ciré, 2° faire des lotions fréquentes avec l'alcool camphré sur toutes les parties non envahies; 3° renouveler le pansement tous les deux jours-

Enfin voici un dernier moyen qui porte le nom d'emplâtre de M. Ordinaire, à l'aide duquel on a guéri dans ces derniers temps un très-grand nombre de teigneux dont la maladie avait résisté même à l'emploi de la poudre Mahon. — Prenez: bon vinaigre 1 litre, poix de Bourgogne 120 grammes, amidon 60 grammes; faites fondre sur un fourneau dans un vase de terre la poix de Bourgogne dans le vinaigre, délayez séparément l'amidon dans une très-petite quantité d'eau et versez lentement dans le mélange bouillant de vinaigre et de poix : remuez jusqu'à consistance de colle ordinaire. — Pour se servir de cette pommade, on l'étend sur des bandelettes de

forte toile qu'on applique sur les parties malades
du cuir chevelu, après avoir préalablement coupé
les cheveux jusqu'à 5 ou 6 lignes de leur implantation. — Après 24 heures on enlève brusquement les bandelettes, on renouvelle le pansement,
et au bout de quelques jours le cuir chevelu est
entierement épilé. Il faut continuer le pansement
jusqu'à ce que toutes les croûtes soient tombées
et toutes les ulcérations cicatrisées. De temps en
temps on lave la tête avec de l'eau blanche tiède.

A la fin du traitement on purge l'enfant deux
ou trois fois.

§ 10. *Mentagre.* — *Dartre pustuleuse du menton.*

Se servir pour se faire la barbe d'un rasoir
bien tranchant, promené sur le menton avec
beaucoup de légèreté. Sitôt après la barbe plonger le menton dans un bain local très-chaud pendant une demi-heure.

Chaque jour plonger le menton dans un bain
local d'eau de son animé par quelques cuillerées
d'eau de vie. Ce bain sera d'une heure de durée.

Appliquer le soir sur le menton un mélange
de suie et de soufre, ou de cérat soufré ordinaire.

Nettoyer le menton, tous les matins, avec la
crême anglaise, la pommade de concombre ou
quelque autre cosmétique analogue.

Plusieurs fois par jour approcher des pustules
du menton une croûte de pain rôtie au feu toute
chaude, pour hâter leur maturité.

Observer un régime sobre, s'abstenir de boissons stimulantes.

§ 11. *Taches de rousseur.*

Faites matin et soir des lotions sur les parties envahies par les taches avec un linge trempé dans un verre d'eau auquel on ajoutera 2 grammes d'acide muriatique.

Le suc d'oseille, l'extrait de saturne mêlé avec de l'eau, l'eau salée sont aussi de bons moyens contre les taches de rousseur.

Quand ces taches sont rebelles, il faut avoir recours à des lotions sulfureuses faites avec un mélange de 4 grammes de sulfure de potasse et d'un demi-litre d'eau.

§ 12. *Clous et furoncles.*

Dès le début du furoncle, recouvrez-le d'un cataplasme fait avec la farine de graine de lin délayée dans une forte décoction de mauve et de tête de pavot, ou bien avec de la mie de pain bouillie dans du lait.

Quand les symptômes inflammatoires sont diminués il faut hâter la maturité du furoncle; pour cela on le recouvre d'onguent Conet, ou d'onguent de la mère.

Les applications d'oseille hachée cuite avec du saindoux, d'ognon de lis cuit sous la cendre, d'onguent basilicum ou de poix, produisent encore d'excellents effets.

M. Marjolin a souvent fait avorter des furoncles en appliquant dès leur début, à leur sommet, 2 ou 3 sangsues.

Quand le furoncle s'est ouvert, purgez le malade deux fois, et à deux jours d'intervalle, avec une bouteille d'eau de Sedlitz.

§ 13. *Charbon.* — *Pustule maligne.*

Cette maladie résulte chez l'homme du contact de la dépouille ou de la chair des animaux charbonneux ou seulement surmenés.

Dès qu'une tumeur se manifeste présentant quelques-uns des caractères du charbon, ou qu'on soupçonne pouvoir être un charbon, il faut immédiatement faire appeler un homme de l'art, qui, s'il est appelé à temps, pourra très-bien arrêter le mal en cautérisant profondément la tumeur. Si, au contraire, il est appelé tard, le mal peut être au dessus des ressources de la chirurgie et entraîner la mort.

§ 14. *Morve.*

Il est aujourd'hui démontré que la morve des chevaux peut se transmettre à l'homme. Cette maladie est extrêmement grave, souvent même mortelle. Pour l'éviter, voici les précautions que doivent prendre ceux qui soignent des chevaux morveux :

Nul ne doit coucher dans une écurie où se trouveraient des animaux seulement suspectés de morve.

Dans les infirmeries autorisées, le gardien aura une chambre ne communiquant pas avec l'écurie : La surveillance s'exercera au moyen d'un chassis vitré. Aucun objet ayant servi aux animaux malades ou ayant été en contact avec eux, ne devra être déposé dans la chambre du gardien. Il est important d'éloigner du service des animaux malades les hommes apathiques, insouciants, refusant de se soumettre aux précautions indiquées.

Il faut interdire, momentanément, le service des infirmeries aux hommes qui ont des crevasses aux mains, des écorchures, des plaies.

Les infirmiers doivent être revêtus, pendant leur service, d'une blouse longue, nouée à la ceinture, et avoir les pieds et le bas des jambes garantis contre le contact de la litière. Ils retireront leur blouse aussitôt leur service terminé.

Les infirmiers doivent se laver les mains et le visage immédiatement après le pansement.

L'auge et tous les objets qui servent aux animaux morveux doivent être nettoyés avec un balai.

Les éponges, après avoir servi aux différents pansements, doivent être jetées dans une solution étendue de chlorure de chaux, puis retirées une heure après pour être lavées à grande eau.

Le pansement des ulcères farcineux et l'introduction des éponges dans les narines, pour en extraire les mucosités, seront faits avec des pinces.

Un infirmier ne montera jamais plus de trois gardes par semaines.

Un infirmier ne doit pas être attaché pendant plus de trois mois consécutifs au service d'animaux morveux : après en avoir été détaché pendant un mois, il reprendra son service pour trois autres mois, et ainsi successivement.

Quiconque se piquera, se blessera avec un instrument ou tout autre objet chargé de matières morveuses ; quiconque recevra des matières morveuses sur une écorchure, une plaie, une surface dénudée, devra immédiatement laver la plaie à grande eau, et s'adresser à un médecin qui sera tenu de débrider la plaie, d'extraire les corps étrangers s'il en existe, et d'opérer une cautérisation profonde au moyen du beurre d'antimoine, du caustique de Vienne, du fer rouge, etc. (extrait du *Compendium de médecine pratique*, par MM. Monnerer et Fleury).

§ 13. *Des ulcères.*

Tous les ulcères ne doivent pas être guéris ; il en est qu'on peut et qu'on doit chercher à cicatriser ; ce sont ceux qui sont récents, qui résultent d'une plaie ou qui ne sont pas liés à une constitution affaiblie par des maladies intérieures.

Il en est d'autres, au contraire, qu'il faut respecter, comme étant *salutaires* : Ce sont ceux qui existent chez les vieillards depuis longues années et qui sont liés à un mauvais état de la santé générale.

Avant de commencer le traitement d'un ulcère, il faut en rechercher soigneusement la cause.

A. Ulcères atoniques.

Pansez l'ulcère matin et soir avec une compresse trempée dans du vin aromatique ou dans du baume de Commandeur.

Prenez feuilles vertes de tabac, de jusquiame et de langue-de-chien, de chaque parties égales; nettoyez-les bien; hachez-les; faites-les cuire à feu médiocre avec une suffisante quantité de bon vin rouge; pressez et passez le tout à travers une forte toile, pour en tirer le plus de suc que vous pourrez; mettez ce suc dans un chaudron, avec une égale quantité de la meilleure huile d'olives; faites bouillir le tout ensemble sur un feu modéré, en remuant avec une spatule de bois, surtout sur la fin de la cuisson, et jusqu'à ce que tout le suc des plantes soit évaporé.

Lorsqu'on applique ce baume, il faut le faire chauffer un peu auparavant, afin qu'il pénètre mieux. Avant de s'en servir, on lave la plaie avec un vin tiède.

Mêlez deux cuillerées d'eau de chaux; agitez fortement le mélange et vous aurez un baume qui sera bon pour les ulcères.

La décoction de menthe des jardins purifie les ulcères, et sa poudre séchée à l'ombre achève de les guérir.

Un très-bon moyen de guérir les ulcères consiste à les recouvrir de bandelettes de diachylon qu'on renouvelle tous les trois jours, et de les cautériser de temps en temps avec le nitrate d'argent.

B. Ulcères anciens.

Prenez une livre de feuilles vertes de tabac ; faites-les cuire avec une demi-livre de saindoux, jusqu'à ce que l'humidité des feuilles soit évaporée; passez le tout dans un linge avec expression, et s'il reste quelque humidité dans la colature, faites-la évaporer doucement sur le feu.

Le suc des feuilles de lis blanc, cuit avec du vinaigre et du miel, est un bon remède pour les vieux ulcères.

Les feuilles de grande bardane, de grande éclaire, de scrophulaire aquatique, de véronique mâle, broyées et mises sur les vieux ulcères, les cicatrisent.

La poudre de vieux chêne, ou une plaque de plomb appliquée sur les ulcères, sont excellentes.

Prenez demi-once d'aloès et autant de myrrhe, réduisez-les en poudre; pilez-les ensemble dans un mortier en versant dessus petit à petit des sucs d'absinthe, de grande éclaire et de plantain ; faites du tout une sorte de cataplasme auquel vous pouvez ajouter un peu de poudre de sang-dragon, et appliquez sur les ulcères difficiles à cicatriser. On réussira également avec le *scordium* broyé avec du miel.

C. Ulcères malins et chancreux.

Une lame de plomb frottée de vif-argent, appliquée sur l'ulcère, et retenue avec une bande, ramollit les bords des ulcères malins et les cicatrise.

La poudre de racine de grande serpentaire, et celle de pied-de-veau, mêlées avec du miel, guérissent les ulcères malins.

Prenez du sucre de saturne, du camphre et de la suie, incorporez-les avec du suc de plantain dans un mortier de plomb et un pilon de plomb; appliquez légèrement de ce mélange sur la plaie et recouvrez le tout d'un simple linge ou d'une feuille de papier brouillard.

Prenez quatre livres, ou environ, d'eau de forge, mettez-y demi-once d'alun de glace, et deux dragmes de vert-de-gris en poudre; mêlez le tout ensemble et faites bouillir jusqu'à la diminution de la huitième partie de l'eau; on se sert de cette liqueur en l'appliquant sur les ulcères à l'aide de compresses imbibées.

D. Ulcères humides.

Prenez dix pintes d'eau, jetez-y des morceaux

de fer rougis au feu, et réduisez à moitié par l'évaporation. Ajoutez une livre de chaux vive, décantez après vingt-quatre heures, et dissolvez dans la colature le poids de quinze grains de vitriol, autant de vert-de-gris et vingt grains de camphre. Cette eau est excellente pour dessécher les ulcères : on l'applique à l'aide de compresses trempées.

Les soldats mettent sur leurs ulcères de la poudre à canon pour les dessécher.

La terre à potier sert à dessécher les ulcères, aussi bien que la poudre de vieux bois de chêne.

Le poireau pilé et incorporé avec du miel nettoie les ulcères.

Pour dessécher les ulcères, appliquez dessus une plaque mince de plomb ; percez-la d'une épingle ; mettez par dessus une feuille de lierre et sur le lierre une compresse ; bandez le tout, et changez de feuilles de lierre deux fois par jour.

E. Ulcères profonds et fistuleux.

Le suc de lierre-de-terre incorporé avec le calomel est propre aux fistules et aux ulcères profonds. Il en est de même de la bétoine pilée avec un peu de sel. Enfin, les injections faites avec le chlorure de chaux liquide conviennent encore.

F Ulcères syphilitiques.

Recouvrez l'ulcère de bandelettes faites avec l'emplâtre de *Vigo cum mercurio*.

Ou bien pansez avec de la charpie recouverte d'onguent napolitain, qu'on changera deux fois par jour.

Prenez en même temps tous les matins une cuillerée à café de liqueur de Vanswieten dans une tasse de lait.

§ 16. *Brûlures.*

Le traitement de la brûlure varie suivant son degré d'intensité.

S'il y a simple rougeur sans formation d'ampoules, on se borne à des applications de liquides froids, tels que l'eau glacée, l'eau blanche, l'éther sulfurique, qu'on a soin de renouveler à mesure que la compresse qui en est imbibée se réchauffe.

Un très-bon moyen pour calmer la douleur quand il n'y pas d'ampoule, c'est de recouvrir la partie brûlée avec du coton cardé.

L'encre à écrire appliquée immédiatement sur une brûlure non entamée empêche les ampoules et la douleur.

On se sert encore avec avantage dans le même but de la gelée de groseilles, ou des cataplasmes de pommes de terre râpées.

Quand la peau est entamée et que des ampoules existent, il faut recouvrir toute la surface brûlée d'une couche de solution épaisse de gomme arabique ; cette gomme se dessèche et forme une espèce de peau artificielle qui met la brûlure à l'abri du contact de l'air extérieur, et sous laquelle les plaies se cicatrisent très-facilement. Il faut préalablement piquer les ampoules pour faire sortir le liquide qu'elles contiennent.

Le cérat simple et opiacé, celui de Turner, de Goulard, les onguents d'Althon, d'Arcour, étendus sur la surface brûlée sont aussi de bons moyens pour calmer les douleurs et favoriser la cicatrisation des plaies faites par la brûlure.

Lorsque la brûlure est ulcérée, on doit mettre dessus de la toile de soie ou de crêpe, et par dessus du coton cardé ou de la charpie très-fine.

De plus, il faut prendre garde, si les brûlures sont faites aux paupières, aux lèvres, entre les doigts, sous les aisselles ou dans quelques autres parties semblables, que les parties ne se joignent pas les unes aux autres.

Le suif de chandelle fondu avec de l'huile de noix jusqu'à consistance d'onguent, ou le cérat de Goulard étendu sur un linge très-fin rempli de petites ouvertures faites avec des ciseaux, convient pour panser les brûlures ulcérées.

Prenez huile d'olives quatre onces, cire jaune une once ; faites fondre la cire coupée en petits morceaux sur les cendres chaudes, retirez le vaisseau du feu ; ajoutez deux jaunes d'œuf ; battez bien le tout ensemble avec une spatule ou une cuiller ; remettez sur les cendres chaudes ; faites un peu cuire en remuant, et conservez pour l'usage. On étend cette espèce de cérat sur du linge, en sorte qu'il n'en soit que doré, et on l'applique sur la partie brûlée; en peu de temps la douleur s'apaise et la plaie se guérit.

Mêlez et agitez bien ensemble quatre ou cinq cuillerées d'eau de chaux filtrée, avec autant d'huile de noix ou d'olives, ou de chenevis ou de lin, et vous aurez un liniment excellent, qu'on appliquera avec une plume; on mettra du papier brouillard par dessus.

CHAPITRE XXII.

MALADIES DES NERFS.

§ 1. *Épilepsie, mal caduc.*

Si l'épilepsie est récente et qu'elle existe chez un sujet jeune, vigoureux, d'une bonne santé d'ailleurs, il faut l'attaquer par la saignée dans l'intervalle des accès, ou peu de temps avant leur développement.

Si la maladie s'est développée à la suite de la cessation de quelque dartre, de quelque flux sanguin, hémorrhoïdes, règles, épistaxis, ou de la suppression d'une saignée habituelle, il faut chercher à les rétablir ou du moins à y suppléer par l'usage des vésicatoires ou d'un cautère, des sangsues à l'anus, aux parties génitales, ou par la saignée.

Si les battements du cœur sont énergiques, on retirera de bons effets de l'usage de la digitale en poudre, et de l'emploi du nitre ou du laurier ce-rise dans les boissons.

Si le sujet est faible, délicat, irritable, et que l'épilepsie paraisse subordonnée à l'influence du système nerveux, on cherchera par l'emploi des affusions fraîches, des bains froids, et par l'habitude d'un exercice modéré à développer les forces. C'est dans ces cas aussi que l'emploi des sirops de quinquina et d'un bon régime doit être recommandé au malade.

Parmi les nombreux remèdes qui ont été vantés comme spécifiques dans l'épilepsie, les plus importants sont la valériane, le camphre, l'oxyde de zinc, la feuille d'oranger, le nitrate d'argent, les irrigations froides sur la tête.

La valériane s'emploie en poudre ou en infusion, à la dose de 8 grammes (2 gros) par jour, dans les premiers temps, et graduellement jusqu'à 30 grammes (1 once).

Le camphre s'emploie en pilules, depuis un demi-gramme (10 grains) jusqu'à 2 grammes (1/2 gros) par jour.

L'oxyde de zinc a produit de très-bons effets entre les mains de Hufeland, mais à haute dose, et continué longtemps. On commence par 5 centigrammes (un grain) matin et soir, et l'on augmente d'un demi-grain tous les deux jours, jusqu'à ce qu'il se manifeste des nausées, alors on diminue peu à peu la dose.

Le nitrate d'argent est un remède qui exige beaucoup de précaution. Il a l'inconvénient de noircir la peau de ceux auxquels on l'administre.

Quel que soit, du reste, le mode de traitement auquel on donne la préférence, on devra toujours chercher à éloigner ou à dissiper les causes qui provoquent ou facilitent les accès, telles qu'une alimentation trop abondante, l'usage des spiritueux, l'abus des plaisirs vénériens, les émotions vives.

La prudence exige que pendant toute attaque d'épilepsie, les malades soient couchés sur un matelas, que l'on éloigne d'eux tout ce qui pourrait les blesser, et qu'on leur mette un mouchoir entre les dents, afin d'éviter la lésion et la déchirure de la langue.

§ 2. *Hystérie.*

Pendant les attaques d'hystérie on enlèvera les vêtements, qui compriment la poitrine, gênent le cours du sang et la respiration; on aspergera brusquement la figure avec quelques gouttes d'eau froide; on placera la malade sur un lit, la tête élevée; on lui fera prendre une cuillerée d'eau de fleurs d'oranger ou de menthe avec quelques gouttes d'éther; on ouvrira les fenêtres de manière à laisser pénétrer dans l'appartement un air frais; on frictionnera les tempes, le creux de l'estomac, le bas-ventre et les membres avec un morceau de flanelle trempé dans de l'éther.

Si la malade est dans un état de défaillance, faites-lui respirer quelque odeur forte, quelques vapeurs fétides, comme celles de la corne ou de la plume brûlées.

On prévient le retour des accès en administrant

quelques préparations antispasmodiques comme
les lavements d'infusion de valériane, avec addition de 4 grammes d'assa fœtida, les potions d'eau de tilleul auxquelles on ajoute un gramme de teinture de musc ou de castoréum et 30 grammes de sirop de pivoine.

Il faut en outre surveiller attentivement le développement physique et moral de la malade. Si elle est faible, on lui fait suivre un régime fortifiant et on lui fait boire de l'eau ferrée. Si elle est robuste, on lui conseille, au contraire, un régime doux et l'abstinence complète de tous les excitants.

Dans tous les cas, il faudra forcer la malade à faire beaucoup d'exercice, à se livrer à des travaux manuels, lui défendre la lecture des romans et la vue des tableaux émouvants.

L'hystérie est très-souvent le résultat de l'irrégularité ou du trop peu d'abondance des règles; dans ces cas, il est nécessaire d'appliquer à chaque époque menstruelle quelques sangsues aux cuisses, pendant deux ou trois mois.

§ 3. *Chorée.* — *Danse de St-Guy.*

La valériane doit être placée au premier rang des remèdes antichoréiques. Il faut l'administrer à la dose de 1 gramme par jour, pour commencer; puis augmenter successivement jusqu'à la dose de 8 grammes.

Le camphre, l'assa fœtida, les pilules de Méglin ont été employées avec beaucoup de succès par les plus grands praticiens.

Quand la chorée est recente on la guérit très-rapidement à l'aide des bains froids par immersion ou par surprise, ou bien à l'aide des bains sulfureux.

L'électricité a dans quelques circonstances fait cesser des chorées qui avaient résisté à tous les moyens ci-dessus désignés.

On peut encore triompher de la chorée par l'administration de la strychnine ou de l'extrait de noix vomique ; mais ces préparations sont dangereuses et ne peuvent être employées que par des hommes habitués à s'en servir.

Enfin quand la chorée est intermittente, on la combat par les préparations de quinquina, qui réussissent très-bien ; le moyen le plus sûr consiste à prendre chaque jour 40 ou 60 centigrammes de sulfate de quinine.

§ 4. *Des vapeurs.*

Le traitement des vapeurs est celui que nous avons signalé pour l'hystérie et pour l'hypochondrie (voyez ces mots).

§ 5. *Tremblement nerveux.*

Cette maladie s'observe souvent chez les ivrognes et chez les ouvriers qui manient des préparations mercurielles.

Quand le tremblement nerveux résulte de

l'ivrognerie, on fait prendre au malade pour boisson ordinaire de la limonade tartrique, et matin et soir on lui donnera un lavement contenant 5 ou 6 gouttes de laudanum. — Quelques médecins se sont très-bien trouvés dans ce cas de l'usage de l'ammoniaque liquide, à la dose de 10 à 12 gouttes par jour, dans un verre d'eau.

Le tremblement nerveux qui est occasionné par les émanations mercurielles doit être traité par les grands bains tièdes, les bains de vapeur, la diète lactée et l'emploi des purgatifs, une bouteille d'eau de Sedlitz tous les matins, par exemple, pendant quelques jours.

Enfin le tremblement nerveux peut être la suite d'une simple émotion morale, d'une frayeur, d'une colère. Dans ces cas les affusions d'eau fraîche sur la tête, et une potion contenant 5 ou 6 gouttes de laudanum sont les moyens les plus convenables.

§ 6. *Tétanos.*

Le tétanos qui est caractérisé par la tension et la rigidité convulsive d'un certain nombre de muscles et quelquefois même de tous les muscles du corps, ne peut être convenablement traité que par un médecin; aussi nous n'entrerons dans aucun détail sur les moyens qu'il faut mettre en usage pour le guérir. Les saignées, les bains prolongés, l'emploi de l'opium à haute dose, les

affusions froides, tels sont d'une manière générale les moyens qui ont le plus souvent réussi.

§ 7. *Hydrophobie. — Rage.*

On ne saurait trop répéter que la science ne
possède point encore de remède assuré pour
guérir la rage, et que toutes les prétendues recettes infaillibles que quelques personnes vantent
contre cette terrible maladie, sont plutôt dangereuses qu'utiles; parce que la confiance qu'on
leur accorde empêche d'avoir recours aux
moyens énergiques que la chirurgie possède
pour prévenir l'invasion de la rage , c'est-à-dire
à la cautérisation. Nous pouvons affirmer que
presque tous les malades qu'on apporte atteints
d'hydrophobie dans les hôpitaux et qui tous
viennent y expirer, avaient été soumis pendant
un temps plus ou moins long à l'usage de quelque
breuvage réputé merveilleux. Si ces malheureux,
au lieu de perdre un temps précieux à faire
l'essai de ces remèdes trompeurs, étaient allés
trouver un chirurgien qui aurait cautérisé
leurs plaies, on peut affirmer que le plus grand
nombre aurait été mis à l'abri de la maladie
qui les a fait périr. (Pour plus de détails, voyez
l'article *morsures par animaux enragés.*)

§ 8. *Névralgies en général.*

Nous avons déjà parlé des névralgies de la
face dans le chapitre consacré aux maladies de

la tête : il nous reste maintenant à parler des névralgies du tronc et des membres, qui sont assez fréquentes.

Quand la névralgie est récente et légère on en triomphe très-facilement en appliquant sur le lieu de la douleur un emplâtre de moutarde, ou bien en pratiquant des frictions énergiques avec le baume Opodeldoch ou l'eau-de-vie camphrée.

Si la névralgie résiste à ces premiers moyens, appliquez sur la région douloureuse un vésicatoire volant ; c'est un très-bon moyen.

Prenez matin et soir un lavement avec une infusion de valériane et 25 centigrammes (5 grains) de camphre.

L'éther sulfurique, l'assafœtida, l'oxide de zinc, l'extrait de jusquiame, sont fréquemment employés par les meilleurs praticiens contre les névralgies.

Les bains à vapeur ont souvent guéri des névralgies rebelles.

Si la névralgie se fait sentir à des heures fixes et d'une manière périodique, prenez chaque jour entre les accès 50 ou 60 centigrammes de *sulfate de quinine.*

(Voyez pour plus de détails l'art. *Névralgie de la face.*)

CHAPITRE XXIII.

DES FIÈVRES EN GÉNÉRAL.

§ 1. *Fièvre éphémère.*

Cette fièvre ne dure ordinairement qu'un jour ou deux : il suffit quand on en est atteint, de se mettre en repos, à la diète, de boire quelque tisane chaude adoucissante, comme l'infusion de mauve et de violette, la tisane d'orge, de réglisse ou de chiendent , et de maintenir la liberté du ventre à l'aide de quelques lavements.

§ 2. *Fièvres intermittentes* ou *d'accès.*

Les fièvres intermittentes ont pour premier caractère, de reparaître à des intervalles déterminés et à peu près les mêmes, sous forme d'accès, entre lesquels la santé semble être presque rétablie. A ce trait s'en joignent beaucoup d'autres. Elles sont produites presque exclusivement par des causes spécifiques, telles que les émanations marécageuses ; elles ne se montrent que dans certains lieux, que dans certaines saisons. Leur durée est souvent très-longue ; elles persistent pendant plusieurs mois, quelquefois pendant une année, et même au-delà. Elles entraînent à leur suite des désordres qui leur sont particuliers, comme l'hydropisie, l'engorgement des viscères abdominaux. Elles peuvent être suspendues dans leur marche par un médicament spécifique (le sulfate de quinine), et elles ne réclament pas un régime aussi sévère que les fièvres continues.

Pendant l'accès on donne à boire aux malades beaucoup d'eau d'orge ou de gruau, d'eau de camomille ou du petit-lait aromatisé avec le suc d'orange ou de citron ou additionné d'un peu de vin. Toutes ces boissons doivent être prises chaudes.

Entre les accès on soutiendra le malade avec des aliments légers, de facile digestion, mais cependant nourrissants. Ainsi on prescrira des bouillons de veau ou de poulet, des panades avec le gruau ou la fécule de pomme de terre. On donnera pour boisson un peu de vin trempé avec de l'eau simple, ou de l'eau de chicorée, de petite centaurée, de camomille, d'écorce de chêne, de gentiane, l'écorce de saule, etc.

Dans le traitement de ces fièvres, les vomitifs sont très-utiles, donnés une heure ou deux avant l'accès de la fièvre. Le tartre émétique est le plus usité et le meilleur : on en donne ordinairement quatre ou six grains, selon les forces du malade, dans un bouillon ou dans un verre de tisane laxative ; ce remède fait vomir et aller par le bas.

Un petit verre de suc de chicorée sauvage, quatre onces de l'eau distillée de la même plante, données aux premières approches de l'accès des fièvres, les guérissent ordinairement en deux ou trois prises.

La racine de grande gentiane, donnée depuis un demi-dragme jusqu'à un dragme en poudre, avant l'accès, réussit également.

Contre toutes les fièvres intermittentes, les amers sont bons.

Les purgatifs sont également bons contre les fièvres intermittentes ordinaires. Mais de tous les médicaments à mettre en usage pour combattre les fièvres intermittentes, le meillenr, le plus certain, celui qui doit être regardé comme spécifique, c'est le sulfate de quinine, que l'on fait prendre avant l'accès ou dans l'intervalle de l'accès, à la dose de dix-huit à vingt grains, en bols ou en pilules, ou mieux, délayés dans de l'eau sucrée. Dans les fièvres intermittentes pernicieuses, il est important de donner le sel de quinine dès le début ou à la fin des accès, car ceux-ci sont tellement rapprochés les uns des autres, qu'ils ne laissent aucun repos au malade.

Quand la fièvre intermittente est légère et que le malade quitte, pour une cause quelconque, le lieu qu'il habite, il n'est pas rare de voir disparaître les accès. Ce moyen on ne peut plus simple, sera donc tenté tout d'abord, surtout si les fièvres règnent endémiquement là où l'on est depuis quelque temps.

Le meilleur moyen à employer pour se préserver des fièvres intermittentes c'est de fuir les lieux ou règnent ces fièvres, de se mettre à un régime diététique plutôt sobre que substantiel et recherché, et ensuite de prendre tous les matins à jeun une tasse ou deux d'une infusion amère faite avec la chicorée, l'absinthe, la camomille, le petit-chêne, la petite centaurée, etc., etc.

Le sulfate de quinine peut être remptacé avec avantage pour les enfants par la quinine brute qui n'a pas de mauvais goût et que pour cette raison ils prennent sans aucune répugnance. On la donne à la dose de 20 centigrammes par jour dans un peu de soupe.

§ 3. *Manière de prendre le quinquina dans les fièvres.*

Nous avons dit que le meilleur de tous les moyens pour guérir les fièvres intermittentes, était le sulfate de quinine : mais cette substance est d'un prix très-élevé qui la rend inaccessible aux personnes pauvres. On peut remplacer le sulfate de quinine, par l'écorce même du quinquina qui coûte beaucoup moins cher et qui employée suivant certaines précautions produit également des effets très-puissants : voici la meilleure manière de se servir de cette écorce :

Prenez du quinquina en poudre, passé au tamis le plus fin, au poids d'une once. Prenez ensuite une bouteille de verre double, qui tienne environ quinze ou seize verres de vin , et qui ait le col étroit, afin qu'on la puisse boucher plus exactement, pour empêcher le vin de s'éventer ; mettez dans votre bouteille l'once de quinquina et quatorze verres de vin du plus rouge et du meilleur : bouchez bien la bouteille et laissez infuser le quinquina deux jours et deux nuits avant que d'en user.

Il ne faut pas oublier de remuer la bouteille , de haut en bas, au moins cinq ou six fois le jour et aussi immédiatement avant que de verser le quinquina pour le boire.

Le tout étant ainsi disposé, il faudra observer exactement ce qui suit.

Le premier jour que le malade prendra le quinquina , il faudra lui en donner un verre de quatre en quatre heures; on s'arrêtera au quatrième verre. Ainsi à cinq heures du matin on lui donnera le premier verre; à sept heures il mangera un peu s'il a besoin ; à neuf heures il prendra le second verre , à onze heures il mangera ; à une heure le troisième verre , à trois heures il mangera; à cinq heures le dernier verre, et à sept heures il mangera.

Si on veut que le dernier repas ne se fasse pas

si tard , il n'y a qu'à avancer la première prise du quinquina.

On gardera ponctuellement la même conduite le second jour.

Le troisième jour on observera encore la même chose, excepté que le malade ne prendra que trois verres de quinquina.

Le quatrième jour, il n'en prendra que deux verres ; le premier à sept ou huit heures du matin, pour manger à neuf ou dix heures, et l'autre verre à quatre heures après midi, pour manger à six heures.

Pendant ces quatre jours la nourriture du malade doit être solide, c'est-à-dire, qu'il ne mangera que du bon pain et du bon rôti, et s'abstiendra de bouillons, potages, fruits, poissons et autres choses semblables, il boira du bon vin avec un peu d'eau.

On ne doit pas se servir du quinquina qui est pulvérisé depuis longtemps, car il perd sa force et son activité ; il faut donc le pulvériser deux ou trois jours au plus avant de s'en servir, et ne l'acheter réduit en poudre que chez des marchands honnêtes.

Si la maladie a été longue, il sera à propos pour éviter une rechute, de prendre encore une demi-once de quinquina, trois ou quatre jours après en avoir pris une once, le faire infuser comme le précédent dans huit verres de bon vin, et en prendre deux verres par jour, le premier à sept ou huit heures du matin pour manger à neuf ou dix heures, et le second verre à quatre heures du soir pour manger à six.

Pendant l'usage de ce remède le malade est libre de se tenir couché ou levé; il peut agir et faire quelque ouvrage pourvu que ce soit sans grande fatigue.

Quinze jours, ou environ, après avoir pris le quinquina, il faut prendre une légère purgation, qu'on peut réitérer de temps en temps si la fièvre a laissé quelque incommodité, comme pesanteur dans les membres, enflure aux pieds et aux jambes, ce qui est assez ordinaire après la fièvre quarte.

La manière suivante pour purger n'est point dégoûtante et fait un bon effet.

Prenez demi-once de séné, un gros de rhubarbe, deux gros de cristal minéral, un citron coupé par tranches, et un petit morceau de sucre.

Faites macérer le tout ensemble, depuis midi jusqu'au lendemain matin, dans un vaisseau bien bouché, dans environ une chopine d'eau de rivière; puis vous en prendrez un bon verre à six heures du matin, un autre verre à sept heures, et à neuf heures un bouillon où on aura mis un peu de bourrache, de laitue, pourpier, etc,

Il y aurait du danger de faire prendre du quinquina aux enfants, cependant on y est quelquefois forcé.

Il faut alors que ceux auxquels on en fait prendre soient assez raisonnables pour voir que ce remède est d'une nécessité absolue.

Si on le fait prendre à des jeunes gens, il faut avoir la prudence de diminuer quelque chose des doses marquées ci-dessus; par exemple, au lieu d'une once de quinquina, n'en mettre que demi-once, ou environ, dans sept ou huit verres de vin, et n'en donner qu'un demi-verre chaque fois au lieu d'un verre entier.

§ 4. *Cas dans lesquels il faut s'abstenir de l'usage du quinquina.*

Je suis convaincu, dit du Bé, que le quinquina est très-recommandable, non seulement contre les fièvres quartes, mais encore contre tout tes sortes de fièvres intermittentes ; toutefois il faut avouer qu'il est des cas où il peut être nuisible. Ainsi il sera contre-indiqué dans les fièvres compliquées d'affections de poitrine, d'irritation de l'estomac et des intestins, toutes les fois qu'il y aura de la toux, de la sécheresse de la langue, du délire, etc.

§ 5. *fièvre nerveuse.*

Placer le malade dans un état de repos parfait, dans un appartement dont la température soit égale et douce.

Appliquer des sinapismes aux membres inférieurs, donner de temps en temps une légère infusion de valériane, et toutes les heures une cuillerée à bouche d'une potion composée avec : eau de tilleul quantité suffisante, liqueur anodine d'Hoffmann 15 gouttes, eau de fleurs d'oranger 10 grammes, sirop d'œillets 30 grammes.

Les grands bains tièdes sont très-utiles dans cette maladie.

Si le malade est très-altéré on lui donnera de l'eau pure aiguisée avec quelques gouttes de vinaigre.

§ 6. *Fièvre lente.* — *Marasme.* — *Consomption.*

Hufeland conseille contre cette maladie l'infusion de la racine de giroflier.

Le même praticien assure avoir retiré souvent de très-bons résultats des bains préparés avec une très-forte décoction de plantes aromatiques, et des frictions sur la peau avec l'esprit de serpolet ou de romarin.

Si les transpirations sont très-abondantes faites prendre chaque jour au malade 40 ou 50 centigrammes d'agaric blanc en poudre dans un peu de confiture de coings.

Quand il y a diarrhée, ce qui arrive souvent, on la traite par la décoction blanche de Sydenham (1/2 litre par jour), par l'eau de riz adoucie avec le sirop de grenade, par la thériaque (4 grammes par jour) dans un peu d'eau sucrée.

Pour modérer la fièvre et fortifier le système nerveux, il est très-utile de donner deux fois par jour au malade une cuillerée à bouche de sirop de quinquina.

Le régime et la manière de vivre sont ici d'une grande importance. Le lait et surtout le lait d'ânesse doivent être recommandés. Le malade se nourrira surtout de potages aux fécules, de bouillon d'escargots, de gelées de viandes, de bons consommés. A un haut degré de faiblesse, on lui donnera un peu de vin vieux. — Enfin un air pur et frais et l'exercice modéré en plein air sont indispensables dans cet état.

Il existe encore un grand nombre d'autres fièvres, comme la *fièvre jaune*, le *typhus*, la *peste*, les *fièvres typhoïde*, *maligne*, *putride*, *muqueuse*. etc; mais comme ces fièvres ne peuvent bien être reconnues et traitées d'une manière convenable que par un médecin, nous n'entrerons pas ici dans des détails qui seraient complètement inutiles.

CHAPITRE XXIV.

MALADIES DES ORGANES DU MOUVEMENT.

Ces maladies étant très-nombreuses nous les diviserons en plusieurs sections :

PREMIÈRE SECTION.

RHUMATISMES ET GOUTTE.

§ 1. *Rhumatisme aigu.*

Dans le rhumatisme aigu qui est léger ou qui existe chez une personne un peu faible on se contente de garder le repos, de se mettre à la diète, de prendre quelque boisson chaude et légèrement diaphorétique, comme les infusions de tilleul, de fleurs de violettes, de bourrache, de sureau, etc., d'appliquer quelques sangsues au dessus de la partie douloureuse, de se purger deux ou trois fois à deux jours d'invalle avec 30 grammes de sulfate de soude dans une tasse de bouillon aux herbes, et de faire des onctions sur le siege du mal avec la pom-

made belladonisée, le baume tranquille, ou
l'huile de morphine. — Dans ces cas légers on
se trouve bien aussi de prendre 40 ou 50 centigrammes de poudre de Dower chaque jour dans
une tasse d'infusion.

Quand le rhumatisme est très-intense et que
la fièvre est forte, il faut commencer le traitement par les saignées générales, y revenir même
si la fièvre persiste.

Quelquefois le constitution ne permet pas de
tirer du sang : dans ces cas il faut administrer de
15 à 30 grammes par jour de sel de nitre dans
un litre de tisane d'orge.

Un grand nombre de personnes ont été guéries de rhumatisme aigu très-douloureux en peu
de jours, en prenant chaque jour pour tout
remède, 5 d'abord et plus tard 10 centigrammes
d'opium par jour.

Pour aider à l'action des remèdes généraux
recouvrez la partie affectée de rhumatisme aigu
d'une couche épaisse d'onguent napolitain que
vous renouvellerez tous les jours.

§ 2. *Rhumatisme chronique.*

Les bains de vapeur et les eaux minérales naturelles doivent être placés ici en première ligne.
Tous les jours on obtient par l'emploi de ces
moyens, surtout par les bains d'Aix en Savoie,
de Bourbonne, de Plombières, de Barèges, etc.,
des succès nombreux et durables.

Mais ces moyens, par leur prix élevé, sont souvent au-dessus de la portée des malades. Heureusement qu'on peut aussi très-bien guérir par l'usage de remèdes beaucoup moins dispendieux, nous recommandons particulièrement ceux qui suivent :

Prenez chaque jour un litre d'une tisane faite avec gayac, salsepareille, squine et sassafras, de chaque 15 grammes, qu'on fait bouillir dans un litre et demi d'eau jusqu'à réduction d'un tiers.

Si le malade est naturellement d'une bonne constitution, purgez le deux fois et à deux jours d'intervalle toutes les semaines avec 30 grammes (I once) de teinture de jalap.

Graissez trois fois par jour les parties douloureuses avec du baume de Opodeldoch, ou bien avec un morceau de flanelle trempée dans un liniment volatil camphré.

Un remède très-efficace dans les rhumatismes chroniques c'est le vin de colchique, dont on prend tous les matins, pendant un mois, une cuillerée à café dans une tasse d'infusion de thé.

On retire souvent aussi d'excellents effets des vésicatoires volants appliqués autour des parties affectées de rhumatisme chronique et des frictions avec la pommade stibiée faites sur les mêmes parties.

Un grand nombre de personnes se sont débarrassées de douleurs rhumatismales chroni-

ques en exposant matin et soir les parties souf-
frantes à la vapeur des baies de genièvre qu'on
fait brûler sur une pelle rouge, ou sur un réchaud ardent. Chaque fois on emploie une poignée de ces baies.

Le rhumatisme est-il nerveux, on met d'abord
en usage les boissons sudorifiques et on onc-
tionne les parties malades avec de la pommade
belladonisée : on prend tous les jours un lavement d'eau tiède auquel on ajoute 15 grammes
d'essence de térébenthine, délayés dans un jaune
d'œuf, et si ces moyens échouent on aura recours à l'électricité.

Les personnes sujèttes aux douleurs de rhumatisme doivent habiter des appartements très-
secs et exposés au soleil. Rien ne contribue
plus à aggraver ces douleurs comme l'habitation
dans des lieux humides.

§ 3. *Lumbago.*

On appelle ainsi le rhumatisme qui affecte le
bas du dos.

Le mal est-il léger, on se borne à l'emploi des
bains tièdes, des cataplasmes faits avec de la
farine de graine de lin délayée dans une forte
décoction de têtes de pavot, ou bien on a recours aux frictions avec un morceau de flanelle,
aux onctions avec l'huile de morphine ou de
baume tranquille.

Si la douleur est très-intense, il faut appliquer une douzaine de sangsues sur le siége du mal ; puis employer les cataplasmes. Au bout de quelques jours si le mal résiste on appliquera un vésicatoire volant ou un amplâtre de térébenthine.

§ 4. *Torticolis.*

Rhumatisme aigu du cou , qui est généralement peu grave , et qui cède ordinairement à l'usage , pendant quelques jours , de cravates épaisses en laine, de bas de laine remplis de cendres chaudes et maintenus autour du cou , de quelques boissons sudorifiques et délayantes, de cataplasmes émollients sur les parties douloureuses, d'un ou deux grands bains, etc.

Il est rare que le torticolis réclame la saignée, les purgatifs et les frictions avec les vapeurs ou les liqnides alcooliques.

§ 5. *Courbature.*

La courbature, maladie de toute l'économie , qui consiste en un malaise plus ou moins considérable, un dérangement sensible, mais léger, dans toutes les fonctions, qui cesse habituellement au bout de vingt-quatre ou trente-six heures, a pour causes ordinaires un exercice violent ou prolongé, des veilles très-longues, des passions vives , des écarts dans le régime, des excès dans le plaisir de l'amour , en un mot tout ce qui peut épuiser ou énerver, soit physiquement , soit moralement.

Toutes les personnes courbaturées se plaignent d'un malaise général dans tout le corps, de brisement dans les membres, de mal de tête, de difficulté de remuer et de marcher, d'insomnie ou de sommeil agité, ne pouvant trouver du repos, aucun bien-être, etc. Souvent aussi on voit dans la courbature que l'appétit diminue, que la langue et la bouche deviennent sèches, que le pouls est accéléré, l'urine plus foncée en couleur, etc., etc.

De tous les signes de la courbature aucun n'est dangereux ; un grand bain, le repos, la diète, quelques tasses d'eau de violettes ou de tilleul sucrées, une légère transpiration, suffisent pour rappeler la santé primitive.

§ 6. *Sciatique.*

Appliquez sur le trajet du nerf douloureux derrière la cuisse et à la partie externe du genou un vésicatoire. Vingt quatre heures après enlevez les ampoules et appliquez sur chacune d'elles 2 centigrammes d'hydrochlorate de morphine. Renouvelez ce pansement tous les matins jusqu'à ce que la douleur ait considérablement diminué.

Les frictions répétées matin et soir avec une pommade contenant: axonge 60 grammes, extrait de belladone et de datura stramonium, de chaque 8 grammes, ont souvent guéri des sciatiques quand elles sont récentes et peu intenses.

Mêlez trois onces d'huile de millepertuis avec une once d'eau-de-vie, frottez-en chaudement l'endroit malade.

L'herbe de germandrée, prise pendant plusieurs jours en guise de thé, apaise quelquefois la douleur de la sciatique.

Borel ordonne de prendre trois fois par mois, et de continuer, s'il est besoin, jusqu'à un gros de poudre de jalap infusée dans du vin blanc; il dit avoir guéri, en trois prises seulement, une sciatique rebelle.

Fomentez la partie avec une décoction chaude de baies de genièvre bouillies dans du vin.

Appliquez sur l'endroit malade des feuilles entières de tabac infusées pendant quelque temps dans du vinaigre.

Frottez la partie avec de l'huile chaude de semences de chanvre.

Frappez l'endroit douloureux avec des orties piquantes jusqu'à ce que la partie soit rouge, et lavez-la ensuite avec du vin blanc.

Un emplâtre préparé avec quatre onces de poix de Bourgogue, un peu d'huile de térébenthine et une once de cire est très-bon contre la sciatique.

Frottez le mal le soir devant le feu avec de l'huile de térébenthine; appliquez par-dessus des linges chauds; réitérez plusieurs fois.

Quand la névralgie sciatique est très-douloureuse et qu'elle existe chez un homme jeune et robuste, il faut commencer le traitement par une application de 15 ou 20 sangsues sur le trajet de la douleur.

L'essence de térébenthine est le plus puissant moyen qu'on connaisse pour triompher des sciatiques rebelles et qui ont résisté à l'emploi des moyens que nous venons de citer. Chaque matin on donne au malade un lavement fait avec la décoction d'une demi-tête de pavot, à laquelle on ajoute 15 grammes d'essence de térébenthine, battue avec un jaune d'œuf.

Dès que la douleur a presque complètement disparu et qu'il ne reste plus que la raideur du membre, il faut prendre quelques douches de vapeur qui achèvent la guérison.

§ 7. *De la goutte.*

Aussitôt qu'on sent les symptômes avant-coureurs d'un accès de goutte, il faut se mettre au lit, boire des infusions chaudes de fleurs de sureau et de bourrache, afin de faciliter la transpiration, suspendre toute espèce de fatigue de corps et d'esprit, manger très-peu, se purger avec une infusion de 30 grammes de follicules de séné, à laquelle on ajoutera 45 grammes (1 once 1/2) de manne.

L'accès une fois déclaré on peut avoir recours aux moyens suivants :

Enduire deux ou trois fois par jour la partie souffrante avec du suif chaud , recouvrir le tout avec de l'amadou et du taffetas ciré.

Si les douleurs sont très-vives, appliquer des cataplasmes de jusquiame bouillie dans du lait et arrosés de laudanum.

Prendre des infusions chaudes de sureau et de tilleul auxquelles deux fois par jour, le matin et le soir, on ajoutera 25 centigrammes (5 grains), de poudre de Dower.

Le célèbre Boerrhave, pour abréger ses accès de goutte, se gorgeait de petit-lait coupé avec du vin de Champagne.

Les affusions d'eau froide ont été conseillées par un grand nombre d'excellents médecins : mais ce moyen n'est pas sans danger. Il peut réussir entre les mains d'hommes habiles ; mais il peut faire beaucoup de mal s'il n'est pas administré à propos.

Prenez deux poignées de son, une poignée de sel avec de l'urine ; les ayant fait bouillir en- semble , faites-en un cataplasme pour appli- quer sur la douleur , l'y laissant vingt-quatre heures.

La *chamœpitys* et le *chamœdrys* , cueillis l'un et l'autre en fleurs , séchés à l'ombre , et pris à la manière du thé , sont très-bons pour la goutte.

Appliquez des feuilles de tabac mâle vertes , ou de lierre , trempées quelque temps aupa- ravant dans du vinaigre ; ou bien des compres- ses trempées dans le bouillon , dans lequel on aura fait cuire de la raie au court-bouillon. D'autres appliquent des feuilles de lierre pliées sans les avoir fait tremper dans le vinaigre.

Il est bon de faire lécher l'endroit douloureux par un chien.

Un homme tourmenté de la goutte depuis un mois s'est guéri en s'abstenant de vin, et se rendant familier l'usage de la bétoine. Brunet rapporte qu'un goutteux s'est bien trouvé d'avaler jusqu'à une drachme de poudre de bétoine, mêlée avec du sucre. D'autres font des tablettes avec la poudre de bétoine, du sucre et de l'eau distillée de bétoine, dont ils usent pour se préserver de la goutte.

Remplissez une bouteille de verre double de fleurs de bouillon-blanc toutes seules, bouchez-la bien, et exposez-la au grand soleil; elles se fondront en une liqueur huileuse, qui est spécifique pour apaiser les douleurs de la goutte, celles des hémorrhoïdes et des dents.

Prenez la fleur de bouillon-blanc, toute la tige en est bonne, mettez-la dans un chausson, et mettez le pied du malade dedans, en sorte que toute la partie occupée de la douleur soit entourée de ladite herbe; dans peu de temps la douleur cessera.

Prenez polypode de chêne, hermodactes, squine, salsepareille, de chacun quatre onces, bois de gayac six onces. Concassez les hermodactes, et mettez les autres drogues par petits morceaux; ayez un vaisseau capable de les contenir avec neuf pintes d'eau et trois pintes de vin blanc;faites bouillir jusqu'à la diminution du quart, puis passez et remettez sur le marc six litres d'eau, et deux litres de vin blanc, et faites comme ci-dessus. Buvez de cette décoction le plus que vous pourrez, car plus vous en boirez et plus vous hâterez votre guérison. Il faut en user pendant quatre jours, s'abstenir de bouillons, potages, salades, laitages et fruits, et ne boire aucune autre boisson. L'on peut manger toutes sortes de viandes, mais la rôtie est la meilleure. Le quatrième jour il faut se puger fort légère-ment. En usant de la sorte, il n'y a guère de gouttes, de sciatiques et de grand rhumatisme dont on ne gnerisse. Les douleurs de la goutte cessent en huit ou dix heures, ou plutôt, si on en boit beaucoup; il ne reste que de la faiblesse à la partie. Cette tisane ne purge point, mais elle provoque les urines.

§ 8. *Nodosités de la goutte.*

Pilez et mêlez un vieux fromage plein de vers avec le bouillon ou décoction d'un jambon salé, et appliquez-le sur les nodosités. Ce remède a été éprouvé par Galien avec succès.

Faites cuire des pieds de porcs salés jusqu'à ce qu'ils soient réduits en mucilage ou espèce de colle ; ajoutez-y alors une fois autant de vieux fromage pourri, et la moitié autant que de fro-mage, de la poudre de graine de cresson, et étant bien incorporés ensemble, appliquez-en sur les nodosités.

Le *galbanum* dissous avec le vinaigre, résout toutes les duretés et les concrétions faites dans quelque partie que ce soit, et les nodosités qui surviennent aux jointures.

Le bicarbonate de soude à la dose d'un gramme par jour, pris à l'intérieur, dissous dans un litre d'eau est le plus sûr de tous les moyens. L'eau de Vichy produit le même effet.

DEUXIÈME SECTION.

MALADIES DES OS ET DES JOINTURES.

§ 1. *Os cassés, fractures.*

Lorsqu'on a lieu de soupçonner l'existence d'une fracture, il faut en toute hâte aller quérir un médecin. En attendant son arrivée, il faut placer le membre dans une bonne position, c'est à dire, qu'on le redresse s'il est tordu sur lui-même, etc. On le place ensuite sur un ou deux oreillers, ou sur un coussin fait avec des feuilles, de l'herbe, du foin, de la mousse, de la paille, etc.

Le malade est-il tranquille, docile et maître de

ses mouvements, on abandonne sa fracture à elle-même dans la position que nous venons d'indiquer; dans les cas contraires, c'est à dire dans les cas d'ivresse, de délire, de convulsions, etc., on maintient le membre en repos en le serrant dans l'oreiller ou dans la substance qui lui sert de coussin avec des mouchoirs placés en cravates. Ce moyen est-il insuffisant, on place dessous et sur les côtés des coussins, de petites planches de bois, et on attache le tout ensemble à l'aide de rubans ou de grosses ficelles fortement serrés.

Les fractures des os de la tête et de la face exigent des applications de linges trempés dans de l'eau fraiche, de tenir la tète élevée; de ne la couvrir que le moins possible : les linges mouillés seront souvent renouvelés.

Dans les fractures de la clavicule, os qui se trouve placé de chaque côté et immédiatement au dessous du cou, on met le bras en écharpe, on fixe le bras contre le corps à l'aide d'un mouchoir plié en cravate; la partie la plus large ou le milieu de ce mouchoir, est appliquée sur le coude, et les bouts vont, en forme de ceinture, s'attacher du côté opposé du corps. On évitera ainsi les mouvements de l'épaule, ce qui est très-essentiel dans une fracture semblable.

Les habillements des malades ne s'opposent pas toujours aux premières applications des moyens contentifs conseillés dans les fractures; cependant si, dans des cas particuliers, il était urgent de déshabiller le blessé, il vaudrait mieux déchirer, couper ou découdre que de les ôter à la manière accoutumée. Ce dernier moyen donne toujours lieu à des mouvements trop brusques et trop dangereux dans les cas de fracture.

Quand les fractures sont accompagnées de plaies, de déchirures des parties molles, on recouvre celles-ci de coton, de linges trempés dans de l'eau fraîche, ou d'un cataplasme émollient; puis on applique les appareils ci-dessus indiqués. Y a-t-il une hémorrhagie, on oppose à celle-ci les moyens déjà connus. (Voyez *Hémorrhagie*.)

§ 2. *Membre démis, os luxé.*

On dit qu'un membre est démis quand un ou plusieurs os ont perdu les rapports naturels qu'ils avaient entre eux. Il est souvent très-difficile de distinguer une luxation d'une fracture. La présence d'un médecin est indispensable pour reconnaître et traiter la maladie.

Les précautions à prendre dans le cas de luxation sont à peu près les mêmes que celles que réclament les fractures. (Voir le paragraphe précédent.) Quand on éprouve de la difficulté à faire disparaître la difformité du membre, on ne doit faire autre chose, en attendant le chirurgien, que de recouvrir l'articulation d'un grand cataplasme.

§ 3. *Entorse. — Nerf foulé.*

Aussitôt après l'accident, on plongera immédiatement la partie dans de l'eau très-froide, pure ou additionnée d'acétate de plomb liquide (8 à 10 grammes par litre d'eau), on prolongera l'immersion pendant plusieurs heures. On peut remplacer le bain d'eau froide par des compresses d'eau glacée. — Pour que ces moyens répercussifs puissent être employés avec avantage il faut que le sujet ne soit ni phthisique ni à l'époque des règles.

Dans ces derniers cas on remplacera avantageusement le bain d'eau froide par des cataplasmes de pulpe de pommes de terre.

Quand l'engorgement est très-prononcé et la douleur violente, il faut commencer par appliquer une dizaine de sangsues au dessus du siége de l'entorse et puis recouvrir la partie malade de cataplasmes préparés avec la farine de graines de lin et arrosés de laudanum. L'inflammation une fois dissipée on passe à l'usage des compresses trempées dans de l'eau blanche ou dans l'eau-de-vie camphrée.

La teinture d'arnica appliquée en compresses est très-bonne contre toutes les foulures.

L'usage assez généralement répandu de rouler le pied sur un pilon aussitôt après l'accident ne peut être que très pernicieux.

§ 4. *Os carié.*

Pansez les os qui commencent à se carier ou qui le sont déjà avec un plumasseau trempé dans de la teinture de myrrhe et d'aloès ou dans celle d'euphorbe, renouvelez trois fois par jour le plumasseau. La poudre d'euphorbe mise à nu sur le siége du mal, a produit souvent de très-bons effets.

Un grand nombre de malades ont été guéris par l'usage des eaux sulfureuses tant à l'intérieur qu'à l'extérieur.

Des compresses trempées dans du vin aromatique modifient heureusement les os cariés.

§ 5. *Tumeurs blanches.*

Faites matin et soir sur la jointure des onctions avec la pommade suivante : axonge 100 grammes, iodure de plomb 15 grammes. Laissez en place chaque fois une couche épaisse de cette pommade.

La graisse mercurielle double, employée de la même manière, a souvent réussi entre les mains de médecins habiles.

Un célèbre chirurgien de Paris, M. Jobert de Lamballe, assure avoir obtenu de nombreux succès par l'usage d'une pommade faite avec l'axonge et le nitrate d'argent cristallisé.

Les fumigations de benjoin, de myrrhe, de baies de genièvre répétées matin et soir amènent à la peau une excitation résolutive pour les tumeurs blanches.

Entourez la jointure de bandelettes recouvertes de *Vigo cum mercurio.* Ces bandelettes doivent être appliquées de manière à former une compression exacte et seront renouvelées seulement tous les 4 ou 5 jours.

Un moyen très-efficace pour la guérison des tumeurs blanches consiste dans l'emploi des douches d'eau ou de vapeur sulfureuses sur les jointures engorgées.

De tous les moyens le plus sur encore consiste dans l'application de cautères ou de moxas, mais un chirurgien seul peut les prescrire avec connaissance de cause.

§ 6. *Rachitisme.* — *Nouure.* — *Courbure des os.*

Cette maladie, si fréquente chez les jeunes enfants, est le plus souvent occasionnée par un mauvais régime, par le défaut d'air, l'habitation dans des lieux humides, la masturbation, etc.

Pour la prévenir chez les très-jeunes enfants il faut avant tout que ceux-ci soient nourris avec le lait d'une bonne nourrice, et qu'on ne leur donne pas trop tôt des panades. Il faut en outre les faire coucher sur des plantes aromatiques, le thym, le serpolet, la fougère, etc., les exposer souvent au soleil et veiller à ce qu'ils ne soient jamais soumis à l'action de l'humidité; plus tard on les nourrira surtout de consommés, de gelées de viandes, de viandes grillées et roties et on leur donnera pour boisson du bon vin coupé avec moitié d'infusion de houblon, de gentiane ou de fumeterre, et on les soumettra à un exercice assidu.

Il faut baigner tous les jours les enfants rachitiques dans de l'eau salée ou dans l'eau de mer; on peut remplacer l'eau salée par une forte décoction de plantes aromatiques à laquelle on ajoute un verre d'eau-de-vie.

Les frictions sur les membres, répétées matin et soir avec un morceau de flanelle, imprégné d'alcool, d'eau-de-vie camphrée, sont très-avantageuses.

L'usage longtemps continué des tisanes de quinquina, de scabieuse, de chicorée sauvage, de gentiane, produit souvent de très-bons effets.

Un des meilleurs moyens consiste, à coup sûr, à faire prendre chaque matin à l'enfant une cuillèrée à bouche d'huile de foie de morue.

Tant que les os ne sont pas courbés, les moyens précédents suffisent; mais dès qu'il y a déformation apparente des os il faut alors avoir recours à des appareils mécaniques pour les redresser.

§ 7. *Déformation de l'épine, déviation de la colonne vertébrale, gibbosité.*

Cette maladie réclame deux ordres de moyens: 1° des moyens propres à fortifier la constitution

et arrêter le ramollissement des os de l'épine;
2° des appareils pour faire cesser graduellement
les courbures de l'épine.

La première indication se remplit par un bon
régime, l'exercice en plein air, l'habitation à la
campagne, l'usage des préparations toniques,
comme l'eau ferrée, les tisanes de quinquina,
de houblon et l'huile de foie de morue, etc.

Quant aux appareils orthopédiques ils doivent
être différents suivant la nature de la gibbosité,
et il n'y a qu'un homme de l'art qui puisse diriger dans leur application.

§ 8. *Ankylose.*

Quand l'ankylose est ancienne, qu'elle est complète et qu'elle est survenue à la suite d'une maladie grave d'une articulation, il faut la respecter.
Toutes les tentatives qu'on ferait dans ce cas
pour la faire cesser seraient ou inutiles ou
dangereuses.

Mais quand l'ankylose est récente, qu'elle est
incomplète et qu'elle permet encore à la jointure
d'exercer quelques mouvements, on peut et on
doit chercher à y remédier.

La première chose à faire consiste à imprimer
deux ou trois fois par jour pendant 10 minutes
des mouvements artificiels à cette jointure, en
même temps qu'on pratique des frictions autour
d'elle avec de l'huile d'olives pour l'assouplir.

Comme moyens adjuvants on aura recours aux

douches d'eau chaude simple, ou d'eau sulfureuse, aux bains gélatineux.

TROISIÈME SECTION.

MALADIES DES JAMBES, DES PIEDS ET DES MAINS.

§ 1. *Jambes enflées.*

Pour les enflures et inflammations des jambes, faites cuire du seneçon dans un pot de terre neuf, avec de l'eau et du beurre frais ; faites-en un cataplasme que vous appliquerez sur la partie malade.

Faites fondre pour six centimes de cire blanche coupée en petits morceaux, ajoutez dedans pour autant d'huile de noix ; remuez le tout. Le mélange étant bien fait, retirez le vaisseau du feu, remuez, laissez tomber dedans quelques gouttes d'eau froide ; remuez encore, et vous aurez une sorte de cérat. Oignez-en une feuille de papier gris ; appliquez ce papier sur toute l'étendue du mal ; renouvelez le cérat soir et matin, et continuez ainsi jusqu'à la parfaite guérison.

Frottez la jambe avec de l'onguent fait avec la seconde écorce de sureau cuite avec du saindoux.

Quand on a les jambes enflées, il faut garder le repos autant que possible, et porter des chaussettes en peau qui exercent une compression douce

et exacte depuis le bout des pieds jusqu'au dessus
du mollet.

§ 2. *Plaies et ulcères des jambes.*

Le baume de Geneviève est excellent pour
guérir les anciens ulcères des jambes qui jettent
beaucoup et qui ont mauvais aspect.

Des compresses imbibées de vin aromatique
et renouvelées trois fois par jour ont aussi la
propriété de déturger les ulcères des jambes et
de hâter leur cicatrisation.

En France on se sert beaucoup aujourd'hui
de lames de plomb maintenues appliquées sur
l'ulcère, et de bandelettes de diachylon qu'on
laisse en place pendant 3 ou 4 jours.

Pour fortifier les jambes blessées, il n'y a rien
de meilleur que de mettre dessus des compresses
imbibées d'esprit de vin chargé de teinture de
millepertuis.

Sur les écorchures des jambes, mettez du papier mouillé de votre salive, ou la première pe-
lure d'un ognon rouge ; abandonnez la plaie à
elle-même pendant sept ou huit jours sans gratter.
On peut encore couvrir la plaie avec la racine de
grande consoude râpée et étendue sur du papier
gris.

Mêlez ensemble du persil, un jaune d'œuf, et
une cuillerée d'eau-de-vie, et appliquez sur le mal.

Pour les plaies des jambes, faites fondre deux
onces de cire vierge sur un petit feu avec six

onces d'huile de noix ; remuez pour incorporer le tout ; retirez le vaisseau du feu ; continuez de remuer jusqu'à ce que le cérat soit froid ; ce cérat est excellent pour les plaies et les maux de jambes.

Les feuilles de panais, de carottes et de chenevis pilées et appliquées sont également bonnes.

Faites cuire de la véronique mâle dans de l'eau jusqu'à réduction de la moitié ; bassinez la plaie avec cette décoction chaude.

Pour les ulcères des jambes, prenez poix-résine, cire vierge, de chacune deux onces ; faites-les fondre, ajoutez quatre onces de beurre frais ; mêlez le tout ensemble en remuant ; et quand le mélange sera en consistance d'onguent, amollissez le tout pour en étendre sur de la toile et appliquez-en sur la plaie ; changez d'onguent chaque fois que vous panserez le mal ; continuez jusqu'à la guérison.

Prenez pour un sou de *diachylum*, pour un sou de cire jaune, et autant de beurre frais ; mettez-les dans une écuelle de terre ; faites-les fondre et incorporer ensemble ; retirez le vaisseau du feu, et remuez jusqu'à ce que le tout soit froid. Cet onguent est bon contre les ulcères.

Un homme qui avait depuis longtemps un ulcère à la jambe, s'est guéri en se baignant et en lavant sa jambe dans l'eau courante d'une fontaine.

La décoction de feuilles de ronces faite dans

du vin ou de l'eau est spécifique contre les ulcères profonds des jambes.

. Mettez des feuilles de noyer dans de l'eau sur un feu doux ; au bout de quelque temps, retirez le vaisseau ; bassinez l'ulcère avec l'eau ; les feuilles bouillies peuvent aussi être appliquées en topique ; on continue jusqu'à guérison.

§ 3. *Varices.*

Quand les varices sont peu considérables, on doit se borner à porter habituellement des bas lacés en tricot ou en peau de chien. Ces moyens suffisent ordinairement pour empêcher les veines de se gonfler pendant la marche.

Quand elles sont volumineuses, mais bornées à deux ou trois veines seulement, on peut en tenter la guérison radicale, en faisant pratiquer par un chirurgien habile la cautérisation des veines dilatées, ou leur oblitération par la suture.

Ces procédés opératoires ne doivent pas être tentés quand les varices occupent presque toutes les veines du membre. Dans ces cas il est prudent de s'en tenir aux moyens palliatifs, c'est à dire à la compression par les chaussettes.

§ 4. *Pieds bots.*

Il y a quelques années la médecine ne possédait aucune ressource efficace contre cette infirmité malheureusement très-commune. Mais la chirurgie moderne a découvert le moyen de la

guérir d'une manière certaine, pourvu qu'elle ne
soit pas trop ancienne. Il est très-important que
les gens du peuple soient instruits de ces faits.
Dès qu'on s'aperçoit qu'un enfant nouveau né a
les pieds tordus en dedans ou en dehors, il faut
le conduire à un chirurgien habile qui pratiquera
une opération très-délicate, mais très-innocente
quand elle est bien faite, à l'aide de laquelle les
pieds pourront être très bien redressés. Jusqu'à
l'âge de 12 à 15 ans cette opération peut réussir,
mais plus tard les os sont trop déformés et l'infirmité est le plus souvent incurable.

§ 5. *Cors aux pieds.* — *Durillons.* — *Yeux de perdrix.*

Pour guérir les cors aux pieds, il faut les couper
couche par couche et avec prudence, avec un
bon rasoir, de manière à ne pas faire saigner,
prendre en suite un bain de pied chaud, puis
passer à plusieurs reprises la pierre infernale sur
le point central du cor.

Un moyen qui ne guérit pas radicalement,
mais rend la marche moins douloureuse, consiste
à appliquer sur le cor un morceau de diachylon
percé d'une fenêtre qui embrasse exactement le
cor; — par dessus on applique un second morceau de diachylon; de telle sorte que le cor est
reçu dans une cavité et qu'il est à l'abri des
pressions de la chaussure.

M. Donné conseille de limer le cor avec une lime fine trempée dans un soluté alcalin.

Machez bien du blanc de poireau, appliquez le sur le cor et continuez jusqu'à la guérison.

Ayant coupé le cor ramolli avec de la lessive chaude, touchez le souvent avec du vitriol de Chypre.

Pour les yeux de perdrix et les durillons, il faut remollir les pieds avec de l'eau chaude, couper les excroissances, puis appliquer dessus un peu de cire verte, ou bien de la pommade composée avec de l'axonge et de la céruse.

§ 6. *Verrues*.

Si la verrue est pédiculée, il faut la lier fortement avec un fil de soie. Tous les jours on serre le fil jusqu'à ce que le pédicule soit coupé et la verrue arrachée. Pour en prévenir la récidive on cautérisera le point d'implantation avec la pierre infernale.

On guérit très-bien les verrues en les touchant avec le bout d'une allumette trempée dans l'acide nitrique.

Egratignez les verrues avec l'ongle et appliquez dessus le jus et le marc de l'herbe appelée *verrucaria*.

Le suc de tithymale, appliqué en frictions sur les verrues, les guérit quelquefois.

§ 7. *Ongles rentrés dans les chairs.*

Le meilleur procédé pour guérir cette maladie consiste à introduire, une fois par jour, de la charpie entre l'ongle et le rebord des chairs pour écarter ces dernières, puis à affaisser ces chairs avec de petites bandelettes de diachylon qui maintienne aussi la charpie en place.

Quand les chairs qui recouvrent les bords de l'ongle sont fongueuses, il faut les cautériser avec la potasse caustique ou pâte de Vienne.

Si la maladie est entretenue par une suppuration de la matrice de l'ongle, pansez avec du baume de Geneviève.

Il y a des cas extrêmes dans lesquels on est obligé de recourir à l'arrachement de l'ongle.

§ 8. *Sueurs fétides.— Pieds puants.*

Otez la moelle de dedans la racine d'artichaut, faites la bouillir avec du vin et buvez cette décoction, la mauvaise odeur s'en ira avec les urines.

Il est prudent de ne jamais rien faire pour couper la transpiration des pieds, quelque abondante qu'elle soit. On doit se borner à des soins de propreté; changer souvent de bas; il faut éviter surtout les préparations siccatives comme l'alun, le miel rosat, etc.

§ 9. *Suppression de la sueur des pieds.*

Enveloppez les pieds de morceaux de flanelle recouverts de taffetas ciré, ou de cataplasmes très-chauds.

Le docteur Mondière recommande les bains de sable chauds.

Voici un moyen très-efficace: enveloppez chaque soir les pieds d'une ouate de coton cardé saupoudrée de carbonate d'ammoniaque (15 grammes pour chaque pied). Laissez en place ce coton pendant toute la nuit.

§ 10. *Écrasement ou meurtrissure des mains ou des pieds.*

Broyez ensemble des feuilles d'artichaut et du sucre; appliquez-en sur le mal.

Pilez des feuilles de scrophulaire aquatique, appelée par quelques-uns bétoine d'eau, ou des feuilles de plantain long, ou de celles de tabac mâle; appliquez-les en guise de topique.

Il faut, aussitôt qu'on est blessé, prendre un linge, le tremper dans du vinaigre froid, et en serrer le doigt ou toute autre partie avec la main, et le plus fort qu'on pourra l'endurer; ensuite, pour apaiser la douleur, on appliquera un cataplasme fait de feuilles d'oseille cuites sous les cendres chaudes, d'onguent rosat ou de beurre frais.

Lavez la partie écrasée avec de l'eau-de-vie et la matière muqueuse des limaces rouges.

L'esprit-de-vin camphré ou non camphré convient encore.

Broyez du persil avec du sel et un peu d'eau-de-vie, ou, selon d'autres, de l'huile d'olives ; frottez-en le mal, et appliquez le marc par dessus.

Bassinez les endroits meurtris avec une décoction de semence de persil dans de l'eau.

§ **11.** *Gerçures* ou *crevasses des mains.*

Frottez ces parties avec de la graisse de porc. Lavez le mal avec votre urine.

Prenez une once de cire blanche, et deux onces de moelle de bœuf ; faites fondre le tout ensemble à petit feu en remuant avec un bâton, donnez un petit bouillon, et retirez du feu ; remuez jusqu'à ce qu'il soit froid. On en frotte les fentes et gerçures après l'avoir fait chauffer légèrement.

Pour les crevasses des mains, allumez un bout de bougie, faites dégoutter de la cire dans les crevasses, et elles guériront.

Faites fondre une once de cire jaune coupée en petits morceaux dans quatre onces d'huile de noix ; remuez l'une avec l'autre sur un feu doux : étant bien incorporées ensemble, retirez le vaisseau du feu, et continuez de remuer jusqu'à ce que le cérat soit froid. Il est excellent pour les écorchures, fentes, crevasses, et autres tumeurs qui arrivent pendant l'hiver aux mains et aux pieds.

Beaucoup de personnes se guérissent très-bien et très-rapidement de leurs crevasses en lavant leurs mains avec du vinaigre et du savon.

§ 12. *Engelures.*

Dans les cas d'engelures non ulcérées, on réussit très-bien en pratiquant matin et soir des lotions sur les mains avec la teinture de benjoin, l'eau de Cologne, le baume de Fioraventi, l'acide hydrochlorique étendu d'eau, l'eau-de-vie camphrée.

Les frictions faites avec la neige sont aussi très-bonnes pour faire disparaître les engelures.

Nous en dirons autant des bains locaux avec de l'eau contenant en solution de l'alun ou du sel marin.

Les engelures ulcérées réclament d'autres moyens, il faut les panser avec de la chapie molle enduite de cérat de saturne, ou de cérat camphré. — Le baume nerval, le baume de Geneviève ont produit souvent d'excellents effets.

§ 13. *Pieds ou mains gelés.*

La première chose à faire c'est de frotter les parties qui ont été gelées avec de la neige ou de l'eau très-froide.

Ce n'est que graduellement qu'on doit élever la température de cette eau ; sans cela on occasionnerait de graves accidents, peut-être même a gangrène.

Quand l'inflammation sera développée, on la combattra par des remèdes émollients.

§ 14. *Panaris.*

Au début d'un panaris, on peut le faire avorter en tenant le doigt appliqué pendant toute la journée dans de l'eau très-froide.

Les habitants de Java au contraire n'ont pas de remède plus efficace que de tremper à diverses reprises le doigt malade dans l'eau bouillante.

Quand la douleur est très-vive, entourez le doigt d'une compresse trempée dans une solution concentrée d'opium.

Les cataplasmes de jusquiame et de ciguë sont aussi employés dans ce cas avec grand succès.

Beaucoup de médecins disent s'être souvent bien trouvés des onctions avec la graisse mercurielle.

Si l'inflammation est très-vive et le gonflement considérable, il faut appliquer des sangsues au-dessus du siége du mal et plonger ensuite le doigt dans un bain local tiède, laudanisé.

Mais de tous les remèdes le plus efficace consiste à faire pratiquer de bonne heure une incision sur le doigt pour dégorger les parties.

CHAPITRE XXV.

DES TUMEURS.

§ 1. *Goître.—Gros cou.—Grosse gorge.*

Si le malade habite un pays où le goître existe habituellement, il faut quitter ce pays pour aller habiter un lieu sec et élevé.

S'il boit ordinairement de l'eau de source, de neige ou de l'eau stagnante, il faut qu'il y renonce entièrement pour ne boire que de l'eau de rivière ou de pluie.

Porter pendant cinq ou six mois autour du cou le sachet résolutif, connu sous le nom de *collier de Morand.*

Prenez chaque jour entre les repas et un peu loin de ces derniers, quatre ou cinq pastilles d'éponge calcinée.

Appliquez sur la tumeur un emplâtre de Vigo, de ciguë ou de savon, que vous renouvellerez tous les huit jours.

Les frictions avec l'onguent mercuriel double, avec l'axonge contenant une partie d'iode et deux parties d'iodure de potassium sur trente, ont souvent réussi à faire diminuer et même à faire disparaître complètement le goître.

On conseille aussi , avec beaucoup de raison , l'usage intérieur des boissons faites avec des plantes amères et dépuratives , telles que la chicorée sauvage, le houblon , la douce-amère , la saponaire, etc.

L'huile de poisson ou celle de foie de morue , prise à la dose d'une cuillerée à bouche, tous les matins à jeun, est encore un très-bon fondant pour le goître.

Enfin une série de vésicatoires volants appliqués au-devant du cou, pendant un mois au moins, pourrait également produire de très-bons effets.

§ 2. *Glandes du cou engorgées.*

Faites matin et soir des frictions sur les glandes avec une pommade d'iodure de plomb ou d'iodure de potassium.

Appliquez des cataplasmes préparés avec la pulpe d'oreille et l'ognon blanc.

Si ces premiers moyens ne réussissent pas recouvrez les glandes d'un emplâtre de *Vigo cum mercurio* , ou bien pratiquez sur elles une fois par jour, des onctions avec la graisse mercurielle.

L'emplâtre de savon est très-souvent employé par les praticiens avec beaucoup d'avantage.

En même temps qu'on emploie ces moyens

purement locaux, il faut avoir recours à des moyens généraux propres à modifier la constitution. Parmi ces moyens on choisira les préparations ferrugineuses, les bains alcalins ou iodés, les boissons amères comme celles de gentiane, de lichen, de houblon, le bochet, etc., l'huile de foie de morue, et puis un régime fortifiant, l'exposition au soleil.

§ 3. *Loupes.*

Le plus souvent il est impossible d'obtenir la guérison d'une loupe par un autre moyen que l'opération, cependant comme on ne se décide pas facilement à avoir recours à ce moyen, on peut essayer pendant quelque temps l'application des fondants.

Voici les meilleurs :

Appliquez sur la tumeur un emplâtre de gomme ammoniaque, ou de Vigo.

L'herbe de *lapathum*, ou celle d'angélique sauvage, ou de petites marguerites des champs, celle de poirée, broyées et appliquées chacune séparément ont réussi quelquefois.

Faites cuire toute la plante de marguerite sauvage dans un pot avec du vin blanc : bassinez-en la loupe, et faites un cataplasme le plus chaudement possible ; réitérez soir et matin la même application, et continuez pendant quelque temps.

On a guéri plusieurs loupes de genou avec la poix de Bourgogne seule étendue sur de la peau.

Il faut prendre des feuilles et racines de guimauve, hachées bien menu, les faire bouillir dans du bon vin rouge, et les appliquer sur la loupe. Si celle-ci est dure, on mettra les premiers jours dix cuillerées d'huile d'olives dans le topique ci-dessus.

Faites cuire du son dans de l'eau et de la graisse pour en faire un cataplasme qu'on applique et qu'on laisse sur la loupe pendant vingt-quatre heures ; ou bien prenez de la verveine, mettez sur une serviette pliée en trois doubles la pulpe qui en résulte, ajoutez une bonne pincée de farine d'orge et un blanc d'œuf ; renouvelez tous les jours le même topique.

On a guéri une loupe qui existait sur une paupière en la frottant souvent avec du suc de pourpier.

Appliquez sur la loupe une plaque de plomb frottée de mercure, et laissez-là en place jusqu'à guérison.

CHAPITRE XXVI.

§ 1. *Abcès.*

Le traitement est différent suivant que l'abcès est *chaud* ou *froid*, c'est-à-dire suivant qu'il s'accompagne ou non d'inflammation et de douleur.

Tout-à-fait au début d'un abcès chaud on peut le faire avorter en l'entourant de sangsues, en le recouvrant de cataplasmes de roses de Provins arrosés d'eau blanche, en pratiquant dans la tumeur des onctions avec de la graisse mercurielle, ou bien encore en la recouvrant de compresses imbibées d'eau à la glace, fréquemment renouvelées et continuées pendant vingt-quatre heures au moins.

Quand on a pu prévenir la suppuration, il faut aider à sa formation, le faire mûrir et percer. Dans ce but, appliquez sur la tumeur un emplâtre d'onguent de la mère.

Faites cuire un ou plusieurs ognons sous la cendre; pétrissez-les avec l'huile de lis, et appliquez-les sur l'abcès.

Prenez des limaçons ; pilez-les avec de la farine ; faites-en un cataplasme qui fera aboutir les tumeurs et maux d'aventure.

Prenez ognons de lis , limaçon et sain-doux ; mêlez le tout , et appliquez sur un abcès ; celui-ci ne tardera pas à percer.

Pilez des limaçons sans leurs coquilles ; mêlez-y seneçon et oseille amortis sous la cendre chaude ; appliquez-les sur les abcès quels qu'ils soient ; renouvelez ce cataplasme de cinq en cinq heures ; l'effet ne tardera pas à se produire.

Appliquez un cataplasme fait de seneçon et de vieux oing. Lorsque le plus fort du pus sera sorti, on achèvera la guérison avec un emplâtre ou un onguent convenable.

Prenez trois ou quatre poignées d'oseille, ôtez-en toutes les queues , puis enveloppez-la dans une feuille de chou rouge ou de poirée , pour la faire cuire sous des cendres chaudes ; mettez-la dans un mortier avec un morceau de beurre frais ou de sain-doux ; broyez le tout ensemble jusqu'à consistance de cataplasme que vous appliquerez chaud sur le mal. On renouvellera le topique soir et matin.

Prenez un ognon de lis bien cuit sous la cendre ; enveloppez-le dans une feuille de chou ou de poirée ; pilez-le avec du sain-doux , du beurre frais et un peu de levain, pour en faire un cataplasme que vous étendrez sur un linge, et que vous appliquerez sur l'abcès.

Un cataplasme fait de miel, beurre, graisse de porc, levain et sel, est très-efficace pour faire percer toutes les tumeurs.

Prenez graisse de mouton quatre onces, poix de Bourgogne quatre onces, et poix noire une once, le tout coupé en petits morceaux ; faites les fondre ensemble et cuire en remuant jusqu'à ce que l'onguent devienne un peu noir. Cette préparation est excellente pour faire mûrir et percer toutes sortes d'abcès, clous, bubons, etc., etc.

Quand la suppuration est bien formée il faut faire pratiquer l'ouverture de l'abcès avec une lancette.

Pour ouvrir les abcès froids, il vaut mieux se servir de substances caustiques, parce que celles-ci échauffent l'intérieur du foyer et facilitent le recollement de la peau.

§ 2. *De la gangrène.*

Dès que la gangrène se déclare, il faut recouvrir la partie qui en est le siége, de poudre de quinquina, de camphre ou de charbon : ces substances sont de très-bons antiseptiques.

Quand la gangrène semble résulter d'une interruption de la circulation du sang et de l'influx nerveux, on entoure la partie malade de sachets contenant de la cendre ou du sable chauds.

La poudre d'écorce de chène et de sureau est

fréquemment employée avec avantage pour arrêter les progrès de la putréfaction.

Un bon moyen, surtout quand l'odeur est très-infecte, consiste à panser avec de la charpie trempée dans une solution de chlorure de chaux ou de soude.

Pour séparer la chair morte de celle qui est encore vivante, prenez une livre de miel, une once de vert-de-gris, demi-once d'alun, deux gros de vinaigre; faites cuire le tout ensemble jusqu'à ce qu'il soit assez épais, et appliquez-en une petite quantité sur la partie gangrenée.

Guillaume Pison dit avoir vu guérir plusieurs fois la gangrène par la seule application de feuilles vertes de tabac pilées.

Une gangrène, survenue au *tibia* après une fracture, a été arrêtée en fomentant continuellement la partie pendant deux jours avec du vinaigre dans lequel on avait fait bouillir du mâchefer.

Une jambe gangrenée fut guérie, dit Rivière, en fomentant la partie avec de l'eau dans laquelle on avait fait bouillir de la chaux et de la craie blanche.

Faites bouillir dans une pinte de bonne eau-de-vie, jusqu'à réduction de moitié, une bonne poignée de feuilles de scrofulaire aquatique; puis, après avoir fait une incision cruciale, lavez-en la partie gangrenée.

Un chirurgien d'Angleterre dit avoir guéri

une gangrène en la lavant avec de l'huile de térébenthine.

Bartholin dit avoir guéri une gangrène de la
bouche avec de l'eau salée dans laquelle il avait
fait bouillir de l'absinthe.

Prenez une poignée d'absinthe, avec du *scordium*, et un morceau de racine de gentiane
coupée par petits morceaux ; faites bouillir le
tout dans trois chopines d'eau commune, jusqu'à réduction de moitié ; ajoutez à la fin deux
onces d'alun de glace, avec un demi-verre d'eau-
de-vie ; puis, ayant fait bouillir le tout ensemble,
passez et conservez pour laver les plaies frappées
de gangrène.

Prenez quatres onces de racine d'aristoloche
ronde, huit onces de sucre fin et deux pintes
du meilleur vin blanc ; coupez l'aristoloche en
rouelles menues, après en avoir ôté l'écorce ;
lavez-la dans de l'eau, jetez-la avec le sucre et
le vin dans un pot de terre vernissé, et faites
bouillir le tout à petit feu, jusqu'à la diminution
d'un tiers ; retirez le vase du feu ; laissez refroidir ; passez dans un linge, coulez dans des bouteilles et conservez. Ce vin est très-bon pour
laver les plaies gangrenées.

Pour limiter la marche de la gangrène, on
est souvent forcé de recourir à des opérations
chirurgicales , telle que l'amputation du membre malade.

§ 3. *Des plaies en général.*

On commence par enlever avec soin les corps étrangers, tels que sang coagulé, terre, sable, fragments d'outils ou de vêtements, qui interposés entre les deux lèvres d'une plaie, les empêcheraient de se réunir convenablement.

Si la plaie est sans perte de substance, on en rapproche les bords avec les doigts et on les maintient rapprochés par différents moyens, qui sont l'application d'un bandage ou de bandelettes agglutinatives, et la suture : les bandelettes agglutinatives sont préparées avec du diachylon, du diapalme ou du taffetas d'Angleterre. Quant à la suture, il n'y a qu'un homme de l'art qui puisse la pratiquer.

Lorsqu'une plaie est avec perte de substance, on la panse à plat avec des plumasseaux de charpie molle et sèche, ou bien avec du coton cardé. Ces substances ne sont pas appliquées immédiatement sur la plaie, elles en sont séparées par une compresse percée de trous et enduite de cérat, pour empêcher qu'elle ne s'attache à la plaie. On n'enlève le premier appareil que lorsque le pus commence à se former; c'est-à-dire le 3me jour : à partir de cette époque on renouvelle les pansements au moins une fois par jour.

Quand la suppuration est très-abondante on panse la plaie avec de la charpie imbibée de vin aromatique, ou d'eau-de-vie, et l'on fortifie le malade par une nourriture substantielle.

L'inflammation est-elle vive, on applique des cataplasmes émollients, ou bien l'on imbibe la charpie d'eau blanche.

Quelquefois les chairs sont fongueuses, exubérantes, alors on les réprime avec la poudre d'alun ou bien avec un crayon de nitrate d'argent ou de sulfate de cuivre.

Enfin quand la plaie est blafarde et de mauvais aspect, on applique à sa surface de l'onguent digestif, du baume d'arcœus ou de l'ongnent de styrax.

L'onguent blanc de Rhazès, la teinture de myrrhe et d'aloès, le baume du Commandeur, celui de Geneviève sont de très-bons moyens pour hâter la cicatrisation des plaies qui suppurent.

On a éprouvé dans plusieurs occasions, qu'après avoir employé inutilement plusieurs remèdes autorisés par l'usage, le baume du Samaritain a opéré des effets surprenants. Ce baume se prépare avec de l'huile d'olives qu'on fait bouillir avec une égale quantité de bon vin rouge, auquel on ajoute un peu de sucre.

§ 4. *Des morsures.*

Morsure faite par un animal non enragé.

Il faut laisser saigner un peu la plaie en la pressant entre les doigts, puis la laver soigneusement avec de l'eau fraîche ou bien avec de l'urine.

Fomentez ensuite la partie mordue avec la décoction de feuilles d'oseille.

Frottez et lavez l'endroit avec du jus de poireau qui aura été pilé avec du sel blanc.

Les applications de plantain ou d'ortie bien pilées conviennent aussi.

Mais, pour peu que l'on conserve des doutes sur l'état de santé de l'animal qui a mordu, il faut faire cautériser la plaie.

Signes de la rage chez le chien.

Quand un chien est enragé, il est triste, morose, il chancelle en marchant, il a la queue serrée entre les jambes, l'œil rouge et hagard, la gueule écumante, il fuit le logis de son maître, se jette, dans sa fureur, indistinctement sur tout le monde et sur tous les animaux : il refuse de manger et surtout de boire. Ces signes peuvent tromper quelquefois ; mais un moyen presque infaillible c'est d'enfermer l'animal qu'on soupçonne être enragé, en lui donnant à boire et à manger. S'il est enragé, il ne tardera pas à mourir ; dans le cas contraire, il continuera à se bien porter.

Un autre moyen très-utile consiste à tremper un morceau de pain ou de viande dans la bave de l'animal qu'on présume être enragé et à le présenter à un chien qui se porte bien. Si celui-ci refuse de manger, il y a rage ; dans le cas contraire les morsures n'ont rien de dangereux.

Traitement d'une morsure faite par un animal enragé.

Il faut se hâter d'enlever les vêtements ou les parties de vêtements salis par la bave : on presse ensuite la plaie dans tous les sens avec les doigts, afin de faire sortir le sang et empêcher l'absorption du virus. On la lavera ensuite soigneusement, avec de l'eau pure, de l'eau de savon ou de l'eau salée. Si l'on ne peut se procurer immédiatement de l'eau on la lavera avec de l'urine : puis on plongera plusieurs fois et sans crainte un fer rougi à blanc dans la plaie, de manière à en cautériser toute la surface. — Si la plaie est trop sinueuse pour qu'on puisse la brûler avec un fer dans toute son étendue, alors on se sert de substances caustiques liquides, qui ont l'avantage de s'introduire dans toutes les sinuosités. Le beurre d'antimoine, la solution concentrée de potasse caustique, l'ammoniaque liquide sont les substances qui doivent être préférées. Mais toutes les fois qu'on peut se servir du fer rouge, il faut le préférer.

La cautérisation est incontestablement le moyen le plus sûr pour préserver de la rage une personne qui a été mordue par un chien enragé. Quant à tous les remèdes, breuvages, etc. , qui ont été vantés comme spécifiques, il faut bien que le peuple sache enfin qu'il n'y en a pas un seul qui mérite sa réputation.

§ 5. *Traitement de la morsure des vipères et des serpents.*

Traitement externe. — Pratiquez aussitôt une ligature, pas trop serrée, au dessus de la plaie; supprimez celle-ci si elle donne lieu à des accidents; laissez saigner la plaie, comprimez son pourtour afin de faciliter la sortie du sang, ou bien couvrez-la de plusieurs ventouses; lavez la plaie si cela est possible. Les accidents sont-ils plus graves, l'enflure, la douleur très-considérables, ayez de suite recours à la cautérisation pratiquée avec le fer rouge, la pierre infernale, la pierre à cautère, le moxa, etc.

Traitement interne. — Donnez des calmants, des sudorifiques, quelques stimulants diffusibles, des potions avec la teinture de quinquina, quelques gouttes d'ammoniaque liquide, le suc frais du polygala de Virginie.

§ 6. *Traitement de la morsure du scorpion.*

Donnez des boissons et des potions calmantes, diaphorétiques; appliquez sur la plaie des cataplasmes émollients arrosés avec quelques gouttes d'ammoniaque liquide.

§ 7. *Traitement de la piqûre des abeilles, guêpes, tarentules, bourdons, taons, araignées des caves, frélons, mouches, cousins.*

La douleur, l'enflure, la fièvre sont-elles légères, on frottera la partie piquée avec un mélange de deux parties d'huile d'olives et une partie d'ammoniaque liquide ; on prescrira une boisson diaphorétique. Mais les symptômes sont-ils plus graves, la température élevée, l'insecte a-t-il sucé des plantes vénéneuses, des cadavres putréfiés ou des animaux morts de maladies pestilentielles, on appliquera l'un des caustiques proposés contre la morsure de la vipère, après avoir eu la précaution de visiter la plaie, et d'enlever, à l'aide des pinces, l'aiguillon qui pourrait y être implanté.

Dans quelques cas peu graves on se contente de laver la plaie avec de l'eau froide, de l'eau salée, ou un liniment fait avec parties égales d'huile d'olives et d'ammoniaque.

Le malade a-t-il été assailli par une troupe de cousins, on le fera marcher, on lui donnera une boisson diaphorétique avec quelques gouttes d'ammoniaque liquide.

§ 9. *Piqûre d'ortie.*

Frottez l'endroit piqué avec des feuilles de marguerite, des feuilles de sureau, ou avec le suc d'oseille, la salive.

§ 10. *Piqûre d'aiguille, et autres piqûres.*

Faites saigner un peu, et appliquez sur l'endroit piqué un cataplasme de mie de pain et du lait, ou une écorce moyenne de sureau.

§ 11. *Venin du crapaud.*

On peut laver le lieu imbibé avec de l'urine, de l'eau salée, de l'eau aiguisée d'un peu d'ammoniaque liquide, etc. Cette recommandation n'est faite que pour les personnes timides ou délicates, car le crapaud n'est pas un animal dangereux ; il n'est que hideux et repoussant.

CHAPITRE XXVII.

SOINS QUE RÉCLAME LA PREMIÈRE ENFANCE. — MALADIES DES
ENFANTS.

§ 1. *Premiers soins à donner à l'enfant nouveau-né.*

La première chose à faire c'est de mettre l'enfant qui vient de naître en contact avec un air pur. Il faut donc le porter loin du lit de la mère : il faut l'éloigner aussi des poêles trop chauds, il vaut mieux le porter devant un feu clair. On doit éviter de lui couvrir le visage avec les langes.

Dès que la respiration est bien établie, on débarrasse l'enfant de la matière grasse qui le recouvre. Et pour cela on fait de douces onctions sur la peau avec de l'huile chaude. On s'assure ensuite si le cordon ombilical est bien lié ; et on l'enferme dans une compresse de linge fin. Enfin, on revet l'enfant de ses drapeaux et de ses langes. On aura soin que rien ne soit trop serré et qne les mouvements de la poitrine soient libres.

Après toutes ces précautions, on le couchera

sur le côté pour que les mucosités qui sortent des narines puissent s'écouler facilement.

Au bout de quelque temps, on le débarrassera de ses langes et on s'assurera s'il a rendu le *méconium* : c'est la première selle : elle est composée d'une matière vert-foncé. On change alors avec soin les drapeaux de l'enfant, et dès qu'on l'a mis à l'abri du contact des matières dont il s'était sali, on le présente au sein de la personne qui doit le nourrir.

L'habitude de bercer les enfants est mauvaise, souvent dangereuse. Il faut s'en abstenir.

§ 2. *Allaitement.*

L'allaitement maternel offre d'immenses avantages pour la mère et pour l'enfant. Toutes les fois qu'une mère n'a aucune affection dartreuse ou scrofuleuse et qu'on n'a à redouter pour elle aucune disposition à la phthisie pulmonaire, qu'elle est douée d'une force moyenne et d'un embonpoint ordinaire, que le lait est de bonne nature et en suffisante quantité, l'allaitement maternel doit être conseillé.

Cependant toutes les femmes ne pourraient nourrir. Il en est dont la santé débile ne peut offrir à un enfant qu'un nourrissage insuffisant et malheureux. En général, les femmes trop maigres sont de mauvaises nourrices. Celles qui ne digèrent pas bien et qui ne réparent pas suffisamment leurs forces par le repos et le sommeil, celles enfin qui sont affectées de maladies chroniques doivent s'interdire le nourrissage.

L'instant où l'enfant doit prendre le sein pour la première fois est exactement indiqué. Dès qu'il s'éveille et qu'il se plaint, le besoin de téter commence à naître. C'est ordinairement dans les six premières heures qui suivent la naissance que l'enfant demande le sein. Il ne faut pas retarder le moment du premier allaitement, parce que les seins peuvent s'engorger.

L'intervalle entre chaque allactation est d'abord de 3 à 4 heures environ, de sorte que la mère donne le sein à son enfant environ 8 fois dans la période d'un jour. Elle doit distribuer son temps de manière à allaiter six fois dans la journée et 2 fois dans la nuit.

Il ne convient pas de supprimer l'allaitement pendant la nuit; mais il ne faut pas non plus tomber dans un excès contraire ; car en ne se ménageant ni le jour ni la nuit on voit ses forces diminuer et son lait tarir. Ainsi donc dans l'intérêt de la mère comme dans celui de l'enfant, il faut régler la nourriture de celui-ci. Il faut que la mère ait au moins 6 à 7 heures de sommeil suivi, depuis 11 heures du soir, par exemple, jusqu'à 6 heures du matin. Ce régime est on ne peut plus salutaire : l'enfant qui tette trop souvent digère mal un lait mal préparé.

§ 3. *De la Nourrice. — Qualités d'une bonne nourrice.*

Une nourrice doit être jeune encore, c'est-à-dire qu'elle ne doit pas avoir plus de 30 ans. Il faut qu'elle présente les traits d'une bonne constitution, qu'elle soit brune plutôt que blonde, d'un embonpoint médiocre, qu'elle ait de bonnes dents, l'haleine douce, que le sein soit convenablement développé et laisse facilement échapper le lait. Assurez-vous qu'elle ait de la patience, de la propreté et de la tempérance. Si elle n'est pas d'un bon naturel, son lait ne peut être bon. Il faut se garder de confier un enfant à une nourrice de mauvaises mœurs, à une femme acariâtre, haineuse ou vindicative.

Le lait d'une nourrice ne doit pas être trop nouveau. On choisira de préférence une femme dont le lait aura plus de 2 mois et pas plus de 10 à 12 mois. Le lait trop jeune n'est pas assez parfait ; le lait trop ancien est encore plus vicieux et moins nourrissant.

Quand le lait a plus d'un an, on risque de le voir tarir ou diminuer notablement de quantité, avant la fin du temps nécessaire à l'allaitement, et d'être ainsi forcé de sevrer l'enfant plus tôt qu'il ne conviendrait de le faire, la règle ordinaire étant que le lait diminue et perd de ses propriétés nutritives vers le 18me mois.

Autant que possible il faut choisir pour nourrice une femme qui n'ait pas ses règles.

Les seins seront d'une grosseur moyenne, peu pendants et parsemés de veines bleuâtres. Le mamelon sera souple, long de plusieurs lignes ; il se développera au moindre toucher, à la plus légère pression ; le lait s'en échappera facilement. Celui-ci ne devra être ni trop épais, ni trop clair; il laissera dans la cuillère où il aura été reçu un nuage léger et un peu bleuâtre ; sa saveur sera douce, sucrée et agréable, son odeur sera nulle.

Le lait d'une nourrice ne doit pas être goûté quand celle-ci est à jeun, et il faut tenir compte, si ce lait avait une odeur ou une saveur particulière, de la qualité des aliments pris au dernier repas.

Toutes les femmes qui nourrissent doivent suivre un régime alimentaire sain et substantiel sans être succulent et épicé ; leur vin doit être coupé avec de l'eau ; les liqueurs spiritueuses, le café, les bals, les plaisirs de l'amour trop souvent répétés, la colère, leur seront défendus; le chagrin, l'ennui, la tristesse, leur seront épargnés ; enfin, si une nourrice ne peut toujours être entourée de tous les soins, de tous les plaisirs que l'on trouve au sein de l'abondance et de la richesse, qu'elle soit du moins à l'abri de la misère et des privations des premiers besoins de la vie.

§ 4. *Du sevrage.*

C'est à la fin de la première année que l'on doit en général penser à commencer le sevrage , rarement avant, et plus tard suivant quelques circonstances. Les froids rigoureux et les chaleurs de l'été conviendraient mal aux modifications que l'estomac reçoit d'un changement de nourriture. En été surtout, les diarrhées deviendraient intenses, et compromettraient la vie d'un enfant. C'est donc au printemps ou dans les beaux jours de l'automne que l'on doit entreprendre de séparer l'enfant de la mamelle. On le prépare de longue main à une privation qui lui serait trop sensible s'il l'éprouvait subitement; et pour cela on l'habitue chaque jour à prendre moins de lait et plus d'aliments. C'est à l'apparition des premières dents qu'on fait cette première tentative ; et quand les incisives d'en haut et d'en bas ont paru , on peut achever ce que l'on a commencé. On cesse donc d'allaiter l'enfant pendant la nuit, puis on ne lui donne plus le sein que deux fois par jour, on l'en prive ensuite pendant un jour et puis deux , puis enfin on lui fait oublier tout-à-fait sa douce habitude.

Les mères qui sèvrent brusquement un enfant en le livrant à des sevreuses , l'exposent à de graves accidents. L'enfant languit de la douleur d'être privé de sa mère, et les voies digestives s'irritent d'un changement si brusque dans leurs habitudes et d'un régime inaccoutumé. Cette double affection des facultés morales et de la digestion, maigrit l'enfant et le conduit parfois à la phthisie des organes du ventre.

La mère elle-même souffre de cet abandon, et son lait qui engorge ses mamelles ne se dissipe que par l'action continue des sudorifiques, des boissons qui augmentent le flux urinaire, et même des purgatifs. Combien le sevrage amené insensiblement est préférable! L'enfant renonce presque de lui-même au sein, et le sein de sa mère est près de tarir au moment où l'enfant en est éloigné.

Jusqu'au quatrième mois il ne faut à l'enfant que du lait; mais à dater de cette époque, on y joint d'autres aliments; la bouillie est au premier rang. Cette alimentation, qui consiste en une bouillie ou une panade faite avec de la farine de froment ou de riz; du lait de vache ou de l'eau et un peu de sucre, sera convenable si elle est plutôt claire que trop épaisse, bien homogène, exempte de grumeaux, de brûlé, d'odeur de fumée, etc. Un aliment très-bon aussi est la panade faite avec la mie de pain, préparée pour les enfants très-jeunes, avec de l'eau et du sucre et avec du bouillon, pour ceux qui ont besoin d'être plus nourris. On fait ensuite des potages avec le riz, le vermicel, la semoule, les diverses fécules.

§ 5. *Asphyxie des nouveau-nés.*

Si le nouveau-né ne pousse aucun cri, si son visage est pâle , si ses membres sont flasques , si la respiration est nulle , on se hâte de l'éloigner de la mère. On coupe donc le cordon et on fait la ligature. On se gardera au contraire de couper, de tirailler le cordon ombilical , s'il n'y a point d'hémorrhagie , si le placenta n'a pas encore commencé à se détacher , et surtout si le cordon offre encore de légères pulsations.

Quel que soit l'état du nouveau-né , et si les signes de la putréfraction ne sont pas évidents on placera le corps sur le côté, la tête un peu élevée et la face découverte ; on enveloppera les autres parties du corps dans une petite couverture de laine, on s'assurera de la liberté de la bouche et des narines; on détachera tout ce qui pourrait s'opposer à l'entrée de l'air dans les poumons , on insufflera de l'air dans ces derniers , non avec un soufflet de cuisine ou d'appartement, qui a toujours de la cendre ou de la poussière , mais avec un petit soufflet destiné à cette opération ; on frottera les autres parties du corps avec des linges imbibés de vin ou de liqueurs aromatiques ; on exercera de légères pressions sur le cordon ombilical , le ventre et la poitrine: on donnera un quart de lavement très-légèrement irritant, préparé avec le vinaigre ou quelques grains de sel.

Si tous ces moyens sont sans succès on plongera le sujet jusqu'aux aisselles dans un bain d'eau tiède, auquel on ajoutera du vin à la température de 24 ou 28 degrés.

§ 6. *Ictère des nouveau-nés.*

Cette maladie disparaît le plus souvent d'elle-même; quand elle persiste on a recours au moyen suivant :

Donnez à l'enfant deux fois par jour une cuillerée à café de sirop de chicorée composé.

§ 7. *Vaccination.*

La vaccination est une des découvertes les plus grandes et les plus utiles des temps modernes, car elle a pour effet de préserver de la petite vérole, cette maladie terrible qui non seulement défigure presque tous ceux qu'elle atteint, mais encore en fait mourir un très-grand nombre.

La vaccination consiste à introduire, sous la peau, une certaine quantité de virus vaccin. Ce virus, qu'on recueille habituellement sur d'autres enfants, a été recueilli primitivement sur des boutons qui surviennent quelquefois au pis des vaches et qu'on appelle *cowpox*. C'est un médecin français, nommé *Rabaut Pommier*, qui eut le premier l'idée d'inoculer à l'homme le pus du cowpox pour le préserver de la petite vérole ; mais c'est un médecin anglais, *Jenner*, qui, pour la première fois en 1798, inocula ce virus et en démontra publiquement la vertu anti-variolique. Cette vertu est incontestable.

La vaccination a des avantages immenses et n'entraîne avec elle aucun danger. Aussi depuis sa découverte elle s'est propagée rapidement dans le monde entier : dans beaucoup de pays même elle est ordonnée par la loi. Il serait à désirer qu'on en fît autant en France où beaucoup de personnes aveugles refusent encore , avec une obstination coupable, de faire vacciner leurs enfants.

L'opération de la vaccination est de la plus grande simplicité, mais l'essentiel est d'avoir du vaccin véritable et parvenu à une maturité complète.

Peu importe l'âge de l'enfant; inoculé dans les premiers jours de la naissance, le fluide vaccin est aussi efficace que dans tout autre moment, seulement il convient d'attendre que l'ictère habituel des nouveau-nés soit dissipé ; on choisit d'habitude les journées douces du printemps et de l'automne , pour éviter l'acuité que la chaleur ou le froid rigoureux imprime à l'inflammation des pustules dans d'autres saisons. Cependant si la petite vérole était aux portes d'une habitation , si elle atteignait autour de nous les enfants du voisinage, on ne tiendrait nul compte de ces précautions, et on vaccinerait l'enfant pour éviter une plus terrible chance.

La vaccination est une opération sans art, il

serait à désirer pour qu'elle se propageât plus aisément, et pour le bonheur de l'humanité, que
sa pratique devînt vulgaire. Les mères, les nourrices elles-mêmes peuvent s'en charger ; il suffit
de quelques notions très-simples et faciles à ac-
quérir pour reconnaître d'abord la vaccine vraie
d'avec une fausse vaccine qui ne préserverait pas,
et ensuite le moment où le bouton a atteint une
maturité convenable pour fournir un fluide propre à une nouvelle inoculation.

Pour vacciner un enfant, il suffit d'ouvrir avec
la pointe d'une lancette un bouton de vaccin,
de recueillir la gouttelette du fluide qui s'en
échappe sur la lame de l'instrument, et de l'introduire sous l'épiderme au moyen d'une légère
piqûre.

La lancette doit être aiguë, car si elle ne pénètre sous l'épiderme qu'avec effort, il en résulte
une petite inflammation qui détériore le virus,
et l'empêche de se développer. On répète cette
insertion du fluide vaccin jusqu'à trois ou quatre fois à chaque bras. Trois ou quatre jours s'é-
coulent, sans qu'on remarque aucun travail dans
la partie vaccinée; c'est là la période d'inertie ;
à dater de cet instant les pustules se développent,
et vers le commencement du huitième jour après
l'insertion, elles offrent un bouton formé d'une
auréole rougeâtre qui s'étend plus ou moins dans
le tissu de la peau environnant, d'un bourrelet
de couleur grisâtre, argenté, renfermant le fluide,

qui est dans cet instant propre à être transmis à un autre sujet; enfin d'une dépression centrale dont la teinte est un peu plus foncée que celle du bourrelet. Cette période se nomme période d'in-flammation.

La troisième commence le onzième jour; le bourrelet jaunit et ne renferme bientôt plus que du pus au lieu de fluide vaccin, l'auréole pâlit, la dessiccation survient et marche du centre à la circonférence, et le bouton se convertit en une croûte saillante qui se détache et tombe vers le vingt-trois ou vingt-quatrième jour.

Telle est la marche de la vraie vaccine; celle qui ne l'est pas est bien plus prompte, et huit jours après l'insertion, tout a déjà disparu. Cette rapidité de marche, si différente de la précédente, est essentielle à noter; elle suffit seule pour apprendre aux mères à connaître la vaccine qui serait fausse, et celle qui peut leur inspirer de la sécurité.

Il est bon aussi d'insister sur le caractère du fluide vaccin; quand il est à sa juste maturité, il doit être transparent, mais légèrement visqueux; quand il est limpide comme des larmes et sans plus de consistance, il n'est point encore bon; quand il est devenu jaune et purulent, il ne l'est plus. Ces simples notions suffisent à toute personne étrangère à l'art de guérir, qui voudrait pratiquer l'inoculation de la vaccine:espérons qu'il viendra un temps où elle sera généralement adoptée; dès-lors la petite vérole disparaîtra de l'Europe, et la vaccine elle-même deviendra inutile.

§ 8. *Dentition difficile.*

La dentition en elle-même n'est pas une maladie, mais bien un acte naturel; mais elle peut accidentellement devenir dangereuse. Elle est une des causes les plus fréquentes des maladies chez les enfants, et l'on ne saurait y prêter une trop grande attention.

Voici ce qui se passe chez les enfants qui sont tourmentés par la poussée des premières dents.

Les gencives sont irritées, enflammées, gonflées plus qu'elles ne l'étaient quelque temps auparavant. De là des cris, des pleurs, des convulsions, quelquefois des tranchées, des coliques, un peu de diarrhée, une salivation plus abondante que de coutume, un désir incessant de porter les doigts à la bouche, d'appuyer les gencives sur tous les corps durs que les enfants rencontrent à leur disposition, le refus d'aliments, etc., etc.

Les premières dents apparaissent du sixième au septième mois; il y a des exceptions nombreuses à cette règle générale, mais il ne s'agit ici que de ce que l'on observe le plus ordinairement. D'abord on voit poindre les dents de devant appelées *incisives*, puis les *canines*, enfin les grosses dents ou *mâchelières*, ou *molaires*. Toutes ces dents tombent à sept ans, de là leur nom de *dents de sept ans*, pour faire place à d'autres : enfin à vingt ans environ, poussent encore deux autres dents, ce sont les dernières, on les nomme *dents de sagesse.*

Les moyens à employer pour faciliter la dentition des enfants sont : de temps en temps quelques laxatifs légers, préparés avec l'eau de pruneaux et la manne, l'huile d'amandes douces ou le sirop de pommes; mettre entre les mains des enfants quelques corps un peu résistants, comme la racine de guimauve ou de réglisse. Cette mastication exercée sans cesse et avec un certain plaisir par les enfants, comprime les gencives, apaise les douleurs excitées dans celles-ci par la difficulté plus ou moins grande avec laquelle a lieu le mouvement ascensionnel de la dent.

Quand les gencives sont trop irritées, on se trouve bien de les dégorger avec quelques sangsues appliquées immédiatement. Les gencives sont-elles très-compactes, très-dures, une ou deux mouchetures pratiquées avec la pointe d'une lancette, immédiatement à l'endroit où l'on sent la dent, sont très-convenables.

§ 9. *Diarrhée.*

Si l'on soupçonne que le lait de la nourrice est la cause de cette diarrhée, il faut changer de nourrice. Ce changement a opéré maintes fois un rétablissement aussi étonnant par sa promptitude que par son complet résultat.

Il suffit ordinairement de donner à l'enfant de petits lavements d'amidon , et d'envelopper le ventre avec de la flanelle ou des cataplasmes chauds.

Le sirop de gomme pur, administré par cuillerée à café toutes les heures , est un très-bon remède contre la diarrhée aiguë des enfants. Quand la diarrhée provient d'un refroidissement il faut administrer l'infusion de sureau.

Si les selles sont verdâtres et si l'haleine de l'enfant a une odeur acide, vous vous trouverez bien de lui donner deux fois par jour 10 centigrammes de magnésie et 5 centigrammes de poudre de rhubarbe.

§. 10. *Coliques.*

Faites des frictions sur le ventre avec de l'huile de camomille chaude.

Donnez trois fois par jour un petit lavement avec une décoction de camomille et d'avoine et et une cuillerée d'huile.

Donnez toutes les deux heures une cuillerée à café du mélange suivant : huile d'olives et sirop de violettes , de chaque 30 grammes.

On retire encore de très-bons avantages dans les coliques des enfants, qui ne sont pas accompagnées de diarrhée, de leur faire sucer un nouet de linge renfermant un peu d'électuaire de manne.

§ 11. *Vomissements.*

Dans la plupart des cas, les vomissements chez les enfants sont un signe qui indique les efforts que fait la nature pour débarrasser l'estomac des matières nuisibles qu'il renferme. Aussi faut-il le plus souvent favoriser ces efforts. Pour cela, on donne aux enfants qui sont très-jeunes, de l'infusion de camomille et une cuillerée à café d'oxymel scillitique. — Aux enfants plus âgés, on donne un peu de sirop d'ipécacuanha.

On réussit très-bien à calmer les vomissements chez les enfants en leur administrant quelques grains de poudre de rhubarbe.

Quand les vomissements se compliquent de fièvre, de douleur au creux de l'estomac et que l'enfant pousse des cris, il faut appliquer 2 ou 3 sangsues sur la région de l'estomac, et donner pour boisson de l'eau de gomme ou de l'infusion de fleurs de mauve.

Dans les cas de vomissements dépendants d'une maladie cérébrale, il faut insister sur les applications de moutarde aux pieds, aux jambes, et aux cuisses, sur les lavements purgatifs, préparés avec l'huile de ricin ou le sulfate de soude.

§ 12. *Muguet.*

Pour prévenir le muguet, le point le plus important est dans la nourriture que l'on donne

aux enfants. Lorsqu'ils ont une bonne nourrice, le lait leur suffit exclusivement , jusqu'à
l'âge de 4 ou 5 mois; avant cet âge les bouillies et
les potages sont difficilement digérés par eux.

Lorsqu'on soupçonne que le muguet est
occasionné par la mauvaise qualité du lait que
l'enfant tette, il faut changer de nourrice.

Lavez fréquemment la bouche avec une décoction de guimauve , de figues et de tête de
pavot, à laquelle vous ajouterez du sirop de
mûres.

Si la bouche est tapissée de fausses membra-
nes, il faut promener sur toute leur surface un
plumasseau de charpie trempé dans une forte
décoction d'alun, ou mieux encore dans le mélange suivant : miel rosat, 10 parties ; acide
hydrochlorique, une partie.

Souvent dans le muguet il y a de la diarrhée, il faut alors donner à l'enfant chaque jour
un petit lavement d'eau de graines de lin auquel
on ajoutera 4 grammes d'amidon et 1 goutte
de laudanum , donner en outre pour boisson
de l'eau de riz gommée ou de l'eau albumineuse
(eau tiède, 500 grammes ; blanc d'œufs, n° 2).

§ 13. *Carreau.* (Voy. pag. 136.)

§ 14. *Des gourmes, ou croûtes de lait.*

Quand cette maladie est légère , il faut l'abandonner aux seuls efforts de la nature; on se borne

à des soins de propreté, on change fréquem·
ment de linge, on pratique de douces lotions
sur les parties malades avec du lait tiède ou de
l'eau de mauve, ou bien l'on pratique des onctions avec de la graisse blanche non salée. En
même temps il faut régulariser le régime, diminuer la nourriture , éloigner les aliments gras,
acres, salés, échauffants, pour ne donner que
des substances douces.

Vous donnerez encore tous les matins à l'enfant une cuillerée de sirop de pensée, qu'on
remplacera tous les trois jours par une cuillerée
à bouche de sirop de chicorée composé.

Quand la maladie dure depuis longtemps, on
donne à l'enfant tous les matins un bain entier
dans un seau d'eau tiède , auquel on ajoute 4
grammes de sulfure de potasse.

Si l'affection est de nature scrofuleuse, ce
que l'on reconnaît au gonflement des glandes du
cou , alors il devient nécessaire de traiter la
maladie scrofuleuse (Voy. *Scrofules*).

§ 15. *Convulsions.* — *Eclampsie.*

La première précaution à prendre consiste à
débarrasser l'enfant de ses vêtements, afin de
s'assurer si les convulsions ne tiennent pas seulement à la constriction qu'ils exercent, à la
piqûre d'une épingle, à la présence d'un bandage trop serré. Si la chaleur de l'appartement
est trop chaude on ouvrira avec précaution une

fenêtre, et l'on fera sortir les personnes dont la présence est inutile.

L'oxyde de zinc est un médicament très-efficace contre les convulsions des enfants : on en donne deux ou trois prises par jour, de 10 centigrammes (2 grains) chacune dans une cuillerée de potion ou de tisane de feuilles d'oranger.

L'extrait de jusquiame est aussi un bon remède qu'on peut associer d'ailleurs avec le précédent : on le prend aux mêmes doses et de la même manière.

Donnez à l'enfant un petit lavement avec l'infusion de racines de valériane, auquel vous ajouterez 25 centigrammes (5 grains) de camphre délayés dans un demi-jaune d'œuf.

Si l'enfant présente les signes qui annoncent la présence des vers dans les intestins, il faut avoir recours aux moyens qui sont reconnus propres à expulser les vers (Voy. *Vers intestinaux.*)

Si la fièvre est forte et la tête rouge, il faut appliquer quelques sangsues aux jambes ou aux bras, et appliquer sur le front des compresses trempées dans de l'eau froide.

Souvent les convulsions dépendent d'un état de constipation ; dans ces cas il faut administrer des lavements avec l'huile d'olives.

§ 16. *Coqueluche.*

La coqueluche se reconnaît à une inspiration sonore, longue, prolongée, suivie d'une série d'expirations courtes qui s'exécutent en même temps que la toux, se produisent avec obstination pendant une ou deux minutes, et finissent par un vomissement ou une expectoration de glaires et de mucosités; c'est là ce qu'on appelle un accès ou une quinte.

On doit éviter le contact des enfants dont la toux a pris un tel caractère.

Cette maladie règne souvent épidémiquement. Quand la toux des enfants n'a pas pris encore le caractère de l'épidémie, en quittant le lieu où elle règne, la coqueluche avorte. L'air nouveau exempt des conditions qui la développent guérit le jeune sujet.

Il en est de même quand la coqueluche est à sa fin, le changement d'air achève brusquement la guérison; l'air est ici un moyen hygiénique très-heureux, c'est un médicament qui pénètre dans les parties les plus profondes des poumons, mais son emploi serait inutile dans le milieu du cours de la maladie; en ce moment on changerait d'air en vain, cette première migration intempestive serait inutile, il faudrait plus tard changer encore une fois. On doit donc être prévenu que, pour être efficace, cette règle du régime des enfants malades ne trouve son emploi qu'avant le développement de la coqueluche, ou lorsqu'elle est sur son déclin.

Voici les moyens que l'expérience a démontré être les plus efficaces dans le traitement de la coqueluche.

Au début de la maladie, donner à l'enfant tous les matins pendant trois jours de suite 1 cuillerée à café de sirop d'ipécacuanha tous les quarts d'heure jusqu'à production de vomissements.

Les jours suivants faire prendre trois fois par jour à l'enfant une cuillerée à café du mélange suivant : sirop de belladone, sirop de valériane, de chacun, 30 gram., sirop d'opium, 15 gram.

Faire en outre sur le devant de la poitrine des frictions avec la pommade d'Authenrieth, de manière à produire une éruption de boutons.

Beaucoup de médecins veulent l'application sur le devant de la poitrine d'un emplâtre composé avec extrait de ciguë, poix de Bourgogne, emplâtre diachylon, de chacun 1 partie.

Dans cette période on peut encore administrer avec succès l'extrait de jusquiame en pilule ou dans une potion, la poudre de Dower, le musc, etc.

Quand la maladie arrive à la dernière période, que la toux est sans fièvre et que l'enfant est faible, alors il faut passer à l'emploi des substances fortifiantes, au sirop de quinquina, à la tisane de lichen d'Islande, au café de glands de chêne.

§ 17. *Le croup.*

Le croup est une maladie très-grave et rapidement mortelle , mais qu'on peut cependant combattre avec succès quand elle est bien traitée dès son debut. Voici quelques-uns des caractères qui doivent la faire pressentir.

Invasion de la toux pendant la nuit. Toux rauque, extraordinaire, semblable au cri d'un coq, à l'aboiement d'un chien , succédant à une toux ordinaire et qui existe depuis quelques jours. Extinction de la voix. Respiration bruyante, sifflante, semblable au râle. Contraction légère des joues et de l'angle des lèvres, exprimant une constriction au gosier pendant la déglutition.

Sans doute, ce n'est point là le tableau des phénomènes qui constituent le croup, mais nous n'avons pas à faire une description complette de la maladie ; il nous suffit d'éclairer assez les parents pour leur épargner les angoisses d'une terreur inutile quand elle n'est pas fondée , et pour ne pas les laisser à une sécurité funeste s'il apparaît quelques signes précurseurs habituels du danger.

Nous n'avons pas non plus, dans une maladie aussi grave à insister sur le traitement que les gens de l'art peuvent seul bien conduire. Toutefois, la rapidité du mal et l'éloignemeut des secours pour certaines familles , nous fait une loi de donner un précepte à cet égard.

On peut toujours , sans crainte , placer quelques sangsues sur les bras : sur le col ce serait mieux, peut-être, mais il est quelquefois difficile d'en arrêter le sang; et loin des moyens dont l'art dispose, on peut se trouver embarrassé par une trop longue hémorrhagie sur un très-jeune sujet.

On peut, en même temps administrer l'ipécacuanha. On en donnerait , suivant l'âge , de quatre à huit grains (20 à 40 centigr.) dans une tasse d'infusion très-légère, qu'on donnerait à boire ou qu'on ferait prendre par cuillerée. C'est là un des remèdes les plus efficaces et dont on peut assurer la parfaite innocuité.

Si la fièvre est très-intense et si l'enfant crache de petites pellicules membraneuses , alors sa vie est en danger et il n'y a plus de ressource que dans une opération qu'on appelle *trachéotomie* et qu'un chirurgien habile seul peut pratiquer

FIN.

TABLE

CHAPITRE II.

MALADIES DES YEUX ET DES PAUPIÈRES.

CHAPITRE III.

MALADIES DU NEZ.

CHAPITRE IV.

MALADIES DES OREILLES.

CHAPITRE V.

MALADIES DES JOUES.

CHAPITRE VI.

MALADIES DE LA BOUCHE ET DES LÈVRES.

CHAPITRE VII.

MALADIES DE LA GORGE ET DU GOSIER.

CHAPITRE VIII.

MALADIES DE L'ESTOMAC.

CHAPITRE IX.

MALADIES DES INTESTINS.

CHAPITRE X.

MALADIES DU FOIE ET DE LA RATE.

CHAPITRE XI.

MALADIES DU PÉRITOINE, DE LA CAVITÉ ET DES PAROIS DU VENTRE.

CHAPITRE XII.

MALADIES DES ORGANES DE LA RESPIRATION.

CHAPITRE XIII.

MALADIES DES PAROIS DE LA POITRINE.

CHAPITRE XIV.

MALADIES DES SEINS.

CHAPITRE XV.

MALADIES DES ORGANES DE LA CIRCULATION.

CHAPITRE XXIII.

DES FIÈVRES EN GÉNÉRAL.

CHAPITRE XXIV.

MALADIES DES ORGANES DU MOUVEMENT.

PREMIÈRE SECTION.

RHUMATISMES ET GOUTTE.

DEUXIÈME SECTION.

MALADIES DES OS ET DES JOINTURES.

FIN DE LA TABLE.

Lyon. — Dumoulin, Ronet et Sibuet.

www.ingramcontent.com/pod-product-compliance
Lightning Source LLC
LaVergne TN
LVHW050127060726
842524LV00001B/127